主编 汤照峰 胡昆鹏

图解外科手术入门

第二版

HANDBOOK OF BASIC
SURGICAL SKILLS

(SECOND EDITION)

基金支持：

国家自然科学基金青年项目，81702375

广东省自然科学基金，2016A030313200

广州市科学研究专项基金，201607010022

广州市科技局科普项目，20180602037

湖北陈孝平科技发展基金会恒瑞肝胆胰恶性肿瘤研究基金，CXPJJH11800001-2018331

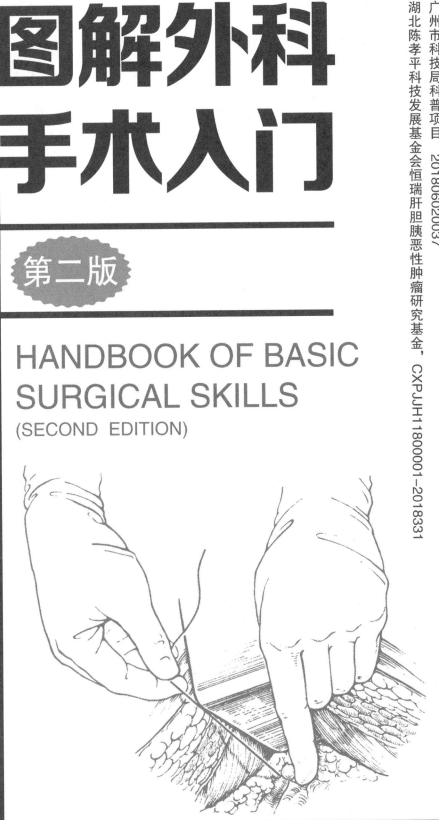

SPM 南方出版传媒

广东科技出版社 | 全国优秀出版社

·广州·

图书在版编目（CIP）数据

图解外科手术入门 / 汤照峰，胡昆鹏主编. —2版. —广
州：广东科技出版社，2019.10
ISBN 978-7-5359-7249-1

Ⅰ．①图… Ⅱ．①汤… ②胡… Ⅲ．①外科手术—图
解 Ⅳ．①R61-64

中国版本图书馆CIP数据核字（2019）第188794号

图解外科手术入门（第二版）
Tujie Waike Shoushu Rumen （Di'erban）

出 版 人：朱文清
责任编辑：丁嘉凌
封面设计：林少娟
责任校对：陈　静　梁小帆
责任印制：彭海波
出版发行：广东科技出版社
　　　　　（广州市环市东路水荫路11号　邮政编码：510075）
销售热线：020-37592148/37607413
http://www.gdstp.com.cn
E-mail://gdkjzbb@gdstp.com.cn（编务室）
经　　销：广东新华发行集团股份有限公司
排　　版：友间文化
印　　刷：广州市彩源印刷有限公司
　　　　　（广州市黄埔区百合3路8号　邮政编码：510700）
规　　格：889mm×1 194mm　1/16　印张16.75　字数380千
版　　次：2019年8月第1版
　　　　　2019年8月第1次印刷
定　　价：139.00元

再版**前言**
Preface

外科是主要通过手术治疗疾病的临床学科，与内科相比，外科除注重基本理论和基本知识，更注重基本技能的学习与训练。各种外科基本操作组成外科治疗的基石，一位不懂得外科基本操作的医生永远不能成为外科医生。

外科基本操作包括无菌、麻醉、切开、缝合、止血、结扎、引流、换药、包扎等技术，均离不开外科医生的动手能力，由此可以充分诠释"手术"二字的内涵。然而，由于种种原因，许多医学生、刚接触外科的低年资医生往往缺乏指导，或由于带教老师水平参差不齐，他们需要耗费更多的时间去领悟各种基本操作的精髓。

为此，作者根据自身从事外科工作的成长经历，结合外科见习、实习教学安排，以及执业医师资格考试的要求编写此书。本书参考大量国内外有关书籍、文献，汲取部分合理的章节编排顺序，图文并茂，并力求由浅入深。本书第一版涵盖无菌术、手术器械、基本操作、动物外科、伤口处理、局部麻醉、常用穿刺、门诊小手术、常见普外科手术以及常用护理操作等外科入门基本功，非常适合外科见习生、实习生和住院医师参考使用。近年来，腹腔镜技术已经广泛应用于外科学，结合其他相关外科进展，作者精心编写第二版，添加腹腔镜手术等章节，并修订原有章节。

由于水平有限，书中难免有错漏之处，恳请读者批评指正。

编者

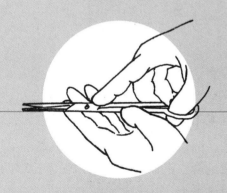

《图解外科手术入门》（第二版）编委会名单

主　编：汤照峰　胡昆鹏

副主编：熊　娟　徐建华　袁　圆

编　者：胡昆鹏　汤照峰　熊　娟　徐建华
　　　　袁　圆　李文超　周　慧

绘　图：汤照峰　胡　成

目录
Contents

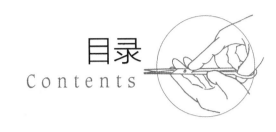

第八章
Part 8　常用穿刺插管技术

第九章
Part 9　外科门诊小手术

第十章
Part 10　普通外科常规手术

第十一章 Part 11　常用护理、诊疗操作

第十二章 Part 12　普通外科腹腔镜手术

第十三章 Part 13　其他门诊小手术

第十四章 Part 14　超声介入手术

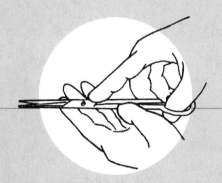

第一章
Part 1
外科手术基本知识

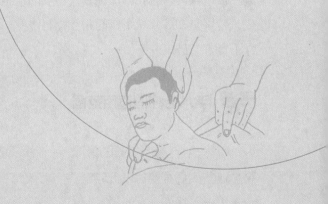

第一节　外科手术基本概念

一　手术的含义和目的

手术（operation）是指运用解剖学知识，通过对人体组织或器官的切除、重建、移植等手段，治疗人体局部病灶，从而消除其对全身影响的各种治疗方法。手术的目的是恢复人体功能，使之进入健康或基本健康状态。

二　手术基本操作技术的内容

外科基本操作技术是指与手术有关的无菌、消毒、切开、止血、结扎、分离、显露、缝合、引流、伤口换药、包扎固定等各种基本的技术操作，是外科治疗疾病的主要手段。因此，每一位外科医生，特别是初涉外科工作的青年外科医生，必须努力提高外科基本操作技术，以便为长期的外科生涯打下良好基础。

三　手术治疗的适用范围

手术治疗疾病的范围较广，许多浅表或内部疾病往往需要通过外科手术治疗才能达到理想的效果。这些疾病主要有以下5类。

（一）损伤

由于机械、物理、化学等因素作用于人体所造成的疾病，如挤压伤、切割伤、撕脱伤、碾挫伤、热烧伤、冻伤、电烧伤、爆炸伤、酸碱烧伤等，

（二）感染

致病微生物或寄生虫侵袭人体，导致组织器官损害、破坏，发生坏死或脓肿，如疖、痈、脓肿、阑尾炎、淋巴结核、肝包虫囊肿等。

（三）肿瘤

人体组织细胞异常增生的一类疾病，包括各种良性和恶性肿瘤，如脂肪瘤、纤维瘤、血管瘤、甲状腺瘤、乳腺癌、胃癌、大肠癌、肺癌等。

（四）畸形

各种先天性或后天性因素所致的人体组织、器官畸形，如多指、唇裂、尿道下裂、烧伤后瘢痕

挛缩、感染后组织缺损等。

（五）其他

各种原因所致的人体功能障碍，如肠梗阻、尿路结石、胆石症、甲状腺功能亢进症、下肢静脉曲张、血栓闭塞性脉管炎等。

这些疾病往往需要通过各种外科手术才能治疗。因此说手术治疗在医学科学中占有相当重要的地位。每一位外科医生必须熟练掌握与手术相关的基本理论、基本知识和各种外科基本操作技术。

四　如何处理手术与非手术治疗的关系

对以上五大类疾病的治疗，手术固然重要，但是手术治疗并不是唯一的治疗手段，在不同疾病的不同阶段，还应采取必要的非手术疗法，或者术前术后配合适当的非手术疗法，才能取得理想的治疗效果。例如，急性阑尾炎的初期，如果正确使用抗生素控制感染，便可以消除阑尾炎症，直接使患者康复；若是化脓性阑尾炎，尽管施行了阑尾切除术，术后还应配合抗生素治疗，以控制腹腔残余炎症。所以，不能用"一把刀"代表外科疾病的全部治疗过程。因此说，一位好的外科医生，必须先是一位好的内科医生。与此同时，外科医生在面对复杂情况时不应该优柔寡断延误病情。

五　手术并发症的含义

手术并发症（complication）是术后发生与手术直接或间接有关的各种不良事件，如同药物副作用，具有可预见性和个体差异性而不能完全避免。各种手术有各自不同而常见的并发症，例如：阑尾切除术常见并发症有粪瘘、残株阑尾炎、肠粘连、切口感染，甲状腺手术常见并发症有喉返神经损伤、甲状旁腺损伤、甲状腺功能低下等。医疗事故是由于医疗操作者没有按照医疗常规进行操作，或者存在疏忽大意导致发生原本可以避免的不良事件。例如：由于手术医生没有核对清楚而误将正常的器官切除，手术结束时没有仔细清点器械而将手术器械遗留在体内，其共同点在于可以通过操作者的努力而避免发生。但是，由于医患双方对于术后发生不良事件的性质常常缺乏共同认识而产生各种纠纷，因此，术前预见性地交待各种可能发生的手术并发症，并努力减少并发症发生是每一位外科医生的重要任务。

六　外科手术的学习方法

外科学是一门十分注重动手能力的临床学科，手术实际上就是一门艺术，完成一台手术就像雕塑师完成一件艺术品。因此，要求初学者具有敏锐的观察力、三维的空间理解力以及手—眼—脑快速联动的能力。这些能力主要通过日积月累的训练获得，通过多观察别人操作、多亲自动手，尤其是多"悟"才能得心应手。作为初学者，不能希望一年半载就成为一名出色的主刀医生，而应做好十年磨刀的心理准备。

第二节 手术的分类

手术的分类方法较多，一种疾病的手术可以根据不同的标准分为不同的手术类别。通常可按以下5个标准分类。

一 按手术缓急分类

（一）急救手术

病情危急，必须立即施行才能挽救患者生命的手术，如严重窒息患者的气管切开术，大出血患者的止血术。为了争取时间这类手术甚至可以在急诊室或病房内施行。

（二）急诊手术

要求在短时间内必须施行的手术，否则将加重病情，增加患者痛苦，甚至失去手术治疗机会，导致患者死亡，如各种外伤清创缝合术、胃穿孔修补术等。

（三）限期手术

指应在较短期内，抓紧术前准备，尽可能早施行的手术。此类手术若不在较短时间内施行，也将明显使病情加重，影响患者的康复或治疗效果，如脓肿切开引流术、各种癌肿切除术等。

（四）择期手术

指手术时间选择的迟早，一般不会影响治疗效果。此类手术可根据患者的身体状况、经济条件、医院条件、时令季节等情况择期安排手术，如阴茎包皮环切术、腋臭切除术、疝修补术等。

二 按手术程序分类

（一）一期手术

指一次即能完成的手术治疗。绝大多数外科疾病的手术治疗可于一期内完成。

（二）分期手术

指某些疾病的手术治疗需分次进行，才能保证手术安全或手术效果。如大面积烧伤的分次切痂植皮术，先天性肛门闭锁的二期修复等。

（三）延期手术

指污染严重的体表软组织损伤，处理时不宜一期缝合，否则将极有可能发生伤口感染，一般需经创口引流，伤口换药，待创面无分泌物，肉芽新鲜时再行缝合治疗。

三　按手术规模分类

（一）小型手术

指手术操作简单，安全性较大，常可于门诊手术室局部麻醉下进行的手术。此类手术往往可由一名医生独立完成，如乳腺纤维腺瘤切除术、皮脂腺囊肿切除术等。

（二）中型手术

手术操作较复杂，往往需要住院进行的手术。手术需由多人参加，如胃大部切除术、胆囊切除术等。

（三）大型手术

手术操作复杂，危险性较大的手术。此类手术一般需要特殊器械方可进行，如肝脏切除术、肺叶切除术、胰十二指肠切除术等。

（四）特大型手术

指重要脏器的复杂性手术。往往需多学科专业人员参加，借助高科技手术器械及在监护装置下才能进行的手术，如先天性心脏病的手术、肾移植术等。

四　按手术治疗目的分类

（一）根治手术

指能够较彻底地切除恶性肿瘤的手术。此类手术可使恶性肿瘤患者得到基本治愈或较长时间延长患者生命，如甲状腺癌根治术、乳腺癌根治术等。

（二）改良根治术

对根治手术进行改良，即彻底切除原发恶性肿瘤，又适当缩小或扩大了手术切除组织、器官的范围。例如，乳癌改良根治术就是切除包括病灶在内的全部乳腺和同侧腋窝淋巴结，而保留胸大肌、胸小肌。

（三）姑息手术

指不能彻底切除恶性肿瘤但可减轻患者某些症状的手术。此类手术尽管不能治愈疾病，但能提高患者生存质量，仍具有积极的意义，如晚期食管癌的胃造口术，晚期直肠癌的结肠造口术等。

五　按手术接触污染程度分类

（一）无菌手术

指手术的全过程都是在无菌条件下进行的手术。此类手术，如果操作正确，处理得当，术后一般不会出现感染，如甲状腺腺瘤切除术、乳腺纤维腺瘤切除术、腹股沟斜疝修补术等。

（二）污染手术

指术中某些操作步骤很难避免细菌污染的手术。此类手术术后有发生感染的可能，但如术中注意无菌操作技术，或进行其他特殊处理，大多数手术仍可以避免术后感染的发生。如头皮外伤清创缝合术、胃大部切除术等。

（三）感染手术

指疾病本身就是化脓性感染的手术，术中接触大量化脓性致病菌。此类手术术后发生切口感染的可能性极大，甚至不进行切口的缝合，如乳腺脓肿切开引流术、脓性指头炎切开引流术、化脓性阑尾炎切除术等。

以上所有不同类型的手术，不管手术大小，操作简繁，均需进行认真的术前准备，术中仔细操作，术后妥善处理，否则都不能收到预期的手术治疗效果。

第三节　手术前准备

一　手术计划

外科医生应该及时做好患者的手术计划，包括何时手术、做何手术、用何麻醉、需要哪些人员参加手术，并且在手术前一天将手术计划以书面形式通知手术室。手术室应根据一天内的手术量、轻重缓急、污染程度等安排手术次序，并及时反馈给主刀医生，尽量避免临时性安插手术。急诊、抢救手术也要事先通知手术室，召集有关人员。同时，应该将手术目的、名称、可能发生的危险问题告知患者和家属，签署手术知情同意书。

二 手术人员分工

（一）术者

一般应由能胜任该手术的资历较高、经验较丰富的医师担任。其位置通常站在手术操作最为方便的位置，一般来说，腹部手术站在患者右侧；盆腔手术站在患者左侧；头颈部、胸部、会阴部、四肢手术，则依患者接受手术位置、体位而定。术者的职责是对本台手术负责全面工作，包括担当术前手术方案的制定，手术过程中方案的变更，术后书写手术记录，审核术后医嘱等任务。手术中遇到紧急情况应与麻醉师共同商定处理办法，如有疑难及时报告上级医师或请上级医师上台处理。在不影响手术进行情况下，可对下级医师和参观人员扼要说明、讲解手术情况，并指导下级医师完成一些手术步骤。手术结束前，术者应在器械护士和巡回护士清点纱布、器械无误后方可决定缝合手术切口。

（二）第一助手

一般应由资历与术者相同或较低的医师担任，站在术者的对面。第一助手应较术者提前30min到达手术室。其任务是在术前参与手术方案的制定，在术者指导下完成各项术前准备，在术中主动地、积极地、灵活地为术者创造有利条件，协助术者顺利完成每一操作步骤，并在手术方案的变更中起参谋作用，但最终决定权属于术者。第一助手应负责检查患者手术体位，手术器械准备是否齐全，将术中所需特殊物品带入手术室，并负责手术区的皮肤消毒，铺盖无菌巾。术中可及时向术者提出意见或提醒术者疏漏事项。术后检查患者情况，书写术后医嘱及病理检查单，回病房后及时书写首次术后记录。

（三）第二助手

较大手术设第二助手，由年资较低的医师或进修、实习医师担任。第二助手通常站在术者与麻醉医师之间，根据需要也可站在第一助手与麻醉医师之间，这样不妨碍术者和第一助手操作，也不影响器械护士传递器械。第二助手的任务是帮助暴露术野（拉钩）、维持患者体位、肢体位置、吸引、剪线等。术后协助麻醉师护送患者回病房，向当班护士交待病情和注意事项。复杂的手术、可设第三助手，其任务、职责酌情而定。

（四）实习医师

实习医师在手术中一般担任第二助手，在重大手术中担任第三助手。具体职责与上述第二助手职责相同。

（五）器械护士

站在器械桌旁，负责器械台的准备和术中供应、整理、传递手术所需用的器械、敷料、针、线、引流管等一切用品。关闭胸、腹腔之前，逐一清点纱布、器械、缝针等物品数目，以防遗留在体腔内。手术完毕后刷洗干净器械，归还指定地点。

（六）巡回护士

担负手术台下一切机动工作，协助手术人员穿手术衣、戴手套、消毒、铺无菌巾等。负责台上台下器械、敷料、药品、血液等物品供应工作。手术结束前，协助器械护士核对器械、敷料、缝针等物品数目。手术完成后负责手术间的清理工作。

（七）麻醉医师

根据手术情况及麻醉方式，选定所处位置。其任务为负责麻醉及监测整个手术过程中患者的全身情况，保证术中患者无痛、生命安全，并使肌肉松弛，便于手术顺利进行。如患者情况发生变化，应及时与术者及其他人员取得联系，并积极组织抢救，负责术中输液、输血和用药的指挥工作。术毕负责护送患者回病房，并向病房医护人员交班后方可离开。

三 患者术前准备的内容

（一）心理准备

主管医生应向患者做好解释工作，去除恐惧心理，并向患者家属或单位负责人介绍病情、治疗方案、术中术后可能出现的问题、术后达到的治疗效果，取得他们的同意和支持。

（二）适应性训练

术前2周戒烟。不习惯床上大、小便者，训练床上大、小便。胸腹部手术者教会正确的咳嗽及咯痰方法。

（三）输血准备

较大手术前，鉴定血型，备足所需血液。

（四）水、电解质平衡

有水、电解质紊乱者，术前应尽量纠正至正常状态。

（五）胃肠道准备

胃肠道手术患者术前1天进流质饮食。除小手术外，一般手术前6h禁食，4h禁饮，必要时插胃管。结直肠手术前1～3天口服肠道抑菌药，并于术前夜或清晨清洁灌肠。

（六）预防性应用抗菌药

对于要求高度清洁的手术，如骨（关节）手术、严重外伤清创缝合术、复杂大手术、原有慢性疾病或休克者，临术前30min均应预防性应用抗菌药物。

（七）其他准备

术前1天晚间适当给予镇静剂，保证充分睡眠。进手术室前排尿，使膀胱空虚。手术前夕，如发现患者体温升高、妇女月经来潮、上呼吸道感染等，应推迟手术日期。

四 患者术前特殊准备

对手术耐受力较差，原有某些并发症的患者，尚需根据不同情况进行特殊准备。临床上最常见特殊情况如下。

（一）贫血

对贫血患者，非急症手术者手术前尽可能纠正贫血，可输入新鲜全血或浓缩红细胞以改善氧输送不足。

（二）低蛋白血症

低蛋白血症影响切口愈合，如白蛋白低于30g/L，应予以积极纠正，可输注白蛋白或血浆，将白蛋白提高到35g/L以上。

（三）心脏病

心功能衰竭患者必须控制一段时间，最好3～4周后再施行手术。急性心肌梗死患者最好3～6个月内不施行择期手术，6个月后也应在严密心功能监护下进行手术。

（四）糖尿病

术前使用胰岛素控制血糖，施行大手术前，要求患者血糖稳定于轻度升高状态（一般不超过11.2mmol/L），尿糖控制在+～++。

（五）高血压

如为轻度或中度高血压，可不用降压药；如血压升高较明显，可适当应用降压药，但不一定要求降至正常水平。

（六）肝脏病

肝功能有损害时，改善全身情况，增加肝糖原储备量，术前应适当护肝治疗，并补充维生素K。

（七）甲状腺功能亢进

甲状腺切除术前需口服碘剂，降低基础代谢率，使甲状腺缩小、变硬。

（八）幽门梗阻

术前3～5天禁食，每晚睡前洗胃。特别要注意水电解质紊乱、酸碱平衡失调的纠正，并注意补充营养。

第四节　手术后处理

一　术后补液与用药

外科医生结束手术后应及时开出当天术后医嘱，不同手术有不同的医嘱要求，主要包括护理级别、饮食、监测、用药等方面。术后禁食患者的补液要求补充当天生理需要量以及可能存在的丧失量，补充每天所需电解质。患者禁食3天以上需要补充每天所需能量，及时补充氨基酸、维生素。术后用药应根据不同病情有序安排，例如：预防性使用抗感染药、针对原发疾病的用药、预防并发症的用药以及缓解术后疼痛等对症治疗用药。

二 术后各种不适症状及其处理

（一）疼痛

麻醉作用消失后，刀口出现疼痛，首选非甾体类镇痛药物，按时给药，效果不佳时可适当联合应用哌替啶50～100mg，肌内注射，必要时4～6h重复应用。应用哌替啶一般不要超过2次，以免成瘾。必要时也可配合应用镇静安定类药。

（二）恶心呕吐

恶心呕吐原因常是麻醉反应，可给予阿托品0.5mg，肌内注射，也可以适当应用安定剂。

（三）腹胀

胃肠手术后或开腹手术后腹胀，是肠功能未恢复之故。可应用胃肠减压，放置肛管排气。如排除机械性肠梗阻，可应用新斯的明0.5mg，肌内注射或双侧足三里穴位注射，每4h1次，直至肛门排气。

（四）尿潴留

尿潴留多因肛门周围手术刺激或麻醉后排尿反射受抑制所致，也可因患者不习惯于床上排尿造成。可先安定患者情绪，取得患者合作，增加排尿信心。如无禁忌，可协助患者坐床沿或站起排尿。也可于下腹部做热敷或用止痛镇静药解除疼痛，或用氨甲酰胆碱0.25mg，肌内注射，促使患者自行排尿。仍无效者，应在严格无菌操作下进行导尿，如尿液超过500mL者，应留置导尿管1～2天，以利膀胱收缩力的恢复。

三 术后饮食指导

胃肠道手术后一般应禁食24～48h，待胃肠功能恢复、肛门排气后开始进少量流质饮食，再逐渐进全量流质、半流质，直至普通饮食。非胃肠手术，在麻醉作用消失或恶心呕吐反应消失后即可进食。不少患者术后"忌口"拒绝各种食物，不但没有必要，而且不利于术后康复。因此，外科医生应及时了解患者的饮食情况并给予指导，鼓励食用各种富含蛋白质的鸡、肉、鱼、蛋和维生素丰富的蔬菜、水果。

四 术后活动指导

原则上应早期活动，增加肺活量，减少肺部并发症，及早恢复肠道和膀胱功能。具体何时活动，应根据手术需要及患者耐受程度酌情而定。

五　伤口换药与拆线

各种手术后第一天尽可能更换敷料并检查伤口对合情况和有无渗血，无菌手术可以间隔2～3天再次更换敷料，了解切口愈合情况。如切口感染，则应根据渗出多少每天更换敷料1～3次；如切口无感染，根据手术部位不同，决定拆线时间。

六　出院计划

外科患者经过手术治疗，一般来说主要疾病得到治愈或好转达到出院标准就应该安排出院。出院前患者应该恢复重要脏器功能，度过手术危险期和并发症高发期。个别小型手术可以术后当天或次日安排出院，等待伤口愈合后再返院拆线。出院时主管的医生应该将患者住院过程做一简要的总结方便患者复查，向患者耐心交待出院后需要注意的事项，安排复诊时间。

（汤照峰　胡昆鹏）

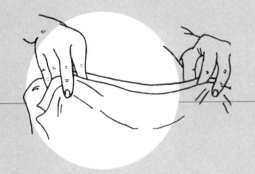

第二章
Part 2
无菌技术

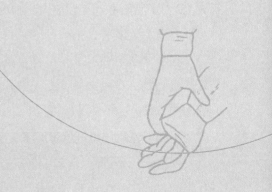

第一节　手术用品的灭菌与消毒

一　常用灭菌方法

灭菌是指杀灭一切活动微生物，包括芽孢。目前常用灭菌方法如下。

（一）高压蒸汽灭菌法

临床上应用最广泛，效果最可靠。有手提式、立式、卧式等各种高压蒸汽灭菌器，多用于耐受高温的金属器械、玻璃、搪瓷、布类、橡胶等物品的灭菌。高压灭菌器内压力达104～137.3kPa，其温度可达121～126℃，维持时间30min，即可达到灭菌目的。

（二）煮沸灭菌法

常用者为煮沸灭菌器，适用于金属器械、玻璃及橡胶类等物品的灭菌。将所需灭菌的物品置于水中，煮沸后20min可杀死一般细菌，但带芽孢的细菌则需要煮沸1h。如在水中加入碳酸氢钠，使其成为2%碱性溶液，沸点可提高到105℃，灭菌时间可适当缩短10min。

（三）火烧法

在十分紧急情况下，可将金属器械直接用火焰燃烧。方法为将金属器械放在瓷或金属盒内，倒入适量酒精，直接点燃。此灭菌方法对器械有毁损，同时有引起火灾危险，非紧急情况下一般不宜应用。

（四）过氧化氢低温等离子灭菌法

等离子体是固态、液态和气态以外的一种新的物态体系，人们通常称之为第四态。在等离子体产生的过程中，由于辉光放电，可放出大量的紫外线，也能起到消毒作用。这是一种全新的灭菌方法，一般只需1h即可完成灭菌过程，特别适合贵重仪器的快速灭菌。

另外，还有干热灭菌法、药液浸泡法和电离辐射法等其他常用的灭菌方法。

二　常用消毒剂

消毒是指应用化学药品消灭微生物的方法。主要用于不能耐受高压灭菌的手术用品，如手术刀片、手术剪、腔镜等。消毒法也用于手术人员和患者的皮肤消毒。常用的化学药品消毒剂如下。

（一）酒精（70%）

将手术用品浸入其中，浸泡30min，即可达到消毒目的。酒精应每周过滤1次，并核对浓度，以保证灭菌效果。

（二）0.1%氯己定（洗必太）

氯己定灭菌作用较强，将手术用品浸入其中，浸泡30min，可达到消毒目的。药液宜每周更换1次。

（三）0.1%苯扎溴铵（新洁尔灭）

将手术用品浸入其中，浸泡30min，可达到消毒目的。每1 000mL溶液中加入5g医用亚硝酸钠，可防止金属器械生锈。药液宜每周更换1次。苯扎溴铵灭菌作用低于氯己定灭菌作用。

（四）器械溶液

将手术用品浸入其中，浸泡15min，即可达到消毒目的。器械溶液的配方是苯酚20g，甘油266mL，95%酒精26mL，碳酸氢钠10g，加蒸馏水至1000mL。药液宜每周更换1次。

三　手术后各种器械的消毒处理

一切手术用品，包括金属器械、用具等，使用后都必须经过一定处理，才能重新进行灭菌、消毒，供下次手术使用。凡金属器械、玻璃、搪瓷类物品，使用后需用清水洗净，金属器械的沟、槽、轴关节等处的清洗需特别注意，各种橡胶管需注意内腔的清洗。接触过脓液或乙肝病毒表面抗原（HBsAg）阳性患者血液的手术用品应另作处理（表2-1），最后用清水冲洗干净，晾干或擦干，然后再进行灭菌或消毒。

表2-1　感染手术后手术用品的处理

手术种类	橡胶类物品	金属器械、玻璃
化脓性手术后	0.1%氯己定液浸泡1h	0.1%氯己定液清洗后，煮沸10min，锐利器械浸泡1h
绿脓杆菌等感染手术后	0.1%氯己定液浸泡2～3h	0.1%氯己定浸泡1h，煮沸10min，锐利器械浸泡2h
破伤风、气性坏疽手术后	0.1%氯己定液浸泡4h	0.1%氯己定浸泡2h，煮沸20min，锐利器械浸泡4h
乙肝病毒表面抗原阳性手术后	2%戊二醛或0.2%过氧乙酸溶液浸泡1h	2%戊二醛或0.2%过氧乙酸溶液浸泡1h

第二节　手术人员的无菌操作

手术人员在进行手术之前，要进行一定的准备，方可进行手术，术前准备通常包括洗手前准备、洗手、泡手，然后进入手术间，再穿手术衣和戴手套。

一　洗手前准备

首先，在更衣室更换手术室专用的清洁短袖衣（洗手衣）、裤子和鞋帽，洗手衣袖子应卷起以暴露肘上15cm的上臂便于洗手。头发尽可能不外露，戴好口鼻罩，修剪指甲。手臂皮肤有破损或化脓性感染时，不应参加手术。体力或精神过度疲劳、情绪不佳、饥饿者，不宜参加手术。

二　洗手

手术人员洗手时，一般在专用洗手间进行。传统洗手有两种方法可供选择，即肥皂刷手法和氨水洗手法。目前多数医疗单位已改用盐酸环丙沙星（灭菌王）或其他复合洗手液，可以省去刷手、泡手步骤，因此已经较少使用肥皂刷手法，而氨水洗手法已不再采用。

（一）肥皂刷手—酒精泡手法

先用肥皂做一般的洗手，再用无菌毛刷蘸煮过的肥皂水刷洗手和臂部，刷手顺序为从指尖至肘上10cm处，两臂交替刷洗。刷洗时应特别注意刷洗甲缘、甲沟、指蹼等处，一次刷洗完后，手指朝上肘部朝下，以清水冲洗手臂上的肥皂水。如此反复刷洗3遍，共约10min。

取无菌干毛巾从手到肘部顺序擦干，毛巾的一边只能擦一边手臂，擦过肘部的毛巾不可再擦手部。操作方法：擦干手部后将毛巾的对角线折叠成三角形，顶角朝外搭在左手臂上，以右手拉紧下垂的两个边角左右摆动擦干。右手提起一角，左手执其邻角展开并反转对折，同法以毛巾的另一面擦干右臂。

经上述洗手完毕后，双手应保持拱手姿势，手臂不应下垂，也不可触及未经消毒的物品，然后在70%的酒精桶内浸泡5min，浸泡范围也应达肘上6~8cm处，手、臂均不能碰触桶壁。酒精应每周过滤1次，并应经常测定酒精浓度，浓度不足70%时，随时加入浓酒精，维持必要的酒精浓度。

亦可用0.1%氯已定或0.1%苯扎溴铵代替酒精泡手，浸泡时间为5min。注意手臂上的肥皂必须冲洗干净，浸泡范围不能超出洗手范围，否则将影响消毒液的灭菌效果。配制的每桶消毒液，一般在使用40人次后，不再继续使用。

紧急情况来不及洗手时，则可用2%碘酒涂擦双手及前臂，再以70%酒精脱碘即可。

（二）灭菌王洗手法

灭菌王是一种新型的手、臂消毒剂，目前国内不少大医院已使用。其方法为①用流水沾湿手臂，挤压灭菌王3~5mL滴于手上，按常规用灭菌毛刷刷手1~2遍或双手交替搓洗，全程约5min；②用流水冲净手臂上的泡沫，用无菌巾按常规擦净手臂；③再取灭菌王2~3mL于手心，均匀涂抹双手及前臂，稍晾干后即可穿手术衣和戴手套。此方法优点是作用迅速、杀菌力强、对皮肤无毒无刺激性。

三　穿手术衣

浸泡完手和臂部后，手术人员即可进入手术间，保持拱手姿势晾干，在空间较大的地方穿手术衣。一般为面向器械台，两手轻轻提起衣领打开衣服（注意勿将手术衣外面朝向自己或触碰其他未灭菌物品），随即将手术衣向空中轻抛（高度不能过头），双手就势插入衣袖内，两臂前伸（不能外展以免触碰其他人员），由巡回护士在背后协助拉好衣服，稍前倾使腰带向前垂，用双手交叉提起对侧腰带，直立，交由巡回护士于身后系好（图2-1）。

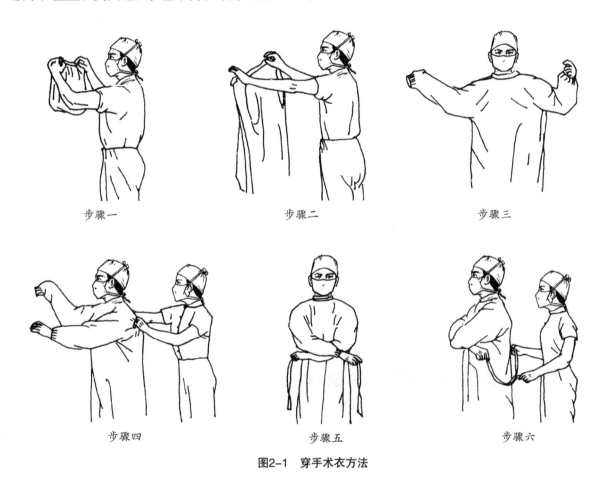

步骤一　　　　　　　　步骤二　　　　　　　　步骤三

步骤四　　　　　　　　步骤五　　　　　　　　步骤六

图2-1　穿手术衣方法

容易犯的错误有：衣服抛太高，双手外展，没有前倾，没有交叉手提腰带。

四　戴手套

手术人员洗手后未戴手套前手部只达到相对无菌，只允许接触手套袖口向外翻折的部分，不应触碰手套用于接触手术野的一面（已灭菌）。

戴手套方法：打开手套夹，取出手套夹内无菌滑石粉，轻轻涂擦双手，使之干燥光滑。双手捏手套夹内边并提起，用左手自手套袋内捏住手套袖口翻折部，将两只手套一起取出。辨认左、右手后先用右手插入右手手套内，此时应注意勿触及手套外面。用已伸入手套的右手2、3、4、5指插入左手手套的翻折部，帮助左手插入手套内，以拇指暂时撑开手套翻折部，另一手调整手术衣袖口后将手套翻折部翻倒盖住手术衣袖口，更换左手帮助将右手手套翻折部分覆盖手术衣袖口，最后用无菌生理盐水冲洗干净手套外面的滑石粉（图2-2）。现在使用一次性灭菌手套由巡回护士打开第一层外包装，取出纸质手套夹放于器械台，同法取、戴手套。

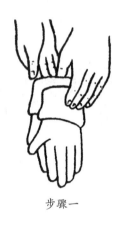 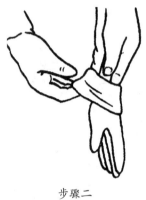 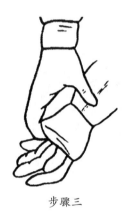

步骤一　　　　　　　　　步骤二　　　　　　　　　步骤三

图2-2　戴手套方法

容易犯的错误有：手未干戴不进，手指接触手套外面，腕部没有覆盖手术衣，戴手套时举手过高或过低。

第三节　患者术前皮肤准备

一　术前备皮

手术前1天，患者应洗澡、洗发、修剪指（趾）甲，更换衣服。如皮肤有过多油脂或胶布粘贴痕迹，应用汽油或乙醚擦去。手术区皮肤应剃除毛发，用肥皂水擦洗干净；骨科无菌手术患者，术前3天起准备清洗皮肤，手术前一天剃毛，范围要广些，肥皂水清洗后，再用酒精消毒，并以无菌敷料包扎。由于剃毛时容易损伤皮肤招致感染，目前，国外多已摒弃，仅仅在对手术切口直接影响时才修剪毛发。

二　手术区消毒与铺无菌巾

（一）常用手术消毒剂

患者进入手术间，麻醉后随即安置好手术体位，将手术区充分暴露，然后进行手术区皮肤消毒，其目的是消灭切口及其周围皮肤上的细菌。常用的皮肤消毒剂如下。

1. 碘酒、酒精：适用于成年人的皮肤消毒，不适用于婴幼儿皮肤。先用纱布或棉球蘸2%碘酒，均匀涂擦皮肤，待自然晾干后再用70%酒精脱碘2遍。目前大多数单位改用安尔碘消毒皮肤，不必再用酒精脱碘，使用简便，效果较好。植皮手术时，供皮区皮肤仅用酒精或安尔碘消毒即可。

2. 苯扎溴铵：适用于皮肤、黏膜、会阴部及肛门部的消毒，也常用于婴幼儿的皮肤黏膜消毒。用纱布或棉球蘸0.1%苯扎溴铵，涂擦术区皮肤3遍即达到消毒目的。

3. 氯己定：使用浓度为0.1%，其应用范围、使用方法同苯扎溴铵，但灭菌效果大于苯扎溴铵。

（二）皮肤消毒范围及顺序

一般要包括距手术切口部位20cm以内的范围，如有可能延长切口或另行切口时，应考虑在内。一般部位手术皮肤消毒顺序应由切开部位中心开始，由内到外，后一次涂擦覆盖前一次约1/3，逐渐扩展涂擦至周围，避免来回涂擦。已触及到外周皮肤的药液纱布或棉球不可返回中心部位（图2-3），皮肤感染病灶和肛门部手术则应由外围开始，从外到内，逐渐达病灶区或肛门（图2-4、图2-5）。不同手术部位皮肤消毒范围如图所示（图2-6）。

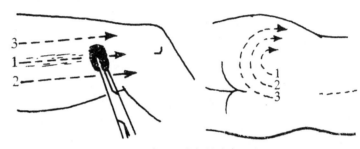

图2-3　常见手术部位消毒顺序

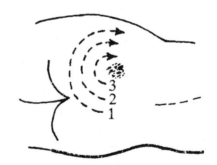

图2-4　感染部位的皮肤消毒

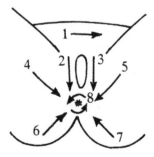

图2-5　会阴部手术消毒

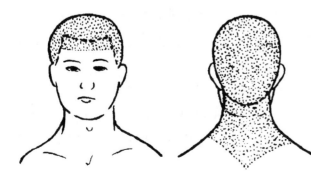

颅脑手术

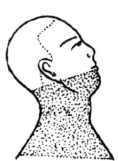

颈部手术

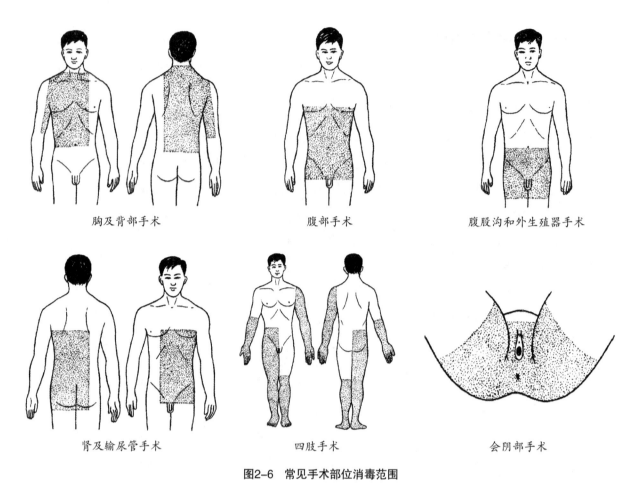

胸及背部手术　　　　　腹部手术　　　　　腹股沟和外生殖器手术

肾及输尿管手术　　　　　四肢手术　　　　　会阴部手术

图2-6　常见手术部位消毒范围

容易犯的错误有：顺序颠倒，来回涂擦，遗留空隙，拍打式涂擦使消毒剂溅到消毒区以外。

（三）手术区铺巾

手术区皮肤消毒后，切口周围应铺盖无菌巾，以遮盖其他部位，减少术中污染。铺盖无菌巾一般由穿好手术衣、戴好手套的器械护士及第一助手完成。简单的小手术可直接铺一块较大的有孔无菌巾即可进行手术，多数手术均应按照不同手术、不同部位铺盖无菌手术巾和无菌手术单。

无菌巾铺盖的顺序遵循以下原则：先铺"脏区"（如会阴部、下腹部），后铺洁净区；先铺下方，后铺上方；第一助手未穿上无菌手术衣铺巾时，应先铺对侧（以保护器械护士穿好的手术衣），最后铺操作侧（以免传递其余无菌单时触碰身体造成污染）；穿上手术衣时，先铺操作侧（以保护手术衣），后铺对侧。无菌巾铺盖时不可触及任何未灭菌物品，一旦触碰应当丢弃；铺巾后只可由手术区向外移动，不可向内移动。以下介绍几种常见的手术部位铺巾方法。

1. 腹部手术铺巾方法：将无菌巾1/3处折为双层，双层部分靠近切口，距切口周围2～3cm，未穿手术衣时先铺切口下方，第二块盖对侧一边，第三块盖切口上方，第四块盖靠近自己的一侧，用钳巾夹住四角，切口上、下方分别覆盖一块中单，最后由穿好手术衣、戴好手套人员铺盖一大孔单，展开大单时应以布单边角内卷保护手套（图2-7）。

2. 颌面部手术铺巾方法：先用无菌巾包头，将2块无菌巾错位重叠，注意避免上层无菌巾四周

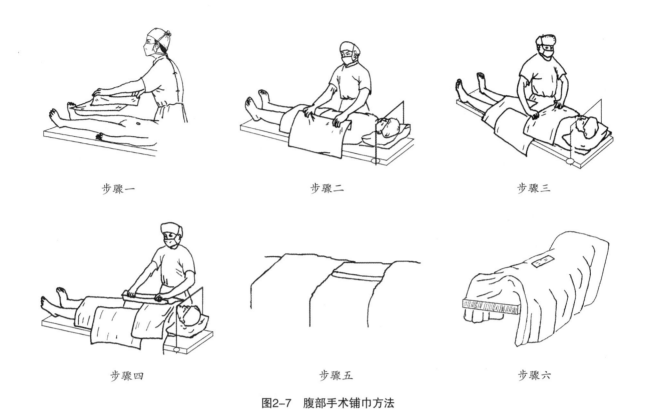

步骤一　　　　　　　　　步骤二　　　　　　　　　步骤三

步骤四　　　　　　　　　步骤五　　　　　　　　　步骤六

图2-7　腹部手术铺巾方法

超出下层无菌巾而被污染，用拇指、示指、中指分别夹住上、下二巾的上角，请其他人员抬起患者头部，操作者将二层无菌巾铺于患者头下，轻轻放下头部，操作者放松中指，使下层无菌巾平铺于手术台上，拇指、示指捏紧上层无菌两侧，包扎患者头部，用巾钳固定（图2-8），然后再用3或4块无菌

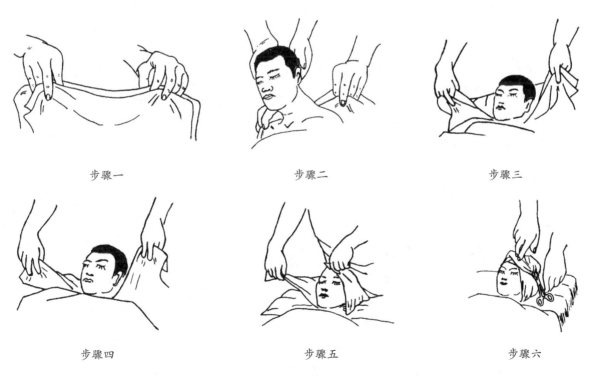

步骤一　　　　　　　　　步骤二　　　　　　　　　步骤三

步骤四　　　　　　　　　步骤五　　　　　　　　　步骤六

图2-8　无菌巾包头方法

巾铺盖手术区周围皮肤。

3. 大腿部手术铺巾方法：由其他人员抬起患者下肢，皮肤消毒后，器械护士将无菌中单的一端由大腿下方传递给第一助手，两人共同将其铺盖于手术台上，并盖过对侧下肢，于大腿上部铺盖双层无菌中单，巾钳固定；再用双层无菌巾包扎手术区以下的小腿及足部，无菌绷带缠绕固定，必要时可再铺盖有孔大单（图2-9）。

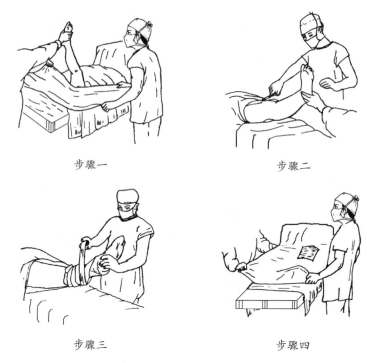

步骤一   步骤二

步骤三   步骤四

图2-9   大腿部手术铺巾方法

4. 手及前臂手术铺巾方法：患侧上肢外展90°，抬起患肢，皮肤消毒后，操作台上铺双层手术单，将肢体置于操作台上，再于肘关节上部铺盖手术巾，巾钳钳夹固定（图2-10）。根据手术需要，皮肤消毒之前，可预先将止血带绑扎于上臂中上部，以供术中止血用。

5. 其他部位手术的无菌巾、单铺盖方法，可根据不同手术体位和要求进行铺盖。

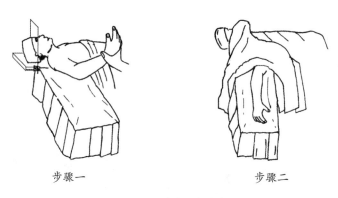

步骤一   步骤二

图2-10   手及前臂手术铺巾方法

容易犯的错误有：顺序错误，传递无菌单时触碰未消毒区，覆盖手术切口，没有保护手套。

第四节 手术过程的无菌操作

任何手术，不管其大小、难易，都应遵守无菌技术操作基本原则：

1. 手术人员穿无菌手术衣和戴无菌手套后，背部、腰部以下和肩部以上均应视为是有菌地带，不能予以接触；手术台边缘以下的布单，也不要接触；手术者腰部一般应与术台相平，不可高于台面。

2. 不可在手术人员的背后传递器械及手术用品。

3. 如手套破损或接触到有菌地带，应另换手套，前臂或肘部触碰有菌地带，应加套无菌套袖。

4. 如无菌巾、单等已经湿透，即可有细菌通过，应加盖干的无菌单。

5. 手术过程中，站在手术台同一侧的手术人员如需调换位置，应由助手先退后一步，绕着另一手术者背对背地完成转身、移位。

6. 切口边缘应以大纱布垫或手术巾遮盖，并用巾钳或缝线固定，仅显露手术切口部位。现在多数手术室采用一次性切口保护膜，一般在切开皮肤前粘贴牢固，可达到阻隔皮肤毛孔内细菌与手术野间接接触。

7. 皮肤切开及缝合之前，需用70%酒精再涂擦消毒1次。

8. 切开空腔脏器前，要先用纱布垫保护周围组织，以防止或减少污染。切开空腔脏器的器械应放在固定的盘中，有关部位操作完毕后即不再应用这些器械。

9. 操作过程中，参术者应保持各自的适当位置，避免头部互相触碰，并注意肘部不应触碰参观人员或灯架。如需要给手术人员擦汗，手术人员应将头部移出手术区上方。

10. 参观手术人员不可太靠近手术人员或站得太高，也不可经常在室内走动，以减少污染的机会。

（胡昆鹏　汤照峰）

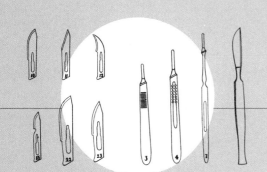

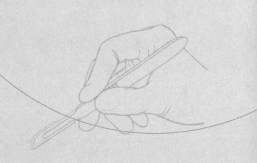

第三章
Part 3
常用手术器械
及其使用

各种手术器械是进行手术治疗的必备工具，如同雕刻家手中的刀具，正确使用它们是做好手术、提高工作效率的基本保证。很难想象，不懂得如何正确使用和灵活运用手术器械的人，能够做漂亮的手术。随着科技进步，手术器械也从最简单的刀、剪发展到各种"新式武器"。下面主要介绍外科手术最常用的器械及其使用方法。

第一节　一般手术器械

一　手术刀

手术刀通常由刀片、刀柄两部分组成（图3-1）。刀片按刀刃的形状分为圆刀、尖刀、弯刀等，其中圆刀片按大小可分为大刀片、中刀片、小刀片。安装刀片时用持针钳夹住刀片前端背侧，与刀柄的沟槽处相互对合，轻轻向内拉即可嵌入刀柄上。取下刀片时，以持针钳夹住刀片尾端背侧，稍翘起刀片同时前推取下（图3-2）。

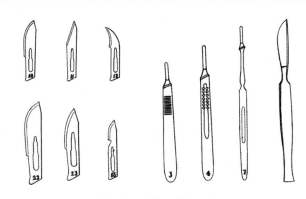

图3-1　手术刀片和刀柄

手术刀主要用于切割组织，有时也可将刀柄尾端作为钝性分离组织的工具。用于组织切割时的正确执刀方法有以下4种（图3-3）。

1. 执弓法：动作幅度大而灵活，多用于较大切口的皮肤切开，特别适用于胸腹部、四肢手术切口。

2. 抓持法：示指压于刀柄背部，作用力较大，切割范围较广，多用于大块组织的切割，如截肢等。

3. 执笔法：动作轻巧精细，适用于短小切口的皮肤切开，如面部皮肤的切开。切开时应注意方向准确，力度适中，

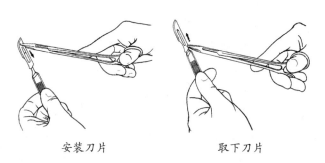

安装刀片　　　　　　　取下刀片

图3-2　刀片的装取

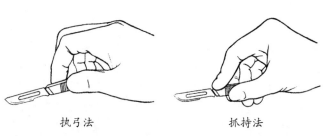

执弓法　　　　　　　抓持法

防止"滑刀"。有时可用小指支于拟切开处附近，增加动作的准确性。此外，执笔法还常用于解剖血管、神经等重要组织。

4. 反挑法：用于切开管道器官，如胆总管、肠管等，也可于浅表脓肿的切开引流，能避免深部组织的损伤。执刀方法与执笔法相似，不同之处在于刀刃向上，切割时刀尖端先插入组织，然后向上反挑。

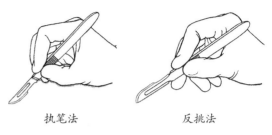

图3-3　手术刀的执法

使用技巧：①选择刀片时，应注意刀刃必须锋利，可预先试切少许无菌纱布或无菌绷带卷。②刀法准确，切口整齐，并可随切口部位、走向不同随时变换执刀方法；皮肤切开争取一气呵成，避免来回切割。③执弓法及抓持法使刀时，手、腕、前臂应固定于一定姿势，靠肩关节、上臂运动带动前臂、腕及手部；执笔法及反挑法使刀时，肩、肘关节固定于一定姿势，靠手指、腕关节运动，完成切割。

二　手术剪

手术剪有组织剪、线剪两大类（图3-4）。组织剪薄、锐利，有直、弯两型，大小长短不一，可依手术部位，剪割组织不同而选用，主要用于剪开、分离组织。线剪可分为剪线剪、拆线剪，前者用于剪断缝线、引流物、敷料等，后者用于拆线。

手术剪的执法正确与否，直接影响动作的准确性，初学者应掌握正确的执剪方法（图3-5）。正确的执剪方法是拇指和环指各插入一柄环，用张开的示指抵住剪轴，具有三角形的稳定作用，而错误的执剪方法则不具有良好的三角形的稳定作用（图3-6）。使用时应珍惜锋利的刀刃，尽量避免使用组织剪剪线及敷料等，以延

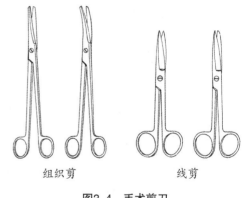

图3-4　手术剪刀

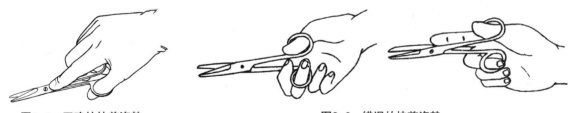

图3-5　正确的持剪姿势　　　　**图3-6　错误的持剪姿势**

长剪刀的使用寿命。

使剪技巧：①剪割组织时，一般采用正剪法，有时也常采用反剪法，特殊情况也可用特殊方法执剪操作（图3-7）。②有时为了增加稳定性，还可采用扶剪法（图3-8）。为了操作方便，可用环

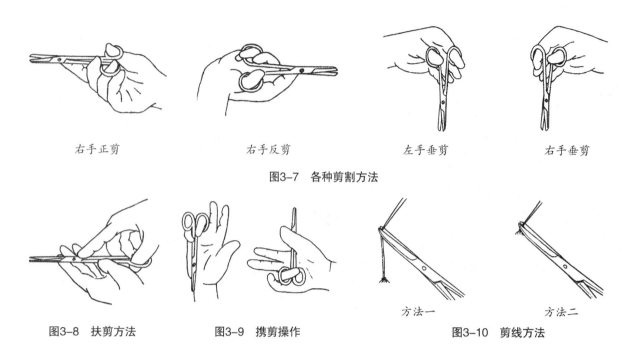

右手正剪   右手反剪   左手垂剪   右手垂剪

图3-7　各种剪割方法

图3-8　扶剪方法　　　　图3-9　携剪操作　　　　方法一　　　　　方法二

图3-10　剪线方法

指携剪同时进行其他操作（图3-9）。剪线时微张开剪刀，其中一叶顺线尾向下滑动至线结的上缘，碰到线结后再将剪刀另一叶向上倾斜45°，然后将线剪断（图3-10）。由于剪刀、血管钳等器械依据右手习惯者设计，因此，左手习惯者应及时改变习惯。

三　手术镊子

手术镊子用于夹持缝针、敷料等物品或夹持组织。手术镊子可分有齿、无齿等不同类型，根据大小又可有长短、粗细之分（图3-11）。

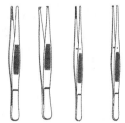

图3-11　手术镊子

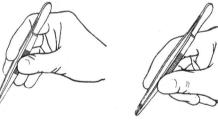

图3-12　正确的执镊子姿势　　图3-13　错误的执镊子姿势

正确的执镊子方法是利用拇指、示指、中指相对持镊，环指参与稳定镊子，操作灵活，力度大小便于掌握（图3-12）；错误的执镊子方法则影响操作的灵活性和稳定性，不易控制夹持力度大小（图3-13）。有齿镊用于夹持较坚硬的组织，如筋膜等；无齿镊用于夹持较脆弱的组织，如肠管、黏膜。长镊用于深部操作，短镊用于浅部操作。镊子的尖端又有尖头、钝头之分，精细的尖头无齿镊用于解剖神经、血管；钝头无齿镊用于整形美容手术操作。换药时，镊子尖端应始终朝下（图

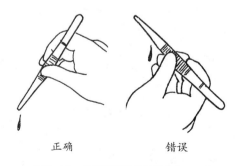

正确　　　　　错误

图3-14　换药时镊子尖端方向

3-14），以免消毒液滴到手上或来回流动污染。

使用镊子的技巧：巧用镊子可使组织损伤减少到最小程度。分离皮下层或缝合皮肤时，最好不用镊子直接夹持皮肤，而仅用尖端夹持皮下浅筋膜层，可减少皮肤捻挫、挤压，善用其推挡作用，可明显减少组织的损伤（图3-15）。

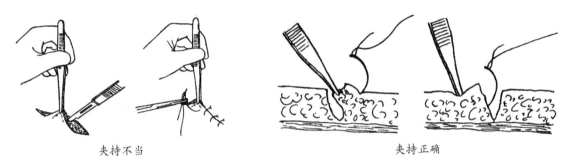

夹持不当　　　　　　　　　　　　　　　　　夹持正确

图3-15　夹持皮肤组织的方法

四　血管钳

血管钳也称止血钳，其形状有直、弯两大类，每一类又有大、中、小之分，使用时可根据手术部位、术野深浅、被夹持的组织不同，选择不同形状、不同规格的血管钳（图3-16）。

正确执钳手法与执剪方法基本相同，拇指与环指各插入一柄环，示指、中指用于稳定血管钳，有时还可采用掌握法（图3-17）。执钳错误直接影响操作灵活性和稳定性（图3-18）。血管钳常用于钳夹止血，止血时仅夹血管断端及其周围少许组织；也可用于组织的钝性分离，还常用于协助术者拔针。

使钳技巧：①弯血管钳用于临时性钳夹止血时，止血钳的尖端可朝下，如用于缝扎或结扎止血时，应注意使尖端朝上，便

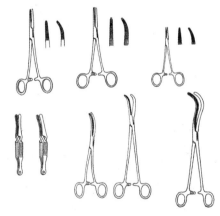

图3-16　各种血管钳

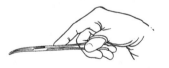

图3-17　正确的持钳方法

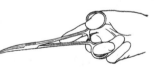

图3-18　错误的持钳方法

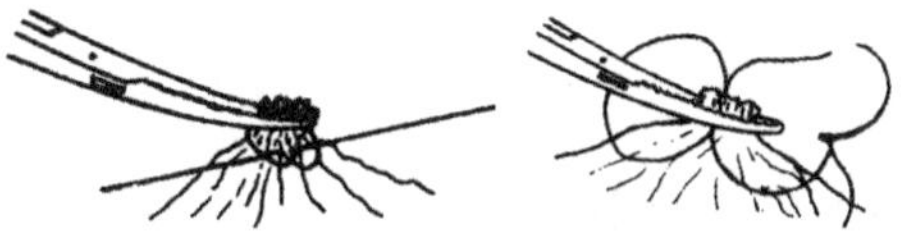

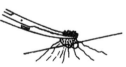

图3-19　钳尖朝上便于结扎或缝扎

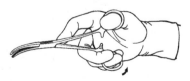

右手松钳

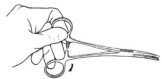

左手松钳

图3-20　松钳方法

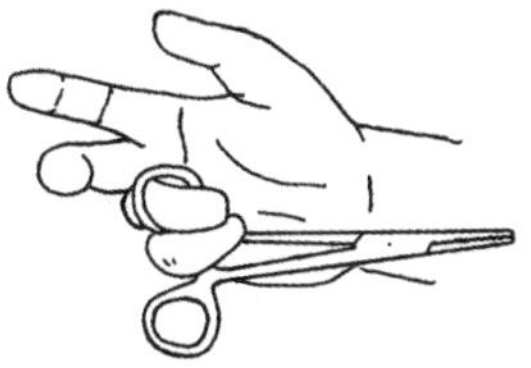

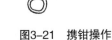

图3-21　携钳操作

于松钳结扎或缝扎（图3-19）。②松钳方法，用右手松钳时，将拇指及第四指插入柄环内，相对捏紧挤压，继以旋开；用左手松钳时，拇指及示指持一柄环，中指、环指顶住另一柄环，并向前推动柄环，即可松开（图3-20）。③为了节约传递器械时间，可用环指携带血管钳进行其他操作（图3-21）。

五　持针钳

持针钳又称持针器、针持，用于夹持缝合针，也用作器械打结，其基本结构与血管钳相似，但前端较短粗（图3-22），有的持针钳前端夹针部分加上硬质合金镶片，性能更加优良、耐用。持针钳有大、小不同规格，根据手术部位深浅、缝针大小不同适当选用。

临床上通常有3种执持针钳方法（图3-23），可根据个人的习惯选择，也可3种执钳方法交替使用。①掌握法，俗称"满把抓"，即示指抵于钳的前半部，拇指大鱼际肌置于柄环上方，余三指压柄环于掌中，使用时容易改变缝针方向，操作方便；②指套法，即与执剪、执血管钳方法相同，使用时省时，松钳方便

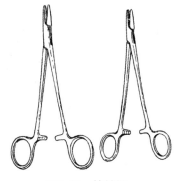

图3-22　持针钳

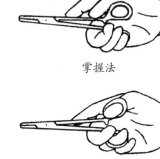

掌握法

指套法

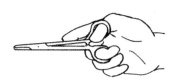

图3-24　错误的执持针钳方法

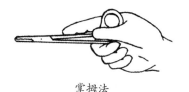

掌拇法

图3-23　执持针钳方法

但转动角度受限；③掌拇法，即示指压在钳的前半部，拇指及其余三指压住一柄环固定于掌中，此法关闭、松钳较容易，进针稳妥，但松钳不便。应避免使用错误执持针钳方法（图3-24）。用持针钳夹针时，以夹住缝针的中、后1/3或针体的后2/5处为宜，将针置于钳嘴的前部，将缝线随之置钳嘴内（图3-25）。

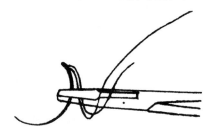

图3-25　正确夹持针线

六　组织钳

组织钳又称鼠齿钳、皮钳或Elice钳，头端有一排细齿，弹性较好，对组织的压迫作用比血管钳轻（图3-26）。组织钳用于夹持组织，如皮瓣、筋膜或即将被切除的组织器官；也用于钳夹纱布垫与皮下组织的固定。

组织钳的执法、关闭、开放方法同血管钳。

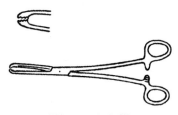

图3-26　组织钳

七 布巾钳

布巾钳简称巾钳，构造与血管钳相似，但其头端为弯曲的相互重叠的两个细齿（图3-27），用于夹持、固定手术巾单。腹腔镜手术时用于提拉腹壁，方便建立气腹。注意使用时勿夹损正常皮肤组织。

布巾钳的执法、关闭、开放与血管钳相同。

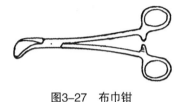

图3-27 布巾钳

八 卵圆钳

卵圆钳又称海绵钳、圈钳，分有齿和无齿两类。钳长约25cm，弹性较好，关节轴几乎位于中间部位，其顶端为卵圆形，故名为卵圆钳（图3-28）。

其执法与血管钳相同。无齿纹卵圆钳多用于夹持肠管、阑尾、网膜等组织，夹持组织时，一般不必将钳扣关闭。有齿纹卵圆钳用作消毒、夹持敷料、手术用品或换药用品。通常放于盛有消毒液的高脚杯内或瓶内，注意应将关节轴浸在消毒液平面以下（图3-29）。夹取无菌物品时，应待消毒液滴尽后再去夹取，不可夹取油质敷料。夹持消毒液纱布或棉球消毒时注意钳尖端的弧形弯曲朝向患者身体（图3-30）。

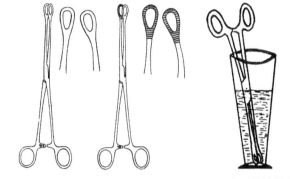

图3-28 卵圆钳　　图3-29 卵圆钳的浸泡

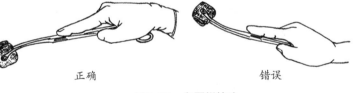

正确　　　　　　　　错误

图3-30 卵圆钳持法

九 缝合针

根据缝合针前端横断面的形状分为圆针、三角针和铲形针三大类，并有直针和弯针之分。铲形针为针尾连线的无损伤针，其尖端为圆扁状，故称为铲形针。每一类缝合针根据粗细、大小不同，又有许多不同规格，目前通常使用的为弯针（图3-31）。

圆针用于缝合质地较软的组织，如胃、

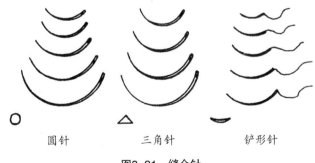

圆针　　　　　三角针　　　　铲形针

图3-31 缝合针

肠、筋膜等，对组织损伤较小。三角针用于缝合质地较韧的组织，如皮肤、乳腺、软骨等，对组织损伤较大。无损伤针用于血管、神经外膜等纤细组织的缝合。缝合时应注意：①首先要根据不同组织，选用适当的缝合针，并根据缝合针规格大小，选择适当的持针器，否则持针器过大，容易断针；持针器过小，容易损坏持针器；②进出针方法正确，力度大小适当，弯针进出组织的行走方向为弧形，力量的传递应顺其走行方向前进，否则易将

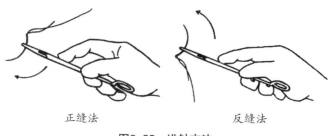

正缝法　　　　　　　反缝法

图3-32　进针方法

针弄弯或折断。多数采用正缝法，即顺时针方向用力。根据需要，还可采用反缝法（图3-32）。

十　缝合线

缝合线属于手术缝合材料，可分为吸收类缝合线和不吸收类缝合线两大类。

1. 吸收类缝合线：主要为羊肠线，是用绵羊小肠黏膜下层制作而成，质地较硬，操作不便，易折断。有普通肠线和铬制肠线2种，普通肠线7天开始吸收，铬制肠线14天开始吸收。肠线为异种蛋白，吸收过程中组织反应较重，现常用铬制肠线。

2. 不吸收类缝合线：有丝线、尼龙线、不锈钢丝等。①丝线最常用，质软不滑，便于打结，拉力好，组织反应小，但不能吸收，成为永久异物。临床上按照粗细分为0、1、4、7、10号丝线。②尼龙线较常用，组织反应小，拉力大，且可制成很细的线，如无损伤针线，多用于缝合血管及整形美容外科用。由于尼龙线光滑，线结容易松脱，打结要5个以上。③不锈钢丝，刺激性小，组织反应轻，拉力大，但不易打结，一般将其拧紧，并用橡皮管封闭断端以防刺伤皮肤，拆除时需用专用钢丝剪剪断。

使用方法：①羊肠线用于缝合膀胱、输尿管、胆道等黏膜层，用前先用生理盐水浸泡，待变软后再用，但不可用热水浸泡或浸泡时间太长，以免膨胀，影响质量。一般多采用连续缝合法，结扎时需打3重结。剪线时线头留得要稍长，以免松脱。②丝线最常用于缝合皮肤、筋膜，也常用于结扎血管。泌尿道、胆管黏膜层一般不用丝线缝合，以免形成结石。③尼龙线多用其制成无损伤针缝合线，用于血管及神经的缝合，也用于荷包缝合钳缝合。④不锈钢丝用于减张缝合或固定骨骼。

十一　探子

探子又称为探针或探条，根据用途不同，可有多种形状，大体分为普通探子、特殊探子和有槽探子三大类，普通探子又有直形、弯形、平头和圆头之分（图3-33）。

使用时应根据不同部位和用途选择适当的探子，应以执笔姿势试探性进入，千万勿用力过猛过大，以免造成假道或组织损伤。探子多用于探查组织异物、器官管腔深浅、瘘或窦道深浅、走向；有槽探子用于引导切开瘘管表层组织。

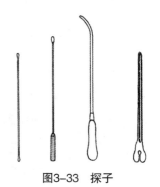

图3-33　探子

十二　刮匙

刮匙根据形状不同，可分为直、弯两型，每型又有大、小和钝性、锐性之分（图3-34）。

刮匙多用于搔刮伤口内坏死组织、窦道内肉芽组织，胆管手术时可用于取出结石，骨科手术用于刮除死骨。根据不同组织和用途，选择形状大小适当的刮匙。易被损伤的组织或器官则用钝匙，一般情况下多用锐匙。刮除组织时，用力适当，勿用力过猛，防止损伤组织、器官。被刮除部位有出血时，可用干纱布暂时填塞止血。

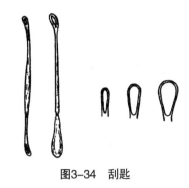

图3-34　刮匙

十三　拉钩

拉钩又称牵开器，主要用于手术野的显露，有各种不同形状、不同大小的规格（图3-35）。

根据被牵拉部位不同，选择合适的拉钩。使用"S"形拉钩时注意其正确执法（图3-36）。使用之前，要衬垫湿纱布，以减少其对组织的损伤。使用固定拉钩时应选用大小合适型号，并以纱布垫保护切口，旋紧螺丝或扎紧固定装置，防止松脱。

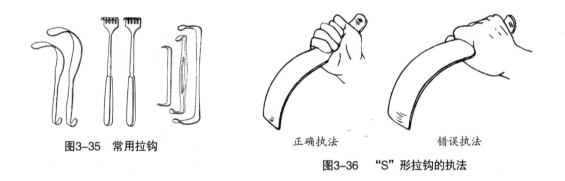

图3-35　常用拉钩　　　　　　　正确执法　　　　　　错误执法

图3-36　"S"形拉钩的执法

十四　纱垫

纱垫也称夹纱，根据需要由多层纱布做成大、小纱垫，主要用于术中擦血、覆盖脏器以及压迫止血。

切开皮肤前一般使用干纱垫，进入体腔后改用浸水拧干的纱垫，压迫止血时多用70～80℃热盐水纱垫，以提高凝血酶活性。为便于透视发现遗漏体腔内的纱垫，要求所有进入体腔的纱垫均带有不透X线的识别线或铜圈。

十五　吸引器

吸引器可为单孔金属吸头和多侧孔吸管，也可为塑料多侧孔吸引管（图3-37）。单孔吸头用于吸除血液、尿液、脓液等；多侧孔吸引管用于吸除体腔内各种体液，有防止过度吸引大网膜、肠壁或其他内脏器官的作用。吸引器一般由第二助手操作，术中运用得当可以使术野清晰、消除电刀烧灼时产生的臭味。

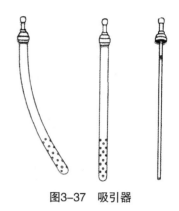

图3-37　吸引器

第二节　特殊器械

一　腹腔手术全方位自动拉钩

全方位自动拉钩由固定框架和拉钩两部分组成，使用前均做灭菌处理，使用时首先将框架部分固定在手术台边沿支架上，再将带钩的腹壁拉钩固定在框架上，可以方便、稳妥地牵开腹部切口，省去两位助手持续性拉钩，便于复杂大手术的进行（图3-38）。

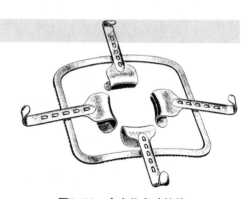

图3-38　全方位自动拉钩

二　高频电刀

高频电力是目前最常用的手术器械之一，分为双极电刀、单极电刀。电刀除能切割组织，还能电凝止血。使用时必须将负极板贴好，以免发生意外。电刀不能用于切割皮肤，否则会造成烧伤，影响愈合。

三　超声刀

超声刀是利用超声波的空化效应使组织破碎，同时有很好的止血效果。近几年超声刀被广泛用于腹腔镜等微创手术中，使许多以往难以完成的手术得以顺利开展。

四　无血解剖刀

无血解剖刀也称为Tissuelink，它配备钝圆形滴水刀头，利用高频电刀输出能量使水滴形成液态电极，从而产生极好的分离和凝血效果，无焦痂和烟雾，特别适用于切肝手术。

五　超声吸引刀

超声吸引刀也称Cusa，是利用低频超声（频率25kHz和35kHz）的空化效应有选择地粉碎和分离组织，对血管和胆管无损伤，它同时配备负压吸引和灌注系统保证了术野的清晰和切割的顺利进行，适合于肝脏和脑科手术。

六　荷包缝合钳

荷包缝合钳的钳头与柄几乎成直角，钳头两叶内有过针线的槽，主要用于肠管吻合时做荷包缝合。使用时将荷包缝合钳夹闭肠管或食管，将多余部分切除，以专用直针滑线穿过针槽，松开荷包缝合钳，收紧滑线即可完成荷包缝合，特别适用于持针器缝合有困难的低位直肠癌手术。

七　无损伤血管钳、三叶钳

无损伤血管钳是血管外科常用的器械，它的两叶对合缘分布纵横两排小齿，压榨力小，故对血管壁损伤小。三叶钳用于两血管侧—侧吻合时便于将两段血管靠拢固定，主要用于门静脉高压症分流手术（图3-39）。

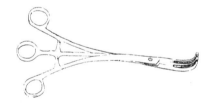

图3-39　三叶钳

八　胃肠吻合器

胃肠吻合器利用订书机原理，将钛合金小钉装好在特定击发器钉槽，击发后同时完成切割与吻合。按照形状分直线切割吻合器与圆形吻合器，前者主要用于闭合胃的切口，后者可用于胃—肠、肠—肠吻合。使用时必须检查有否漏针，同时检查切割后两断端是否完整。

九　腹腔镜

腹腔镜由影像采集、显示器、气腹机、电刀以及腔镜钳、剪、拉钩等组成。腹腔镜手术是微创手术的代表，目前几乎各种开腹手术都能通过腹腔镜辅助完成，其中腹腔镜胆囊切除是最成熟的手术，几乎已经替代开腹胆囊切除。腹腔镜手术时存在平面视像的局限，很难准确判断空间距离，需要反复训练才能做到稳、准、快。这几年逐渐应用的3D腹腔镜可以克服平面视像的局限性，但价格较贵，尚未普及。

（汤照峰　胡昆鹏）

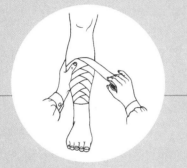

第四章
Part 4
手术基本操作

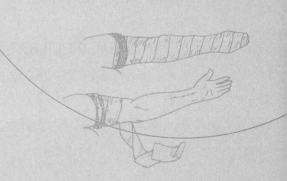

第一节　外科操作基本原则与要求

手术不论大小或复杂程度如何，均是由几大类基本操作技术组成，常用外科手术的基本操作技术主要有切开组织、分离组织、止血、打结、缝合、引流等。对每一项技术操作，要求术者做到稳、准、轻、快、细。

（一）稳

要求术者进行手术操作时，一是情绪要稳定，不管在什么情况下，都要保持沉着、冷静，胸有成竹，切忌忙乱无序。二是动作要稳妥，每一个手术步骤都要扎扎实实，稳妥有序，由浅至深，循序渐进。

（二）准

手术操作中的每一个动作，包括切开组织、分离组织、止血、打结、缝合，都要做到准确无误，特别是处理血管、神经、肌腱时尤其如此，防止反复多次的重复动作，尽量做到动作一步到位，一次完成。

（三）轻

操作动作轻柔，切忌动作粗暴，用力过猛。对纤细的重要组织，更要讲究手法轻巧，用力适度。

（四）快

为了缩短手术暴露时间及麻醉所造成的危险，应尽量加快手术速度。要求术者思维敏捷，动作熟练。台下要多进行基本功的训练，台上各个参加手术人员密切配合，明确分工，各司其职，各负其责。

（五）细

要求手术操作仔细，解剖清晰，止血彻底，防止操作粗糙，避免误伤其他正常组织。操作仔细与否往往直接影响手术的质量。

总之，稳、准、轻、快、细是相互联系、相互依赖的，没有稳、准，就谈不上轻、快、细；没有轻、快、细，就不能保证手术质量。要想保证高质量的手术，稳、准、轻、快、细缺一不可。因此，熟练掌握外科手术基本操作是每个外科医生必须做到的，否则就难以做好手术。

第二节　切开组织

切开组织是进行外科手术的必需步骤，也是解剖人体内部组织的常用方法。切开组织主要包括

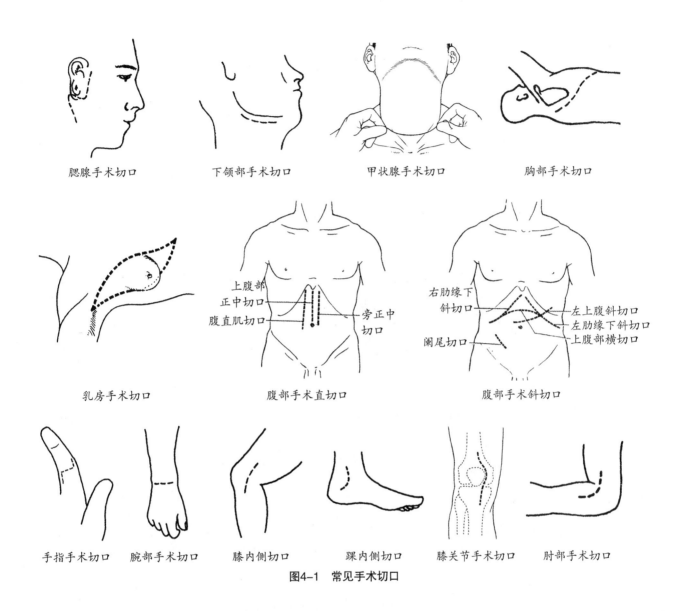

腮腺手术切口　　　　下颌部手术切口　　　　甲状腺手术切口　　　　胸部手术切口

乳房手术切口　　　　腹部手术直切口　　　　腹部手术斜切口

上腹部正中切口　　腹直肌切口　　旁正中切口

右肋缘下斜切口　　阑尾切口　　左上腹斜切口　　左肋缘下斜切口　　上腹部横切口

手指手术切口　　腕部手术切口　　膝内侧切口　　踝内侧切口　　膝关节手术切口　　肘部手术切口

图4-1　常见手术切口

皮肤的切开及其他组织切开。长期来人们对许多典型手术形成了相对定型的皮肤切口（图4-1）。有些非常规手术为了适应手术需要，需进行全面分析，方能决定皮肤切口的部位、方向、大小，以便有利于手术操作和术后功能、外形的恢复。

一　皮肤切口的选择和切开原则

选择皮肤切口时，一般可从以下几方面考虑，然后决定切口的位置、大小、方向。

（一）切口距离病变部位最近

切开后能从最短距离和最佳视野显露患处，有利于手术操作。

（二）切口损伤要小

任何切口对组织都有损伤，在有重要血管、神经通过处，尽量避开，以免切断损伤。

（三）便于切口延长

术中操作有时需将切口延长切开，因而皮肤切口选择时应考虑到便于术中切口延长。

（四）切口要足够大

切口需有足够长度，方有利于病变显露和手术操作。

（五）有利于术后功能、外形恢复

关节部位切口应避免垂直通过，以免术后瘢痕形成影响关节活动。

（六）顺皮纹切开

面部、颈部切口应顺皮纹线或皱纹线进行（图4-2），根据需要也可顺轮廓线切开（图4-3）。

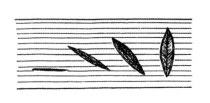
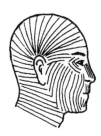
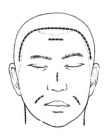

切口与皮纹方向关系　　头面部皮纹方向　　面部切口

图4-2　面部手术切口

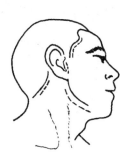

图4-3　顺轮廓线切口

二　切开组织的要求及方法

（一）手术刀选择适当

不同部位切开组织时应选择大小、型号适当的手术刀，刀刃必须锋利。

（二）执刀方法正确

根据切开部位、切口长短、手术刀大小，选择正确的执刀方法。

（三）运刀得当

切入皮肤时，一般垂直下刀、水平走行、垂直出刀、用力均匀、不可偏斜，皮肤和皮下组织一次性切开，不宜多次切割和斜切（图4-4）。切开带毛发部位时，应顺毛根方向切入，以减少术后秃发（图4-5）。切开时用左手示指、拇指固定切口部位，必要时可由助手协助固定切口处皮肤（图4-6）。

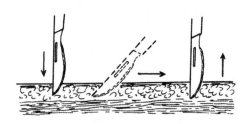
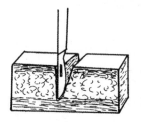
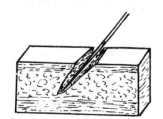

进刀、走行和出刀　　皮肤、皮下组织一次性切口　　避免斜切

图4-4　皮肤的切开

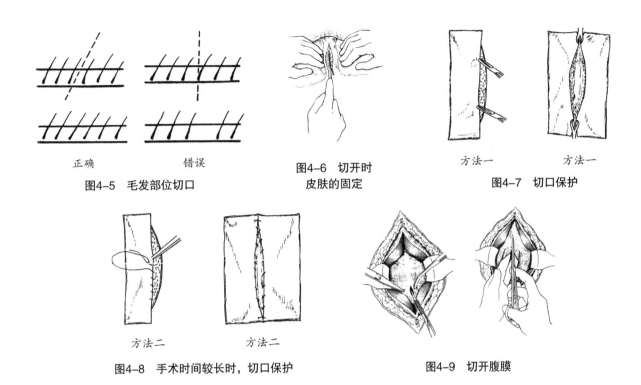

正确　　　　　　错误
图4-5　毛发部位切口

图4-6　切开时
皮肤的固定

方法一　　　　方法一
图4-7　切口保护

方法二　　　　方法二
图4-8　手术时间较长时，切口保护

图4-9　切开腹膜

（四）注意保护切口

腹部或其他较大切口时，切开皮肤皮下组织后，为了减少切口污染，可将两块无菌巾或纱布垫用组织钳或巾钳固定于皮下组织层（图4-7），手术时间较长时，可将无菌巾或纱布垫缝于皮下组织层（图4-8）。

（五）防止损伤正常组织

对于体形较瘦者，避免用力过大，以防切入过深损伤深部组织或器官，重要部位更应仔细切割，防止"滑刀"和"偏刀"。切开腹膜时应采取妥善保护措施以防损伤内脏和大网膜（图4-9）。

第三节　分离组织

分离组织，也叫解剖或游离，是显露和切除组织的重要步骤。任何手术分离组织都要讲究层次清晰，只有解剖层次清晰，才能保证手术安全进行，并使手术损伤降低到最低程度。正确选择分离方法，掌握操作技巧非常重要。

一 分离层面

分离层面即手术时剥离平面。一般说来，理想的解剖分离应按正常的组织间隙进行，既可减少出血，又可防止过多损伤。这就要求术者必须熟悉局部组织解剖。通常情况下，皮下组织与浅筋膜之间、筋膜与肌肉之间、肌肉群与肌肉群之间、器官与周围组织之间，均有一层疏松的结缔组织间隙，沿此组织间隙分离，是最理想的解剖层面。

二 分离方法

解剖分离时有两种方法可供选择。

1. 锐性分离法：用刀或剪直接将组织切开或剪开（图4-10），对组织损伤较小，但必须在直视下进行，以防止重要器官、血管、神经的损伤。

2. 钝性分离法：多用于疏松结缔组织的解剖，可用血管钳、手指或钳夹小纱布团沿组织间隙进行，有时也可用刀柄进行分离（图4-11）。

解剖分离较大血管时，应注意正确方法，先将血管鞘被膜提起，剪刀剪开少许被膜，再用血管钳进行分离（图4-12）。

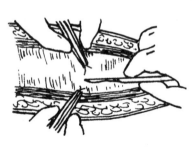
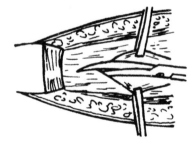

手术刀分离　　　　　　　　　　剪刀分离

图4-10　锐性分离

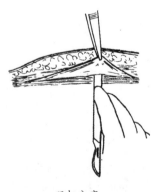
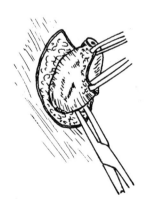
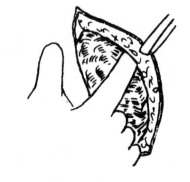

刀柄分离　　　　　　　血管钳分离　　　　　　手指分离

图4-11　钝性分离

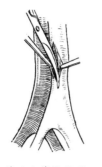 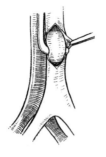 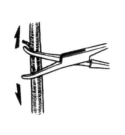 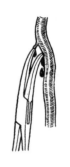

剪开血管鞘被膜　　　　分离血管鞘被膜　　　　分离方向正确　　　　分离方向错误

图4-12　分离血管

░ 要求及操作技巧

1. 解剖组织时，应时刻注意防止重要组织器官的损伤，每进行一步操作，都要考虑到被分离组织的下面及其周围有何重要组织和器官。

2. 重要组织器官的解剖分离应在直视下进行。

3. 解剖分离时应注意无创操作技术，正确使用手术器械，合理选择分离方法。

4. 多数情况下两种解剖分离方法交替使用。

5. 分离时先寻找容易分离的部位为突破口，由此再向周围扩大分离。

6. 分离时应遵循由"简"到"繁"，由"易"到"难"，由"近"及"远"，由"浅"入"深"，由"周围"到"中央"的原则。

7. 分离时如遇到困难和险情，全组手术人员应积极配合，尽快排除险情，渡过难关，必要时中止手术，千万不可以患者的生命为代价换取手术的成功。明智的医生应该既有胆大心细的工作精神，也应具有知难而退的谋略。

第四节　止血

手术过程中，组织的切开、分离，组织和器官的切除，都有不同程度的出血。因此，止血技术是一项重要的基本操作。外科医生技术操作功底如何，很大程度反映在控制出血的能力上。妥善止血，可防止严重失血，保证手术安全进行，有利于显露术野，减少术后感染，促进伤口愈合。常用的止血方法如下。

一　压迫止血

用于较广泛的创面渗血，一般采用干纱布直接压迫于出血创面数分钟，即可控制出血。有时渗血较多，可将纱布垫浸于70～80℃无菌热生理盐水中，拧干填塞压迫于出血创面3～5min，可较快控制渗血。

二　钳夹止血

对于明显的活动性血管出血，用血管钳尽可能准确地钳夹，一般数分钟后即可止血。钳夹时不应夹住周围过多组织，并注意应使钳的尖端朝下。钳夹止血省时省力，适用于皮下组织内小血管的出血（图4-13）。钳夹止血为手术过程中应用最多的止血方法。

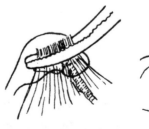

图4-13　钳夹止血

三　结扎止血

钳夹止血效果不可靠时或较大血管出血时，可用结扎止血。

（一）单纯结扎止血

先用血管钳钳夹出血点，注意应使钳的尖端朝上以便于结扎，然后将丝线绕过血管钳下的血管和周围少许组织，结扎止血（图4-14）。

（二）缝扎止血

适用较大血管或重要部位血管出血，先用血管钳钳夹血管及其周围少许组织，然后用缝针穿过血管端和组织一并结扎，可行单纯缝扎，也可以"8"字缝扎（图4-15）。对于较大的动脉血管必须结扎后以缝扎加固。

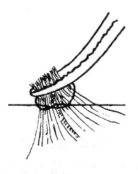

图4-14　结扎止血

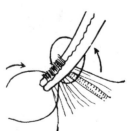

单纯缝扎止血　　　　"8"字缝扎止血

图4-15　缝扎止血

四 电凝止血

利用高频电流凝固小血管止血，实际上是利用电热作用使血液凝结、碳化，用于小血管出血，可先用血管钳将出血点钳夹，然后通电止血。也可用单极或双极电凝镊直接夹住出血点止血。

五 术中大出血的紧急处理

有时术中可突然出现大出血情况，如不及时采取有效措施控制出血，则很快出现被动局面，使手术陷入困境，甚至危及患者生命。因此，一旦发生大出血，全组手术人员应积极配合，排除一切困难控制出血，迅速准备吸引器、特殊止血器械，改善照明，及时输血、血浆等。常见大出血原因及处理如下。

（一）误伤较大血管或较大血管结扎线滑脱

这时，手术野会突然涌出大量鲜血或迅速灌满术野，患者血压快速下降或测不到。遇此情况，当务之急是采用压迫止血法，立即用大纱布垫堵塞于出血处，并用手紧紧压迫以控制出血，暂时安定术者情绪，给予时间考虑出血原因、部位，决定下一步处理措施，并准备进一步止血用的特殊器械，如无损伤血管钳、血管缝合线；准备血源快速输血，必要时做切口延长等。如出血暂时得以控制，待一切物品、止血措施准备就绪后逐渐移去纱布垫，解除压迫，然后再进行下一步止血处理。

如有可能也可先用手指直接捏住出血区主要供血来源控制出血，吸引器吸除血液，然后再采用其他切实有效的最佳止血措施。此时，切忌在血泊中盲目钳夹，以免造成更大的损伤出血。

（二）局部血循环丰富组织或组织粘连严重时，也可造成广泛性渗血

可于出血处缝扎，也可放入吸收性明胶海绵或其他组织（如放入大网膜）后再行结扎。实在无法控制时，可填塞大量纱布垫压迫止血，使渗血得以控制。

（三）病变组织切除不全，残端部分也易引起大量渗血

如甲状腺功能亢进进行甲状腺大部分切除术出血时，应迅速将甲状腺彻底切除后再止血，否则出血不易控制。

暂时控制出血后，应寻求彻底的止血方法，根据不同情况采取结扎、缝扎或血管修补等措施。如果估计短时间内操作不能控制的出血，最好避免反复尝试操作，应先继续压迫止血，积极扩容，待血压稳定后再争取时间彻底止血。

第五节　打结

打结是手术中最常用的技术操作之一，止血、组织缝合都需进行打结，打结不正确，可使结扎线松脱，引起出血或缝合组织裂开。打结操作不熟练，将大大延长手术时间。因此，每位外科医生必须熟练掌握正确的打结方法，并提高打结速度，这对初学者尤其重要。

一　线结的种类

线结有单结、方结、外科结和三重结（图4-16）。单结不可靠，偶尔在皮下组织临时止血时使用。方结、外科结应注意与假结和滑结区别开来。图中可以看出，方结是由两个方向相反的单结组成，最为牢靠，故最常用。三重结是由三个结组成，适用于较大血管结扎或肠线、尼龙线打结时使用，故也较常使用。外科结第一圈缠绕两次增加摩擦力，可以防止打第二圈时松脱。

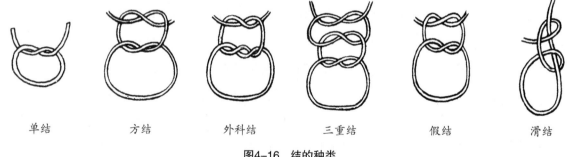

|　单结　　　　　方结　　　　　外科结　　　　　三重结　　　　　假结　　　　　滑结|

图4-16　结的种类

二　打结方法

打方结可有单纯手打结法和持钳打结法两种。

（一）单纯手打结法

适用于大多数手术的结扎。一般用左手捏住缝合线的一端，右手捏住线的另一端，双手互相配合操作打结（图4-17）。

（二）持钳打结法

适用于浅部缝合的结扎和某些精细手术的结扎。一般用左手捏住缝合针线的一端，右手用持针钳打结（图4-18）。

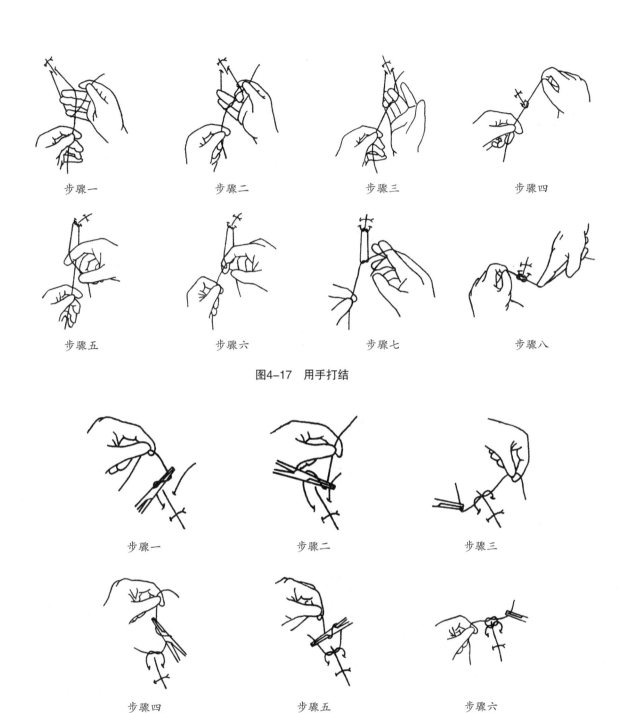

步骤一　　　　步骤二　　　　步骤三　　　　步骤四

步骤五　　　　步骤六　　　　步骤七　　　　步骤八

图4-17　用手打结

步骤一　　　　　步骤二　　　　　步骤三

步骤四　　　　　步骤五　　　　　步骤六

图4-18　用钳打结

三　打结技巧及注意事项

打结时有许多技巧及注意事项，如果正确运用，可提高打结速度，避免出现错误。

1. 打结时动作要轻柔，避免提拉撕断组织，操作时应让主刀看到线结。

2. 打每一结时，必须顺着结扎方向拉线，否则线易折断；打第二结时，第一结不要提起，以防已结扎的第一结松弛,必要时助手用止血钳钳尖轻压在第一结处,待第二结收紧时移去止血钳。

3. 拉紧缝线时,两手用力点与结扎点三点连成一直线,初学者往往不注意这一点,因而这是造成结扎过程中结扎线脱落的直接原因(图4-19)。

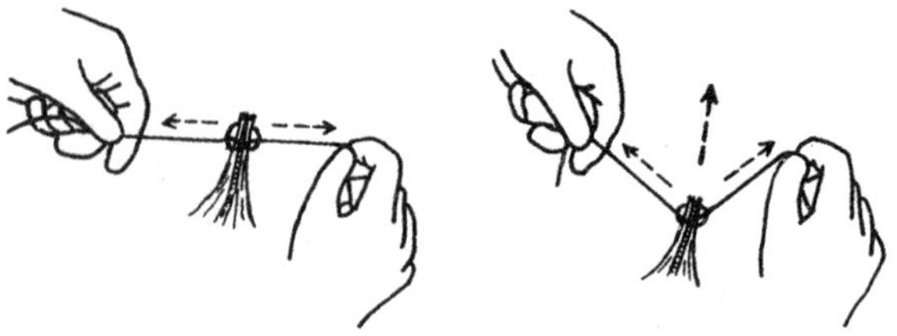

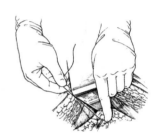

正确　　　　　错误

图4-19　打结用力方向

4. 结扎之前,需将丝线在生理盐水内浸湿,然后再进行结扎,以便增加线的重量,便于操作,并增加摩擦力,使结扎牢固。

5. 用力均匀,交换方向正确,防止打成假结和滑结。假结是由两个方向相同的单结构成,易于滑脱,不应采用;滑结是打结时,两手用力不均匀,只拉紧结扎线的一端,用另一端打结或是没有正确交叉方向所致,更易滑脱,应绝对避免。

图4-20　深部打结

6. 深部打结时双手不能同时进入深部操作,需用一手指尖滑下按住线结处,缓慢用力,并徐徐拉紧(图4-20)。实际操作中由于受操作空间限制,需要术者随机应变,选择没有阻挡的方向进指。

7. 剪线时,在不引起线结松脱的大前提下,剪得愈短愈好,以减少组织内异物反应,一般结扎体内组织时,丝线留线头1~2mm,尼龙线、肠线留3~4mm,不锈钢丝留5~6mm,并将线头扭转、埋在组织中。

正确的剪线方法是将结扎的双线尾提起略偏向术者左侧,助手将剪刀微张开,顺线尾向下滑动至结的上缘,再将剪刀向上倾斜45°左右,然后将线剪断(图4-21)。

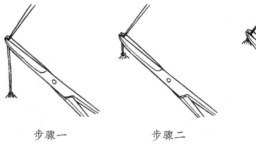

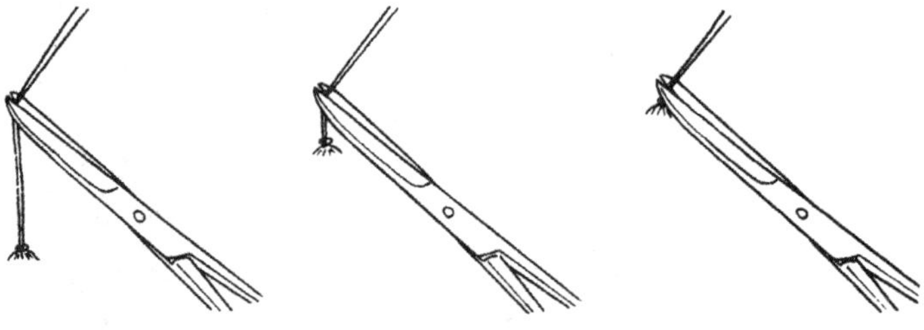

步骤一　　　　　步骤二　　　　　步骤三

图4-21　剪线

第六节　缝合

缝合是将已切开或断裂的组织对合靠拢,再用缝线贯穿结扎,是重要的外科手术操作之一。不同组织、不同部位、不同器官,均有不同的缝合方式和方法。正确的缝合方式和良好的缝合技术能使创口或组织顺利愈合，否则常致组织愈合不良，甚至导致手术失败。除此之外，要想达到理想的缝合效果，还要注意选择适当的器械、缝线。

一 缝合方法分类

缝合方法分类多种多样，且各类方法互相交叉。按缝线连续与否分为间断缝合与连续缝合，按缝线走向与组织对合线间的位置关系分为水平褥式缝合与垂直褥式缝合，按缝合时的形态分为交锁缝合、"8"字缝合、荷包缝合、半荷包缝合，根据切口形状还有某些相应的特殊缝合方法，如三角形创缘缝合法等（图4-22）。

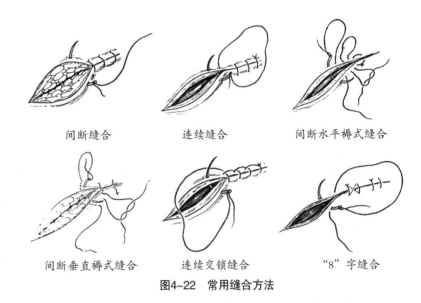

间断缝合　　　　连续缝合　　　　间断水平褥式缝合

间断垂直褥式缝合　　连续交锁缝合　　　"8"字缝合

图4-22　常用缝合方法

二 缝合程序

不管进行哪一种缝合，都要包括几个基本的操作步骤。

（一）进针

用左手执镊，提起组织边缘，右手执已夹住针线的持针钳，缝合时用腕部及前臂的外旋力量转动持针钳，使缝针进入组织，注意针与被缝合组织呈垂直方向（图4-23），沿针体弧度继续推进使针穿出组织少许。

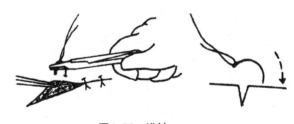

图4-23　进针

（二）出针

针体的前半部穿过被缝合组织后，即可用镊子夹住针体向外沿针体弧度方向拔针，同时持针钳夹住针体后半部进一步前推，协助拔针。也可由术者将已穿透组织的针体后半部松开，然后用持针钳夹住已穿透组织的前半部，将针拔出。通

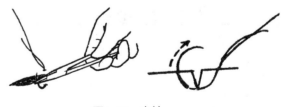

图4-24　出针

常操作时缝针前半部穿透组织后，第一助手应该用血管钳协助将缝针拔出，并协助出线，避免线尾脱针或缠绕，以提高效率（图4-24）。

（三）结扎

将针线拔出后，使组织创缘对合，然后进行结扎。

三　缝合技术操作要求

无论对什么组织和器官进行缝合，必须按一定要求进行操作才能达到理想的缝合目的，以利于组织愈合。

（一）组织分层对合

良好的组织分层对合是达到最佳愈合的前提，愈合后表面最平整，粘连最轻，瘢痕最少。如腹部切口关闭时应腹膜对腹膜、腱鞘对腱鞘、皮下组织对皮下组织、皮肤对皮肤分层缝合。

（二）缝合方法选择适当

不同的组织、不同的器官，均有不同的缝合方法，选择正确的缝合方法是做好缝合的基本条件。

（三）操作正确

进针、出针、缝线走行、缝合深度、缝合的外翻或内翻等，必须根据不同的组织和器官符合相应的要求。

（四）针距、边距适当

针距是指相邻两针之间的距离，边距是指进针点与组织边沿的距离。不同组织不同创口，缝合针距、边距大小也不相同，必须根据具体情况决定边距和针距的大小，并做到均匀一致。缝合过密、过稀均不利于组织愈合，在保证创口良好闭拢的前提下，缝线愈少愈好，以减少组织异物反应。

（五）缝线选择得当

不同组织的缝合，应选择不同的缝合材料，才能达到缝合严密、牢固，术后恢复满意。

（六）结扎张力适当

缝合线结扎张力过大时，即缝合绑扎过紧易将缝合组织切割，使绑扎组织缺血坏死，造成感染或脓肿，愈合后形成明显的"十"字缝线瘢痕，令人极不舒服。必须明白，组织的愈合不是靠缝线的绑扎，而是借助缝线的暂时拉拢，使组织间产生纤维性粘连而愈合。结扎过松，又会使被缝合组织间隙不能闭拢，遗留死腔，形成血肿或血清肿，招致感染影响愈合。

四　各种组织、器官缝合方法

不同的组织和器官有不同的缝合方法，下面分述如下。

（一）皮肤的缝合

几乎每例手术都要进行皮肤缝合，皮肤位于体表，术后切口愈合如何，直接影响功能和外形。

1. 缝合针选择：最常选用三角弯针，因其锐利、穿透性好、省时省力。小儿皮肤较薄、柔嫩，也可采用圆弯针进行缝合。面、颈部皮肤缝合时，宜选用纤细的三角针，以减少组织损伤，术后针孔瘢痕小，达到愈合后美观。

2. 缝合材料选择：一般选用不吸收的丝线，非特殊部位通常选用1号丝线，面、颈部缝合可选用更细的0号丝线，张力较大的四肢切口缝合选用7号丝线。目前已经有专用于皮肤缝合的皮肤钉合器，其构造与订书机类似，操作简便、迅速，切口愈合后瘢痕小。

3. 缝合方法：皮肤缝合有多种方法（图4-25）。非特殊部位可用间断缝合，松弛皱褶部位可用间断垂直褥式缝合或间断水平褥式缝合，面、颈部可先做好皮下浅筋膜的缝合，再用连续皮内缝合，"V"形创缘可用"V"形创缘缝合，"Y"形创缘可用"Y"形创缘缝合，"T"形创缘可用"T"形创缘缝合，"十"字形创缘采用"十"字形创缘缝合，皮肤移植，可用连续交锁缝合，影响切口愈合因素较多而又存在较大张力容易裂开时，可用减张缝合。

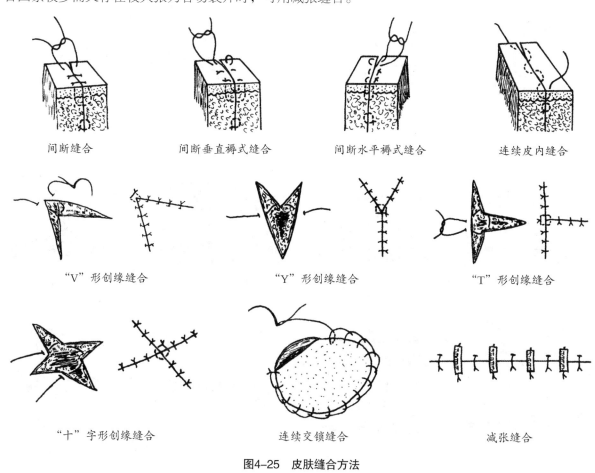

| 间断缝合 | 间断垂直褥式缝合 | 间断水平褥式缝合 | 连续皮内缝合 |

"V"形创缘缝合　　　　　　"Y"形创缘缝合　　　　　　"T"形创缘缝合

"十"字形创缘缝合　　　　连续交锁缝合　　　　减张缝合

图4-25　皮肤缝合方法

4. 要求与注意事项：①缝合后应使皮缘对合良好，创缘皮肤轻度外翻，呈半圆柱状丰满，避免皮缘内翻（图4-26）。②间断缝合后的断面缝线走形应呈梯形，不应呈"V"形（图4-27）。③切口两创缘缝合组织深度相当，防止厚薄不一（图4-28）。④结扎松紧适中，结扎过松组织对合不贴实，易遗留间隙形成积液；结扎过紧被结扎的组织易发生缺血、肿胀、切割、感染。⑤皮肤缝合时，一般要连同适当皮下组织或深筋一块进行（图4-29），防止缝合后遗留死腔形成血肿（图4-30）。⑥双侧皮肤创缘等长时可以从一端开始缝合，双侧皮肤创缘不等长时，则应先分段缝合几针，然后再从每段的中间缝合，将多余的皮肤均匀地分布在每针针距中（图4-31）。⑦一侧创缘皮肤过多出现褶皱，可予以切除后再缝合（图4-32）。⑧针距、边距适当，防止过密、过疏。⑨切口张力较大时应做减张切口，即在受力线上做多个平行于切口的小切口，防止血液循环障碍（图4-33）。缝合完毕后应用纱布卷滚动挤压以排出积血（图4-34）。

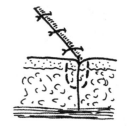

轻度外翻　　内翻不利于愈合

图4-26　皮肤切口的对合

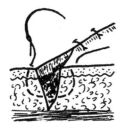
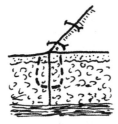
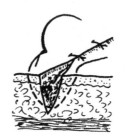
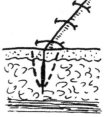

正确　　　　　　　　　　　　　　　　错误

图4-27　缝线行走路径

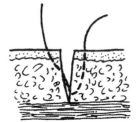
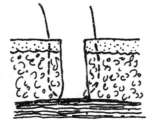

图4-28　缝合组织厚薄不一　　　　　图4-29　皮肤、皮下组织或深筋膜一起缝合

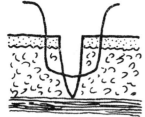
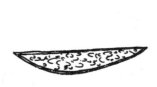

图4-30　缝合后遗留死腔　　　　　　图4-31　分段缝合

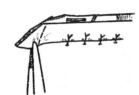
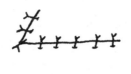
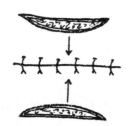
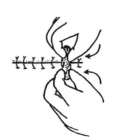

图4-32　一侧创缘皮肤过多的处理方法　　图4-33　切口两侧皮肤切开减张　　图4-34　挤出积血

（二）浅筋膜的缝合

浅筋膜又称皮下筋膜，位于真皮之下，由疏松结缔组织构成，作为完整的被盖覆盖全身，内含有大量脂肪，因此有时又称皮下脂肪、皮下组织。浅筋膜对深部肌肉、血管、神经有保护作用，手掌、足跖部的皮下筋膜还有缓冲内、外压力的作用。人体不同部位的皮下筋膜厚度各不相同，一般说来，腹部、臀部、股部皮下脂肪较厚，头面部、手足部较薄。

1. 缝合针选择：根据脂肪的厚度不同，选择大小不同的圆弯针。

2. 缝合材料选择：一般选择不吸收的、异物反应较小的1号丝线。

3. 缝合方法：①一般采用间断缝合，使两创缘密切接触，游离的或蒂状的脂肪团块要予以剪除，以防脂肪液化。缝合深层脂肪时，最好带着少许深筋膜。对于脂肪较厚又无张力的切口，可采用皮肤、皮下脂肪一次性双环结缝合，结扎时先收紧缝线内环、使皮下脂肪拉拢，再收紧外环，然后结扎（图4-35），术后可将该缝线全部拆除，以减少组织异物反应，但拆线时间需较普通缝合方法延迟2～3天。②皮下筋膜较薄时，可将脂肪层及皮肤一次性缝合。③面、颈部皮肤缝合时，为了使缝合后外形恢复到最佳状态，更要做好皮下浅筋膜的缝合，才能使皮肤缝合时无任何张力。

4. 要求与注意事项：①缝合皮下浅筋膜时，缝挂组织量不宜太少。②两创缘缝挂位置、深浅、组织量要左右对称。③结扎时不宜太紧，以防组织切割、缺血、坏死、液化，尤其皮下浅筋膜内脂肪组织丰富者。④缝合浅筋膜之前要用生理盐水冲洗创口，清除存留的组织碎屑、纱布纤维等。

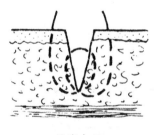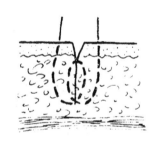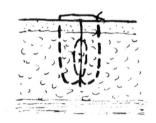

縫线走行　　　　　　　　　先收紧内环　　　　　　　　收紧线结的外环

图4-35　皮肤、皮下脂肪一次性双环结缝合

（三）深筋膜或腱膜的缝合

深筋膜位于浅筋膜的深面，由致密结缔组织构成，遍布全身，形成筋膜鞘包裹肌肉，有些深筋膜深入肌群间，附着于骨，形成肌间隔。深筋膜或腱膜能耐受较大张力，不易撕裂，也不易发生营养障碍，是关闭创口时常需缝合的组织。

1. 缝合针选择：一般选用弯圆针，有时也可使用三角针进行缝合。

2. 缝合材料选择：通常使用4号丝线或7号丝线为缝合材料，患者存在潜在感染可能者，可采用铬制线缝合。

3. 缝合方法：通常采用单纯间断缝合，也可采用"8"字缝合（图4-36），连续缝合最好选用铬制线。深部腱膜缝合方法同样可采用单纯间断缝合或"8"字缝合。

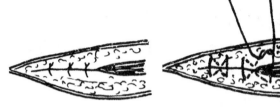

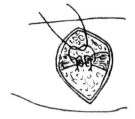

间断缝合　　　　　"8"字缝合　　　　　肌肉、筋膜同时缝合　　肌肉断端的缝合

图4-36　深筋膜缝合方法　　　　　　　图4-37　肌肉缝合方法

（四）肌肉的缝合

组织解剖分离时，顺肌肉纤维方向分开的肌肉，一般不需缝合，较大范围的肌肉分离时缝合肌膜或腱鞘即可。

1. 缝合针选择：一般选用中号弯圆针缝合。

2. 缝合材料选择：通常选用不吸收的4号丝线缝合，有潜在感染可能时，也可选用较细铬制线缝合。

3. 缝合方法：缝合时应连同筋膜一次性缝合；大块横断肌肉缝合时，可先于肌肉断端1～2cm处做横行缝扎或环形结扎，再纵行拉拢缝合肌肉两断端（图4-37）

4. 注意事项：①结扎时缝线不宜太紧。②大块肌肉横断缝合后，应将肢体置于肌肉松弛位，必要时做适当的石膏固定。

（五）肌腱的缝合

肌腱完全断裂时，一般应进行缝合，否则将丧失该肌功能。肌腱断裂最常见于外伤，如创口新鲜均应做早期缝合，因晚期缝合肌腱常有挛缩，断端间有一定距离，使手术更加困难。

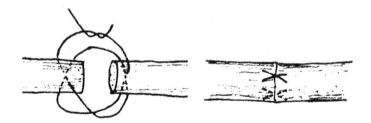

图4-38　肌腱的双"十"字缝合

1. 缝合针选择：通常选用两枚规格适当的直针，没有直针时可采用缝衣针代替，也可将圆弯针扳直代替。

2. 缝合材料选择：一般使用4号丝线做缝合材料，较粗的肌腱采用7号丝线缝合。

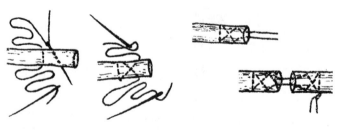

图4-39　肌腱的双"∝"字缝合

3. 缝合方法：由于肌腱纤维易被纵向分离，故缝合时应采用独特的方法。①双"十"字缝合（图4-38），操作简单，临床实用，组织损伤轻微，适用于多数肌腱缝合。②双"∝"字缝合（图4-39），适用于较粗的肌腱断裂缝合。③细小、扁平的肌腱断裂可做侧壁单纯间断缝合（图4-40）。缝合时先将两断端寻找

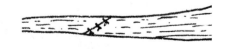

图4-40　肌腱单纯间断缝合法

拉出，用血管钳或两枚针头设法将肌腱两断端固定，再用锋利刀片切除肌腱断端少许，按图示进针，收紧缝线，然后结扎。

4. 要求与注意事项：①缝合时设法使肌肉处于松弛状态下缝合。②两断端收紧缝线后应紧密相连，不应夹有任何组织。③有腱鞘存在时应将其复位，无腱鞘时应用适当脂肪组织覆盖缝合处，防止粘连。④缝合时动作应准确、轻柔、操作细致，严格无菌技术操作及无创技术操作，不使组织进一步挫伤。⑤术后用石膏将患肢固定于肌腱松弛位，3周左右开始功能锻炼。

（六）黏膜的缝合

黏膜损伤多见于口腔和阴道，0.5cm以下的裂口不必缝合。

1. 缝合针选择：一般选用小号圆弯针，便于口腔内或阴道内操作。

2. 缝合材料选择：通常选用细的可吸收肠线，也可采用1号丝线缝合。

3. 缝合方法：①口腔、颊部、上下唇裂伤时，应将皮肤、皮下组织、肌肉层、黏膜层分层缝合。一般采用间断缝合，结扎时注意使黏膜略向外翻（翻向口腔侧或阴道内），结扎用力适当，防止将黏膜"切割"。②有时也可采取连续缝合，对黏膜和黏膜下层小血管有止血作用。③面颊部组织大块全层缺损时，可先将创缘黏膜与创缘皮肤对应缝合（图4-41）。待创口愈合后再做二期修复。

4. 要求与注意事项：①口腔黏膜缝合时，应注意妥善消毒口腔内壁。②术后加服甲硝唑，并给漱口水治疗。③口腔内缝线可任其自然脱落。④阴道黏膜缝合后应注意保持阴道清洁，定时清洗消毒。

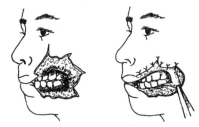

图4-41　缺损部位皮肤与黏膜缝合

（七）腹膜的缝合

腹膜缝合是各种腹腔内手术必须进行的技术操作。

1. 缝合针选择。一般成人选用大号或中号圆弯针，小儿选用中号或小号圆弯针。

2. 缝合材料选择。成人一般选用4号丝线或7号丝线，小儿选用1号丝线或4号丝线；潜在感染可能时，也可选用0～1号铬制肠线。

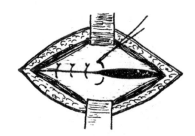

图4-42　腹膜间断外翻缝合

3. 缝合方法。通常采用间断外翻缝合（图4-42），缝合后较为牢固，也有利于防止肠粘连发生；也可采用连续缝合（图4-43）。

4. 要求与注意事项：①缝合腹膜时要有良好的麻醉，使肌肉松弛，否则易将腹膜撕裂，必要时可加局部浸润麻醉。②局部张力较大时，可于切口上、下端分别先做几针间断缝合，然后再缝合剩

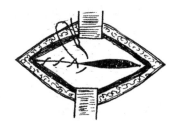

图4-43　腹膜连续缝合

余的中间部分。④缝合腹膜时，要严防缝住肠管或网膜组织。⑤腹膜与肌肉腱鞘一次性连续缝合时每间隔5cm结扎1次，以防切口愈合不良时全部裂开。

（八）神经的缝合

较粗大或较重要的周围神经损伤后，应行神经吻合术，特别是四肢较粗大的神经损伤时，如不缝合修复，往往对肢体感觉和运动产生重要影响。

1. 缝合针线及器械选择：一般可用5-0至9-0无损伤针线，同时选用相应的精细器械，最好在手术显微镜下或在手术放大眼镜下操作。粗大神经损伤可在肉眼直视下缝合。

2. 缝合方法：仔细分离出神经两断端，最常用的缝合方法为神经外膜缝合法，操作简单，不损伤神经内容物。如两断面不整齐，先用锐利刀片切除1～2mm，然后用无损伤针线于相对应的两侧先缝合二针做牵引，注意此时两断端不可扭转，缝合边距为距断面1mm处进针，再于两牵引线之间两侧各加缝2～3针，使神经束埋于神经外膜内（图4-44），然后将被缝合的神经段放在健康组织中。缝合应严密，不让神经索从缝合间隙突出。

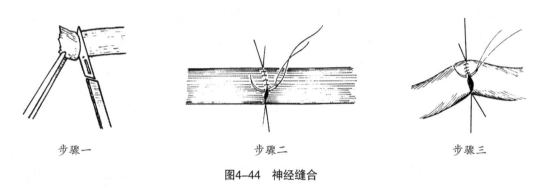

步骤一　　　　　步骤二　　　　　步骤三

图4-44　神经缝合

3. 要求与注意事项：①伤后立即缝合，功能恢复较好。②缝合时伤口应干净，两断端应无张力，如有张力，可改变关节位置使神经无张力后再修复。③手术操作时应仔细、轻柔，避免损伤神经组织。④缝合不可过密，结扎不可过紧，防止狭窄影响神经再生。⑤术后应用石膏将肢体固定于神经松弛位置。

（九）血管的缝合

血管损伤往往见于四肢外伤，也可见于手术时损伤。中、小血管损伤结扎后一般不至于造成肢体坏死；大血管损伤，如股动脉、股静脉、腘动脉、腘静脉、肱动脉和肱静脉损伤，则有可能影响肢体循环，应进行血管修补或吻合术。

1. 缝合针线及器械选择：一般根据血管大小，选择5-0至9-0无损伤针线，并用精细的血管吻合器械进行操作。较大血管吻合一般可在肉眼直视下进行。

2. 缝合方法：①血管破裂时行血管修补术，先将损伤处裂口压迫止血，然后于破裂处上、下方将血管分离出来，穿过细橡皮带并提起，阻断血流，也可用血管夹夹住，再将裂口修剪整齐，剥除其附近的外膜，先于裂口中间缝合一针，轻轻提起缝线，使伤口边缘靠拢，再缝合其他裂口，结扎时注意使边缘外翻（图4-45）。②血管完全断裂时，应

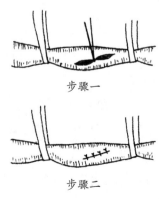

步骤一

步骤二

图4-45　血管修补术

行血管吻合术，首先将两断端找出，剪除血管断面的外膜，并分别夹上血管夹，用7-0至9-0无损伤针线做二定点外翻缝合，再间断外翻缝合二定点间血管壁，作为吻合口前壁缝合，然后再翻转血管夹180°，缝合吻合口后壁（图4-46）。

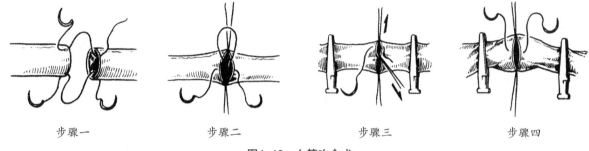

步骤一　　　　　　步骤二　　　　　　步骤三　　　　　　步骤四

图4-46　血管吻合术

3. 要求与注意事项：①缝合过程中不断用肝素盐水冲洗血管腔，以保持管腔清晰，缝合准确，防止血栓形成。②缝合血管时应在无张力下进行。③始终应保持吻合口边缘外翻，防止术后吻合口栓塞。④必要时术后肢体用石膏固定于一定位置，防止被吻合血管牵拉撕脱。

（十）膀胱的缝合

膀胱手术、其他手术误伤膀胱或外伤致膀胱破裂及自发性膀胱破裂等，均需行膀胱缝合术。

1. 缝合针选择：一般选用中、小号圆弯针。

2. 缝合材料选择：膀胱内层缝合用2-0至3-0肠线，外层缝合用1号丝线。

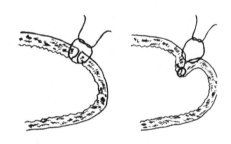

图4-47　膀胱壁间断缝合法

3. 缝合方法：短的裂口可用铬制肠线间断全层缝合，外层再用1号丝线间断内翻包埋缝合（图4-47）；较长的裂口可用肠线连续交锁全层缝合，以防止黏膜下出血，外层再用1号丝线间断内翻包埋缝合。

4. 要求与注意事项：①外层丝线间断包埋缝合仅缝挂浆肌层或纤维膜肌层，不得穿透黏膜，以防形成结石；②必要时可于耻骨上膀胱内放置蘑菇头尿管，暂时引流尿液，由腹膜外引出。

（十一）肠管的修补缝合

肠管修补缝合多用于肠穿孔，也可用于外伤性肠破裂的修复。肠管完全断裂，则应进行肠吻合术。现介绍肠管部分破裂的修补缝合术。

1. 缝合针选择：一般选用较细的小号圆弯针。

2. 缝合材料选择：内层选用4号丝线，外层可用1号丝钱。

3. 缝合方法：将裂口周围病变边缘切除，成人用连续全层缝合，小儿用全层间断缝合，缝合后对合线的方向应与肠纵轴交叉，然后再用细丝线间断浆肌层包埋缝合（图4-48）。

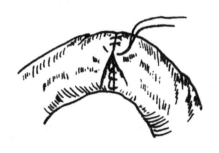

图4-48　肠破裂修补缝合

4. 要求与注意事项：①注意黏膜下层妥善止血。②肠修补完毕后用手指测试肠管应通畅（图4-49）。

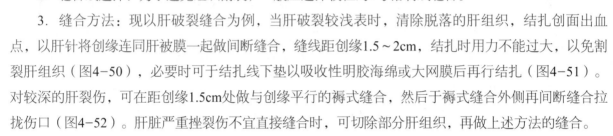

图4-49　检查肠管是否通畅

（十二）实质脏器的修补缝合

腹部外伤时，常可遇到腹腔内实质脏器，如肝、脾、肾等损伤，如为单纯裂伤时，可行修补缝合术。

1. 缝合针选择：一般选择较大的圆弯针。

2. 缝合线选择：为了避免组织割裂，一般应选择较粗的1号铬制线缝合。

3. 缝合方法：现以肝破裂缝合为例，当肝破裂较浅表时，清除脱落的肝组织，结扎创面出血点，以肝针将创缘连同肝被膜一起做间断缝合，缝线距创缘1.5～2cm，结扎时用力不能过大，以免割裂肝组织（图4-50），必要时可于结扎线下垫以吸收性明胶海绵或大网膜后再行结扎（图4-51）。对较深的肝裂伤，可在距创缘1.5cm处做与创缘平行的褥式缝合，然后于褥式缝合外侧再间断缝合拉拢伤口（图4-52）。肝脏严重挫裂伤不宜直接缝合时，可切除部分肝组织，再做上述方法的缝合。

4. 要求与注意事项：①缝合之前，要仔细结扎肝断面较大出血点，以防术后继发出血。②为防止感染，应彻底切除脱落的肝组织碎块。③为防止术后胆瘘，术中可见的胆管要用4号丝线逐一结扎或缝扎。

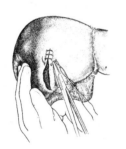

图4-50　肝脏浅表破裂间断缝合修补

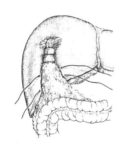

图4-51　利用大网膜填塞肝脏裂开

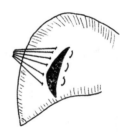

图4-52　肝脏较深裂口的缝合修补

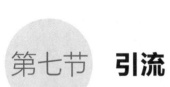

第七节　引流

引流是将人体内积聚的脓液、血液或其他液体导出体外或某些脏器内的技术，其目的主要为预防、治疗感染或分流减压。引流可分为外引流和内引流两种类型，内引流是通过手术方法改道使液体流向另外的空腔脏器达到引流、减压的目的，如胰腺假性囊肿内引流、脑室内引流等，属于专科手术。外引流是通过特定的引流物将液体直接引出体外，是外科十分常用的处理手段，现介绍如下。

一　常用引流物及其使用

引流物形式多样，用途各异，临床常用以下几种。

（一）橡皮引流条

一般用废橡皮手套剪制而成（图4-53），有时也可以将胶管剪成半胶管使用，适合于短时间、量少的引流。使用前需高压消毒或煮沸后放入0.1%洗必泰液中备用，用时以生理盐水冲洗。常于浅表部位手术后切口使用，如甲状腺切除术后、体表肿瘤切除术后、皮瓣移植术后等。一般术后24～48h拔除。

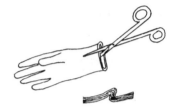

图4-53　自制橡皮引流条

（二）纱布引流条

常用的有干纱布引流条、盐水纱布引流条、抗生素液纱布引流条、凡士林纱布引流条。纱布引流条多用绷带或纱布剪制而成，高压消毒备用，盐水纱布引流条和抗生素液纱布引流条是临用前将无菌纱布浸泡盐水或抗生素液做成。

不同的纱布引流条具有不同的用途。①干纱布引流条，用于分泌物较多的感染性伤口，具有吸附作用。②盐水纱布引流条，最常用于各种感染切开的脓腔。若再加入适量抗生素，就成为抗生素液纱布引流条，用于各种严重的感染性伤口。③凡士林纱布引流条，多用于较新鲜、分泌物较少的肉芽创面，制作时通常纱布与凡士林质量之比为1：4。凡士林过多时，网眼被封闭，影响引流。

（三）烟卷式引流

以纱布卷外包薄乳胶橡皮制成，类似烟卷，表面光滑（图4-54），多用于腹腔引流。术后有时可被分泌物堵塞，应酌情旋转或逐渐拔出。目前，许多医疗单位逐渐用硅胶引流管代替烟卷引流。

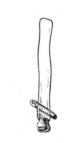

图4-54　烟卷引流

（四）胶管引流

分乳胶管和硅胶管，后者对组织刺激性小，根据不同部位和需要适当选用不同引流管。目前最常用的引流管有（图4-55）①普通引流管（单腔橡胶管），用于乳腺、甲状腺、胸腔、腹腔及盆腔手术后，放入时应标记深浅度，

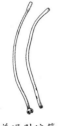

普通引流管

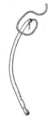

双套管引流管

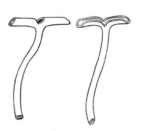

"T"形引流管

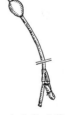

水囊导尿管

图4-55　常用引流管

并做妥善固定，必要时可接负压引流装置。②双套管引流管，外套为一个较粗的吸出管，内藏回气管，多用于腹腔手术后。外套管接负压吸引装置便于渗出物流出，内管开放后气体进入可避免周围组织对引流管的持续黏附、堵塞，也可经内管注入液体或抗生素液，以便冲洗脓腔或局部用药。③"T"形引流管，多用于胆管手术引流，使用时根据患者实际情况，选择大、小适当的"T"形引流管，将其两臂各裁剪至合适长短，管口剪成斜面，或将两臂剪成半环形。④水囊导尿管（蕈状导管），常用于膀胱、腹腔引流，不易脱位和移位，不易被软组织和脓块堵塞。

二　引流注意事项

引流用途广泛，效果良好，但若运用不当，不但起不到应有的作用，反而有感染的危险，操作时应注意以下事项。

（一）保持通畅

所有引流必须以通畅为原则，否则失去存在的意义。如发现不通畅时，应设法通过挤压、旋转、冲洗、吸引或调整引流物深度，使其通畅。

（二）引流彻底

对较深脓腔或腹腔，应设法使引流彻底，防止渗液积聚，或形成慢性窦道。

（三）防止压迫损伤

注意引流管的术后管理，适当调整，防止引流管将周围组织、器官压迫损伤或导致坏死。

（四）位置适当

引流管应放在距引流区最近、最直的通路上，并注意不要扭曲，腹腔手术后一般不从原刀口引出，而另做戳口引出体外，以免腹腔内渗液沿引流管进入切口造成感染。

（五）脓肿引流

脓肿引流时，应注意引流物填塞松紧适度，换药间隔时间适当。

（六）保持清洁

保持局部清洁，及时清除引流管周围渗出物。渗液对周围皮肤有浸渍时，可用氧化锌软膏保护皮肤。

（七）拔除引流时机

何时合适拔除引流应根据不同引流物、引流量、性质、引流目的以及患者具体情况决定。如同样是腹腔双套管引流，外伤性脾破裂行脾切除术后患者引流1～2天，引流液变淡，引流量小于50mL就可以考虑拔管；但如果术中损伤胰尾，有可能发生胰漏，就应延长引流时间；对于门静脉高压症脾切除术后的患者，由于有腹水，每天引流量可能较多，但只要没有继续活动性出血或胰漏的可能，就可以拔管。

第八节　术野显露与配合技巧

一台手术能否顺利进行，术野的良好显露和助手的默契配合十分重要，直接影响手术的质量和速度。

一　术野显露

术野显露主要通过切口牵开、术野吸引等各种办法显露操作区域，以便于操作进行。

（一）切口牵开

俗称"拉钩"，包括使用全方位自动拉钩或简单的手持式拉钩。小型手术可由第一助手负责拉钩，暴露手术野，较为复杂的手术需要第二、第三助手专门负责拉钩。拉钩时需要集中精神，随主刀操作而及时进行调整牵开部位、方向、力度，避免过度对抗牵拉造成损伤，注意站立姿势避免发生滑倒。自动拉钩有助于术野显露，减轻助手负担，但需注意做好切口保护措施，避免长时间牵拉造成切口组织坏死。

（二）术野吸引

主要由第一或第二助手负责，跟随主刀操作及时吸走术野中的积血以及电刀烧灼产生的烟雾。手术操作时及时吸走积血有利于主刀辨明出血点，以便准确钳夹或电凝止血；及时吸走积血可以营造洁净术野，避免一片狼藉；有经验的助手还能使用吸头帮助推压组织起到临时拉钩作用。

二　配合技巧

大多数外科医生都是从助手开始学习，懂得如何配合主刀进行手术非常重要。初学者平时除了多观察主刀医生操作习惯，更重要的是掌握正确、规范的动作，并熟悉与器械护士配合形成默契。

（一）正确的手术操作姿势

大多数手术进行时，术者及助手均需站立位操作，通常要求术者躯干部直立，颈部自然适当前屈、低头俯视。切忌过度弯腰低头，使自己的头部"独霸"术野，影响其他人员的视野，阻碍手术配合。

（二）正确使用各种手术器械

对于各种手术器械，应熟悉其结构、性能、用途，并能够正确使用，包括各种器械的传递、执法、使用操作。初学者应善于观察、学习上级医师的操作技巧及对各种组织的处理方法，继承他们的规范动作。开始练习正确使用器械时，可能感到别扭，但天长日久，便可感到得心应手了，只有正确使用各种手术器械，才能做到操作规范化，工作效率才会提高。

（三）熟悉传递器械物品的手势暗语

为了集中精力，减少术者语言，提高工作效率，以便目不转睛地专注手术操作，术者、器械护士往往通过手势暗语传递信息。通常使用的手势暗语有以下几种：①需要血管钳的手势，术者掌心向上，拇指外展，余四指并拢伸出（图4-56）。②需要手术刀的手势，术者掌心向下，拇指与示指末节对捏，余三指自然屈曲，由前向后做"切开"的动作（图4-57）。③需要镊子的手势，术者拇指、示指平行伸直，做"夹持"动作，余三指自然屈曲（图4-58）。④需要缝针的手势，术者各指呈握拳状，前臂及手腕做旋前动作（图4-59）。⑤需要剪刀的手势，术者示指、中指伸直，并做内收、外展的"剪开"动作，其余手指屈曲对握（图4-60）。⑥需要结扎线的手势，术者掌心向下，拇指外展，余四指并拢微屈，并由前向后做屈掌动作（图4-61）。⑦需要纱布的手势，术者五指做对掌动作，手腕屈曲做上、下"蘸血"动作（图4-62）。

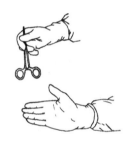 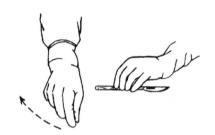 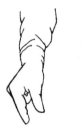

图4-56　需要血管钳的手势　　图4-57　需要手术刀的手势　　图4-58　需要镊子的手势

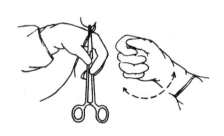 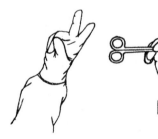

图4-59　需要缝针的手势　　图4-60　需要剪刀的手势

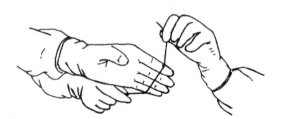 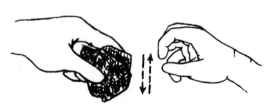

图4-61　需要结扎线的手势　　图4-62　需要纱布的手势

第九节　各种包扎操作训练

一　包扎固定材料及其使用

手术或换药时伤口创面处理完毕，覆盖无菌纱布敷料后，部分需要进行包扎固定，常用的包扎固定材料及其使用方法有以下5种。

（一）胶布

胶布是最常用的固定材料，主要用来固定伤口外层敷料。目前多采用3M纸质胶布，粘贴胶布时应待皮肤充分干燥后方可进行，否则粘贴不牢。

面颈部粘贴胶布时，注意不应妨碍口、眼活动及颈部运动，同时注意粘贴美观。

四肢及手指粘胶布时，注意不应使胶布环绕肢体相互连接，以免环形束缚卡压，影响肢（指）体血液循环。关节部位粘胶布时应垂直肢体长轴方向粘贴，否则关节活动时将致胶布松脱。手指粘胶布时，应呈螺旋状缠绕（图4-63），阴茎粘贴胶布时也应呈螺旋状缠绕。背部粘贴胶布时应与躯干长轴垂直。胸、腹则顺着肋骨或腹纹方向，而不应考虑敷料的形状与方向，以免躯干活动（呼吸或弯腰）时牵拉致敷料松脱。腹股沟粘贴胶布时同样应注意与躯干长轴垂直（图4-64）。

需要特别提及的是，粘贴胶布时应近乎自然平贴于敷料周围皮肤上，或稍有拉力，不应向两侧牵拉太紧，而将皮肤"死死"粘住（图4-65）。通常见到的粘贴胶布处皮肤起水泡，往往被多数

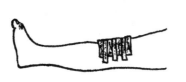
关节处胶布应垂直肢体长轴方向粘贴

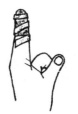
手指胶布应螺旋状粘贴

图4-63　肢体关节和手指的胶布粘贴方法

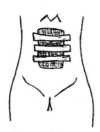
躯干胶布粘贴

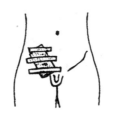
腹股沟区胶布粘贴

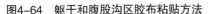

图4-64　躯干和腹股沟区胶布粘贴方法

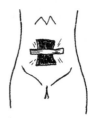
图4-65　胶布粘贴拉力过大

人误认为是"皮肤过敏"，其实大多数是胶布水平方向牵拉过紧，致皮肤表皮松解。胶布两端超过敷料总宽度的1/3～1/2，间隔距离3～5cm，一般只需要一个方向粘贴，不做"绑蟹"状粘贴。

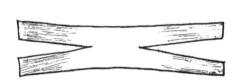

拿绷带

缠绕绷带

图4-66　绷带的执法和缠绕

（二）绷带

绷带有宽窄之分，应酌情选用，主要用于固定伤口外层敷料，有时用于固定夹板。使用时注意绷带的正确执法，缠绕时沿体表自然滚动（图4-66）。

（三）四头带

用于头部、下颌部、颏部、眼部、膝部包扎。通常可用一块长60cm、宽10cm的白布剪开两端即成（图4-67）。

（四）腹带

用于腹部手术后患者的包扎固定，有防止刀口裂开的作用，包扎时不必反复移动患者，使用方便，能随时调节松紧度，包扎时带头交叉重叠处向下（图4-68）。

（五）胸带

用于胸部手术后患者的包扎，样式与腹带相似，不同之处是带头交叉重叠处向上，带身处缝有两根带子（图4-69），防止带身往下移位。

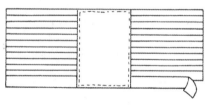
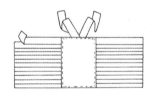

图4-67　四头带　　　　　　　　图4-68　腹带　　　　　　　　图4-69　胸带

二　包扎的基本要求和注意事项

（一）基本要求

包扎应达到准、轻、牢、快的要求。

1. 准：包扎部位要准确，要严密。

2. 轻：动作要轻，不要碰撞伤口，以免增加损伤。

3. 牢：包扎要牢靠，不可过松，避免包扎材料脱落或移动，也不能过紧，以免妨碍血液循环。

4. 快：在准、轻、牢的基础上要求动作迅速敏捷。

（二）注意事项

1. 严格执行无菌操作技术。

2. 包扎时应尽量减少移动患部以减轻痛苦。

3. 面部无菌手术伤口一般不需包扎。

4. 包扎结束时，打结不要位于伤口上。

5. 包扎之后，应严密观察患者全身症状（如发热）和局部有无循环障碍、神经受压或感染的表现（如痛、肿、感觉异常等）。

三　常用部位包扎固定方法

（一）头、面部包扎固定法

头、面部包扎固定时，一般采用四头带或绷带包扎固定，包扎时应注意稳妥、贴实、防止滑脱，同时注意尽量避开眼、耳、口、鼻，以利于这些器官的功能发挥及分泌物的清除。目前多使用弹性网袋，可以直接套紧头部。

1. 四头带包扎法：根据部位不同，将四头带中间部分置于伤口敷料处，适当加压系紧（图4-70）。

2. 绷带包扎法：根据患处位置不同，采用不同的缠绕方式（图4-71）。

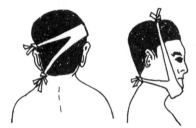
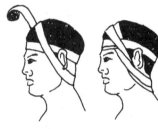

图4-70　四头带包扎法　　　　图4-71　绷带包扎法

（二）躯干包扎固定法

躯干部伤口较大，如胸部、腹部大型手术后、年老体弱者，为预防刀口裂开，可用胸带和（或）腹带包扎固定。如无胸带和腹带时也可用治疗巾代替。前胸上部及后背上部还可用绷带"8"字形包扎。

1. 胸带和腹带包扎固定法。根据胸带和腹带的设计特点，进行相应的包扎固定（图4-72）。

2. 治疗巾包扎固定方法。如无胸带、腹带，可就地取材，用治疗巾代替，将治疗巾折叠成宽窄及长短适宜的长方形，垫于患者躯干下面，然后拾起两端绕于躯干前面，交叉重叠，再用数条宽胶布粘贴牢固（图4-73）。

3. 绷带"8"字形包扎固定法。用宽绷带做"8"字形缠绕，包扎固定上胸部或后背上部（图4-74）。

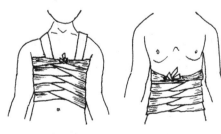
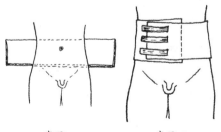
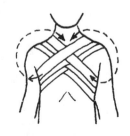

胸带包扎　　　　腹带包扎　　　　步骤一　　　　步骤二　　　　图4-74　绷带"8"
图4-72　胸带和腹带包扎固定法　　图4-73　治疗巾包扎固定法　　字形包扎固定法

（三）四肢包扎固定法

四肢包扎固定时，多采用绷带缠绕，为了防止绷带滑脱，包扎开始时应先环绕两圈固定绷带（称为起带），然后再由肢体远端绕向近端，注意指（趾）端应露出，以便随时观察肢体血液循环。常用方法如下。

1. 螺旋形缠绕包扎固定法。用于小腿和前臂的包扎固定，后一层绷带应覆盖前一层1/3～1/2（图4-75），对于呈圆锥体状肢体，应采用螺旋翻折包扎固定法（图4-76）。

2. 扇形缠绕包扎固定法。用于膝、肘关节部位的包扎固定（图4-77）。

3. "8"字形缠绕包扎固定法：用于手部、踝部的包扎固定（图4-78）。

4. 三角形纱布包扎固定法：用于手指、足趾末端的包扎（图4-79）。

（四）乳房包扎固定法

用于乳房手术尤其是乳癌根治术后，一般采用"8"字形缠绕包扎固定法（图4-80），注意腋窝应放置棉垫以防勒伤皮肤。

（五）髋关节包扎固定法

用于髋关节手术后或臀部术后，一般采用"8"字形缠绕包扎固定（图4-81）。

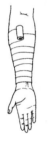
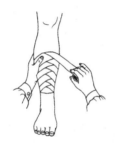
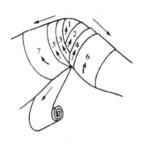
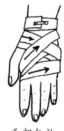
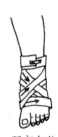

图4-75 螺旋形缠绕包扎固定法　　图4-76 螺旋翻折包扎固定法　　图4-77 扇形缠绕包扎固定法　　手部包扎　　踝部包扎　　图4-78 "8"字形缠绕包扎固定法

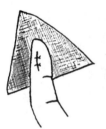
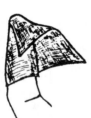
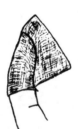
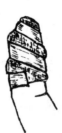
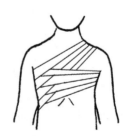
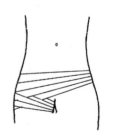

步骤一　　步骤二　　步骤三　　步骤四　　图4-80 乳房"8"字形缠绕包扎固定法　　图4-81 髋关节"8"字形缠绕包扎固定法

图4-79 三角形纱布包扎固定法

第十节　止血带的使用

一　适应证

四肢手术时，应用止血带可有效控制出血，使肢体处于无血状态，术野清晰，容易辨认组织结构，便于手术操作。

肢体开放性损伤致重要血管破裂出血时，伤口近端扎止血带，可有效控制出血。

二　止血带种类及其使用方法

（一）驱血止血带

适于四肢手术及外伤止血时使用，驱血止血带由弹性良好的橡皮做成，宽窄不同，一般上肢用7cm宽，下肢用10cm宽，使用前应灭菌处理。使用时先将驱血止血带自肢体末端开始，呈螺旋形用力向上缠绕至上臂或大腿中部，在此处以上皮肤覆盖数层纱布，然后重叠缠绕几圈驱血止血带，以绷带绑扎固定（图4-82）。驱血后，再由肢体远端开始松解，至重叠缠绕处。注意一般缠绕驱血止血带时仅重叠少许，以免松解时困难。

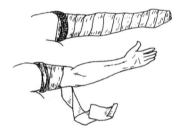

图4-82　驱血止血带的使用

（二）气囊止血带

主要由压力表及气袋组成，多于四肢手术时使用。皮肤消毒前，可预先将气囊止血带绑于上臂或大腿中上部，抬高患肢片刻，使静脉血回流，或用驱血止血带驱血，方法同前述。驱血完毕后气袋充气，上肢一般充气压为300mmHg，下肢为600mmHg（图4-83），并需保持恒定的压力。

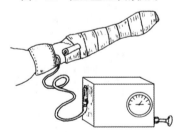

图4-83　气囊止血带的使用

三　注意事项

1. 无论用何种止血带止血，应记录起始时间，转诊患者时应认真交班。每次止血时间以不超过60min为宜，若需超过60min，应放松5min后重新安放止血带。

2. 止血时不可单独应用较细的橡胶管长时间结扎止血，以免卡压致神经损伤。

3. 在肢体患有感染或恶性肿瘤时，不宜使用驱血带挤压组织驱血，以免将细菌或肿瘤细胞挤入血流，引起病变扩散。遇此情况，可将患肢抬高，让静脉血尽量回流后，再使用止血带。

4. 应用止血带时，避免手术野温度增高（如照明灯温度太高，热盐纱布湿敷等），以免增加组织缺氧程度。

5. 肢体血运不良或患闭塞性脉管炎等，应避免使用止血带。

6. 如无气囊止血带，可用袖袋式血压计代替。

（汤照峰　胡昆鹏）

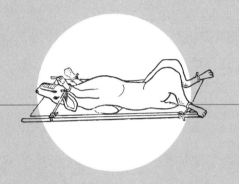

第五章

Part 5

动物外科手术
训练

第一节　手术前准备

一　常用动物及其饲养

动物外科根据不同训练目的，可以采用大鼠、兔、犬以及家猪。

用于动物外科的犬只应经过严格检疫，并注射狂犬病疫苗，体重15～20kg比较合适。犬只的饲养应由专人负责，每天喂食三餐，供给粗粮米饭和肉骨头，并供给充足水分。手术前12h禁食，以减少肠道食物残渣。用作手术训练时，术后即时处死动物，一般不再饲养。

二　动物麻醉方法

动物外科手术时均需要进行全身麻醉。全身麻醉有两类，一类是吸入麻醉，另一类是非吸入麻醉。吸入麻醉需要特定设备，较少应用，故常用非吸入性全身麻醉。非吸入性麻醉的输入途径有多种，如静脉注射、皮下注射、肌内注射、腹腔内注射、口腔及直肠灌注等。常用的非吸入性麻醉药包括非巴比妥类和巴比妥类：

（一）非巴比妥类非吸入性麻醉药

1. 速眠新：一种新的动物麻醉剂，含保定宁60mg/mL，双氢埃托啡4μg/mL，氟哌啶醇2.5mg/mL。目前，该麻醉剂已广泛应用于兽医临床，在犬麻醉诱导期常出现呕吐，为此，在麻醉前10～15min，应用阿托品。速眠新用量纯种犬为0.05～0.1mL/kg体重，杂种犬为0.1～0.15mL/kg体重，肌内注射，可在5min左右进入麻醉。

2. 氯胺酮：本品是一种较新的、快速作用的非巴比妥类麻醉药剂，注射后对大脑中枢的丘脑—新皮质系统产生抑制，故镇痛作用较强，但对中枢的某些部位则产生兴奋。注射后虽然显示镇静作用，但受惊扰仍能醒觉并表现有意识的反应，这种特殊的麻醉状态称为"分离麻醉"。本品根据使用剂量大小不同，可产生镇静、催眠到麻醉作用，在兽医临床上已用做马、猪、羊、犬、猫及多种野生动物的固定、基础麻醉和全身麻醉药。由于氯胺酮对循环系统具有兴奋作用，因此静脉注射时速度要缓慢。本品对呼吸只有轻微影响（抑制），对唾液分泌有增强作用，事先注入少量阿托品可加以抑制。肌内注射氯胺酮10～15mg/kg，5min后产生药效，麻醉持续30min。适当地增加用量也可相应延长麻醉持续时间。

将氯胺酮与其他神经安定药混合应用以改善麻醉状况，例如氯丙嗪+氯胺酮，麻醉前给予阿托品，以氯丙嗪3～4mg/kg肌内注射给药，15min后再给予氯胺酮5～9mg/kg肌内注射，麻醉平稳，持续

30min；安定+氯胺酮，安定1～2mg/kg肌内注射，之后约经15min再肌内注射氯胺酮也能产生平稳的全身麻醉。

3. 水合氯醛：是无色透明、白色结晶，味微苦，有特殊臭味，易潮解，在空气中缓慢挥发，易溶于水、醇、氯仿和乙醚。本品不耐高热，故宜密封避光保存于阴凉处。因为它容易取得，价格便宜，使用方便，比较安全（浅麻时），至今仍被广泛应用。口服及直肠给药也都容易吸收，临床多用静脉注射方式给药。静脉注射常配成5%～10%。水合氯醛的迷走效应之一是引起大量流涎，采用阿托品作为麻醉前用药可以减轻流涎现象。

（二）巴比妥类非吸入性麻醉药

1. 硫喷妥钠：本品系淡黄色粉末，味苦，有洋葱样气味，易潮解。用时配制成不同浓度的溶液。硫喷妥钠静脉注射的麻醉诱导和麻醉持续时间以及苏醒时间均较短，一次用药后的持续时间可以从2～3min到25～30min不等。这与剂量和注射速度密切相关，麻醉的深度也与注射速度有关系，注射越快麻醉越深，维持时间也越短，所以在用药时要特别注意注射的速度，还应准确计算所用药量。在静脉注射时，应将全量的1/2～1/3在30s内迅速注入，然后停注30～60s，并进行观察。如果麻醉体征显示麻醉的深度不够，再将剩余量在1min左右的时间里注入，同时边注边观察动物的麻醉体征，尤应注意呼吸的变化，一旦达到所需麻醉程度即停止给药。以硫喷妥钠作为维持麻醉，可在动物有觉醒表现时，如呼吸加快、体动，再追加给药，在追加时也应密切观察动物麻醉体征的变化，即达到所需麻醉的深度时，应及时停止由静脉注入。此外，如果采用静脉滴注，则可以维持较长时间的麻醉，安全可靠。

2. 戊巴比妥钠：由静脉给药，临用时配制成5%葡萄糖盐水溶液，剂量为25～30mg/kg。以全量的1/2～2/3快速由静脉推注，随后则应减慢给药，在注射给药的同时，注意观察动物的反应，直到达到预定麻醉的深度为止。当动物进入较深的麻醉时表现出肌肉松弛，腹肌亦松弛，开口时无抵抗力，眼睑反射消失，瞳孔缩小，对光反射变弱，脉搏强而稍快，呼吸变慢而均匀。麻醉持续时间与给药的剂量有关，一般能持续40～60min。为了减少用量，可以在给本药之前注射氯丙嗪以强化麻醉。

三　动物备皮

手术用犬经过初步麻醉后先用肥皂水清洗术野及其周围皮毛，然后剃毛。剃毛的范围要超出切口周围20～25cm，顺毛发生长的方向剃刮。剃完毛后，用肥皂反复擦刷并用清水冲净，最后用灭菌纱布拭干。

四　动物固定

先将犬放倒于手术台上，绳分别系于四肢球节下方，拉紧绳并系于手术台四周的耳环上，使犬呈仰卧姿势，犬头部用细绳固定于手术台上，以防犬头活动（图5-1）。

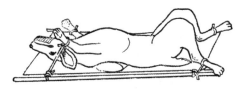

图5-1　犬的固定

第二节 动物外科手术操作训练

一 犬的腹腔器官特点

（一）犬的胃

犬的胃包括以下几个部位，各部之间无明显分界。贲门部在贲门周围；胃底部位于贲门的左侧和背侧，呈圆隆顶状；胃体部最大，位于胃的中部，自左侧的胃底部至右侧的幽门部；幽门部，沿胃小弯，约占远侧的1/3部分。幽门部的起始部叫做幽门窦，然后变狭窄，形成幽门管，与十二指肠交界处叫幽门。幽门处的环形肌增厚构成括约肌。

胃弯曲呈"C"字形。大弯主要面对左侧，小弯主要面对右侧。大血管沿小弯和大弯进入胃壁。胃的腹侧面叫做壁面，与肝接触；背侧面叫脏面，与肠管接触，向后牵引大弯可显露脏面，脏面中部为胃切开手术的理想部位。

胃的位置随充盈程度而改变。空虚时，前下部被肝和膈肌掩盖，后部被肠管掩盖。

（二）犬的肠管

十二指肠是小肠中最为固定的一段。它自幽门起，走向正中矢状面右侧，向前方行很短一段距离便向后折转，称为前曲，然后沿升结肠和盲肠的外侧与右侧腹壁之间向后行，称为降十二指肠，至接近骨盆入口处向左转，称为十二指肠后曲，再沿降结肠和左肾的内侧向前行便是升十二指肠，于肠系膜根的左侧和横结肠的后方向下转为十二指肠空肠曲，连接空肠。

空肠自肠系膜根的左侧开始，形成许多弯曲的小肠袢，占据腹腔的后下部。回肠是小肠的末端部分，很短，自左向右，它在正中矢状面的右侧，经回盲部延接结肠。盲肠短而弯曲，长10～15cm，盲肠位于第二、三腰椎下方的右侧腹腔中部，盲肠尖向后，前端与升结肠相连接。结肠无纵带，被肠系膜悬吊在腰下部，依次分为升结肠、横结肠、降结肠三段。升结肠自盲结口向前行，很短（约10cm），位于肠系膜根的右侧。横结肠为升结肠行至幽门部向左转称为结肠右曲，经肠系膜根的前方至左侧腹腔，于左肾的腹侧面转为结肠左曲，向后延接为降结肠。降结肠是结肠中最长的一段，30～40cm，起始于肠系膜根的左侧，然后斜向正中矢状面，至骨盆入口处与直肠衔接。在降结肠与升十二指肠之间有十二指肠结肠韧带相连。

二　股静脉切开插管术

（一）手术操作

手术犬固定后按腹部手术范围消毒，上界至剑突上5cm，两侧至腋后线，下界达大腿上1/3，铺无菌巾。犬的股静脉位于股动脉内侧约0.5cm，于腹股沟下方2cm处触及股动脉即可作为解剖标记。以股动脉搏动点为中心，与腹股沟平行做切口，长约3cm。切开皮肤、皮下组织，以血管钳钳夹止血。助手以甲状腺拉钩将切口牵开，以血管钳钝性分离，于深筋膜内找到股动脉、股静脉。游离股静脉，以7号线结扎远端，股静脉后方垫一刀柄或血管钳，用眼科镊提起股静脉前壁，小剪刀剪开一小口约3mm，将静脉导管插入股静脉，7号线结扎固定，连接输液管。检查有无出血，必要时用1号线结扎止血。对齐皮肤，1号线角针间断缝合3针关闭切口。

（二）临床联系

静脉切开插管术也称"开方"，是常用的急救措施之一，因此必须掌握。由于股静脉收集整个下肢静脉回流，不能结扎，临床上常用大隐静脉进行切开插管。人的大隐静脉位于大腿前内侧，位于浅筋膜层（股静脉位于深筋膜层）、股动脉的内侧，最后穿过卵圆窗汇入股静脉。操作时将患者大腿稍外展、旋后，在腹股沟韧带下方2cm处触查股动脉位置，以股动脉搏动点为标记做平行于腹股沟韧带切口，在浅筋膜层内寻找大隐静脉。

三　开腹

（一）手术操作

取腹部正中切口开腹。以大圆刀从剑突至脐下3cm依次切开皮肤、皮下组织、腹白线，主刀和第一助手分别以镊子提起腹膜，并用拇指与示指捻压检查有否提起内脏，确认安全后以组织剪剪开一小口，再次确认没有提起内脏后扩大腹膜切口，长短与皮肤切口一致。助手以腹壁拉钩牵开切口，显露腹腔脏器。

（二）临床联系

开腹是各种腹部手术的重要步骤，常根据病变器官所在位置选择不同切口，常用的有腹部正中切口、经腹直肌切口、腹直肌旁切口、旁正中切口、肋缘下斜切口、双肋缘下切口（"人"字形切口）以及横切口。不同位置切口经过的腹壁层次不一样，处理也不一样，如经腹直肌切口时需要切开前鞘，钝性分离腹直肌，遇到腱划血管要电凝止血或结扎止血，然后切开后鞘，最后切开腹膜；横切口或斜切口由于与肌肉相交，需要电刀切断肌肉。无论哪一种切口，在切开腹膜之前都必须认真检查，避免连同内脏一起切开。

四　阑尾切除术

（一）手术操作

继续前一步骤，开腹后在右侧腹首先找到盲肠，顺着结肠找到阑尾。犬的阑尾长15～20cm，直径1～1.5cm，有系膜。以阑尾钳钳夹阑尾，展开系膜，从游离侧开始以血管钳分段钳夹、剪开系膜，分别以4号线和1号线结扎，直至阑尾根部。距离阑尾根部0.5cm处以7号线结扎阑尾，结扎线远端0.3～0.5cm处上直血管钳，阑尾根部以湿纱布围绕，助手提起阑尾结扎线，主刀用小圆刀紧贴直血管钳下方切断阑尾。依次以2%碘酒、70%酒精和生理盐水点擦阑尾断端，移去围绕阑尾的纱布。以4号线围绕阑尾根部做浆肌层荷包缝合，包埋阑尾残端。

（二）临床联系

阑尾切除术是普通外科最简单手术之一，是初学者入门必须掌握的手术操作。人类的阑尾正常只有3～4cm长，直径约0.5cm。手术时应该顺着结肠带寻找阑尾，找到阑尾后连同盲肠一起提出切口外操作，并尽可能避免直接用手接触发炎的阑尾以减少污染。阑尾切除术关键操作在于牢靠结扎阑尾动脉，避免发生术后出血。

五　小肠切除吻合术

临床上用于各种胃肠道或胆管重建。展开肠系膜，在肠管切除范围上，对相应肠系膜做"V"形或扇形预定切除线，在预定切除线两侧，将肠系膜血管进行双重结扎，然后在结扎线之间切断血管与肠系膜（图5-2）。

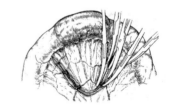

图5-2　扇形切除小肠系膜

肠系膜由双层浆膜组成，系膜血管位于其间，若缝针刺破血管，易造成肠系膜血肿。扇形肠系膜切断后，应特别注意肠断端的肠系膜三角区出血的结扎。

肠吻合方法有端端吻合、侧侧吻合与端侧吻合3种。端端吻合符合解剖学与生理学要求，临床常用。侧侧吻合适用于较细的肠管吻合，能克服肠腔狭窄。端侧吻合常在两肠管口径相差悬殊或Roux-Y吻合时使用。

（一）端端吻合

助手扶持并合拢两肠钳，使两肠断端对齐靠近，检查拟吻合的肠管有无扭转。首先，在两断端肠系膜侧距肠断缘0.5～1cm处用4号丝线将两肠壁浆膜肌层或全层缝合做牵引线，在对肠系膜侧用同样方法另做牵引线，紧张固定两肠断端便于缝合。

用圆针对两肠断端的后壁浆肌层做间断缝合；剪去小肠断端被压榨的肠壁；敞开肠腔，吸走肠液，安尔碘消毒，连续交锁缝合后壁全层；前壁可根据情况进行两层缝合，第一层连续内翻缝合。完成第一层缝合后撤除肠钳，用生理盐水冲洗肠管，手术人员更换手套，更换手术巾与器械，转入无菌手术。第二层使用间断垂直褥式（Lembert）缝合，系膜侧和对肠系膜侧两转折处，必要时可做补充

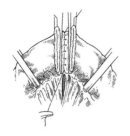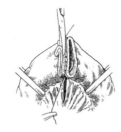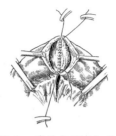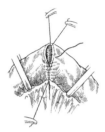

步骤一：后壁浆肌层间断缝合　　步骤二：剪去被压榨的肠壁　　步骤三：连续交锁缝合后壁　　步骤四：连续内翻缝合前壁

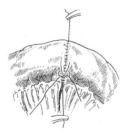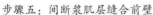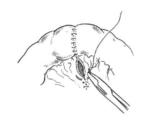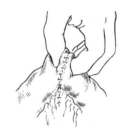

步骤五：间断浆肌层缝合前壁　　　步骤六：间断缝合肠系膜裂隙　　　步骤七：检查肠腔是否通畅

图5-3　小肠端端吻合

缝合。间断缝合肠系膜游离缘以防发生内疝。最后检查吻合口是否通畅（图5-3）。

在两肠断端的横断面上，常常看到黏膜层脱垂外翻，这是由于肠管切断后，肠肌层组织收缩，使黏膜下层和黏膜层失去在肌层上的附着而发生外翻。肠黏膜的外翻，影响操作亦影响肠的愈合。为此，在缝合过程中不断地、适度地轻压外翻的黏膜，助于减轻黏膜外翻的程度。打结时切忌黏膜外翻，每一个线结都应使黏膜处于内翻状态。

（二）侧侧吻合

先将远近两肠段接近，用两把肠钳分别沿纵轴方向钳夹两段肠管，钳夹的水平位置要靠近肠系膜侧。检查两重叠肠段有无扭转，然后将两肠钳并列靠拢，交助手固定，纱布垫隔离术野。

靠近肠系膜侧做间断缝合，缝合长度应略超过切口长度。距此缝合线下方0.5～1cm处，位于两侧肠壁中央部，各做一个3～4cm切口，形成肠吻合口。吻合口后壁做连续交锁全层缝合，缝至前、后壁折转处，按端端吻合方法转入前壁，行全层内翻Connell缝合。缝至最后一针，缝线与开始第一针线尾打结，检查薄弱点做加强补充缝合。最后，在前壁浆膜上做间断Lembert缝合；撤去肠钳，重叠肠系膜游离缘做间断缝合（图5-4）。

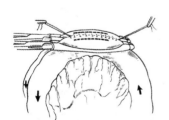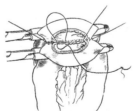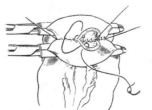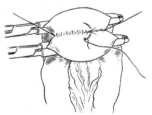

步骤一：间断浆肌层缝合　　步骤二：连续交锁缝合　　步骤三：连续内翻缝合　　步骤四：前壁间断浆肌层
　　　　　　　　　　　　　　　后壁全层　　　　　　　　前壁全层　　　　　　　　缝合

图5-4　小肠侧侧吻合

（三）端侧吻合

用于吻合的"端"与"侧"肠管平行靠拢，以4号线将"端"肠管的两角与"侧"肠管壁缝合用作牵引，助手将两肠钳靠拢，做两肠管后壁外层的Lembert缝合，然后用刀在"侧"肠吻合口位置上切开肠壁，对吻合口前后壁做连续全层缝合，缝合方法与端端吻合前后壁相同。两肠管前壁外层再行Lembert缝合。吻合后用手指检查吻合口，肠系膜游离缘做间断缝合。

六　胃造瘘术

临床上用于晚期食管癌或胃肠道手术后减压。在上腹部找到胃，提出切口外，选择胃体前壁无血管区用于造瘘。4号线做直径1.5～2cm浆肌层荷包缝合，距离此缝合线0.5cm再做一同心圆浆肌层荷包缝合，以蚊式血管钳暂时钳夹线尾。术者与助手分别以镊子提起胃壁，以尖刀切开一小口，直径与造瘘管相当。将蕈形造瘘管头部夹闭，轻轻送入造瘘口，结扎第一圈荷包缝合线，助手在收紧荷包线前将胃壁尽量内翻，剪线，再结扎第二圈荷包缝合线，充分包埋造瘘管，不能留有空隙，也不能过紧（图5-5）。腹壁另外戳一小孔，将造瘘管尾端引出，4号线将腹膜与造瘘管周边胃壁缝合3针，7号线将造瘘管与皮肤缝合固定。

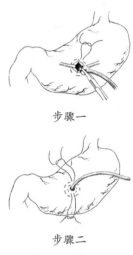

步骤一

步骤二

图5-5　胃造瘘

七　胃肠吻合术

临床上用于胃癌或胃溃疡手术重建胃肠道。根据吻合口构成不同分为胃空肠侧侧吻合、胃空肠端端吻合和胃空肠Roux-en-Y吻合。

（一）胃空肠侧侧吻合

提起胃体，沿大弯侧分次离断结扎大网膜，至胃体中段一无血管区，以肠钳钳夹一段大弯胃壁用于吻合。提起空肠，同样钳夹肠钳，将两肠钳靠拢，以4号线交锁缝合后壁浆肌层，宽度3～4cm。距离缝线0.5cm切开胃壁和肠壁2.5～3cm，消毒，4号线交锁全层缝合吻合口后壁。前壁以连续全层内翻缝合，并进行浆肌层Lembert缝合加固。撤离肠钳，检查吻合口是否通畅（图5-6）。

（二）胃空肠端侧吻合

提起胃体，沿大弯侧分次离断结扎大网膜，至胃体中段一无血管区。垂直于大弯钳夹两把胃钳或齿钳，两钳间切断胃体，消毒备吻合。4号线将胃断端与空肠对系膜缘做浆肌层垂直褥式间断缝合；松开胃钳，换4把组织钳提起近端胃体断口，剪去胃钳压榨部分，4号线以连续交锁缝合吻合口后壁，转至前壁用连续全层内翻缝合，结束第一层缝合后以4号线做浆肌层Lembert缝合加固前壁。检查吻合口是否通畅（图5-7）。

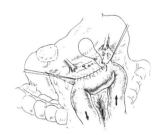 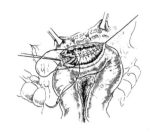 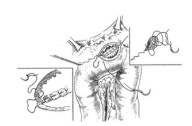

后壁浆肌层连续交锁缝合　　　　后壁全层连续交锁缝合　　　　前壁全层连续内翻缝合

图5-6　胃空肠侧侧吻合

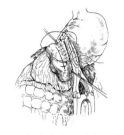 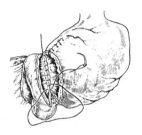 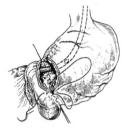 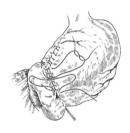

后壁外层浆肌层间断缝合　　　后壁全层交锁缝合　　　前壁全层内翻缝合　　　前壁浆肌层间断缝合

图5-7　胃空肠端侧吻合

八　胆囊切除术

　　犬的胆囊解剖特点与人类不同，一般没有紧贴肝脏，更容易切除。在上腹部找到胆囊，仔细辨认胆囊管、胆总管。助手以胆囊钳提起胆囊底，显露胆囊管和胆囊动脉。以血管钳钳夹动脉，中间剪断，近端7号线结扎，4号线加固。同法钳夹、离断、结扎胆囊管，即完成胆囊切除。临床上由于胆囊紧贴肝脏生长，切除胆囊后应以4号线缝合关闭胆囊床，以减少渗出和术后粘连（图5-8）。

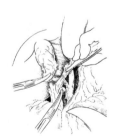 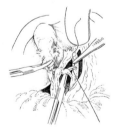 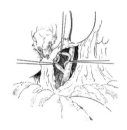 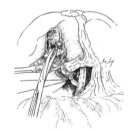

解剖胆囊三角　　　　结扎胆囊管　　　　结扎胆囊动脉　　　　剥离胆囊床

图5-8　分胆囊切除术

九　膀胱造瘘术

　　适用于膀胱以下尿路梗阻、损伤，做法与胃造瘘相似。下腹部找到膀胱，组织钳提起膀胱前壁，以4号线缝合两同心圆荷包缝合，中心切开一小口，将蕈形造瘘管插入，分别收紧荷包缝线固定造瘘管。腹壁戳一小孔，将造瘘管尾端引出，连接尿袋。临床上常常使用耻骨上膀胱穿刺造瘘，无需开腹，直接在耻骨上方1cm处以小号针头试穿后切开皮肤、皮下组织，以套管针引导穿刺置入造瘘管。

十　关腹

完成以上操作后，清点器械、敷料，准备关腹。以血管钳提起两边腹膜，以圆针7号线外翻间断水平褥式（"U"字形）缝合关闭，针距1cm。生理盐水冲洗切口，再以7号线间断缝合腹白线（单纯对合缝合），针距1cm。皮下组织以1号线间断缝合，最后以1号线单纯对合缝合或外翻间断垂直褥式缝合皮肤，缝合结束后用两把齿镊对皮，务必避免皮肤内翻。

十一　气管切开术

触摸并以手指固定气管，沿中线做3～5cm的皮肤切口，切开浅筋膜、皮肤，用甲状腺拉钩拉开创口，进行止血。在切口深部寻找两侧胸骨舌骨肌之间的白线，切开。张开肌肉，切开深层气管筋膜，暴露气管。行气管切开之前再度止血，预防创口血液流入气管。在邻近两个气管环上各做一半圆形切口（宽度不得超过气管环宽度的1/2），形成一个近圆形的孔，或直接切除1～2环软骨环的一部分。切软骨环时要用镊子牢固夹住，避免软骨片落入气管中。然后将准备好的气管导管插入气管内，用线或绷带固定于颈部（图5-9）。缝合皮下、皮肤。

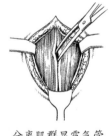 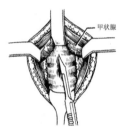 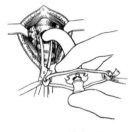 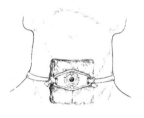

分离肌群显露气管　　　　切开气管环　　　　插入气管套管　　　　固定气管套管

图5-9　气管切开术

（汤照峰　胡昆鹏）

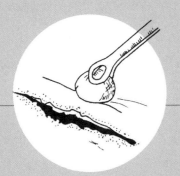

第六章

Part 6

伤口处理技术

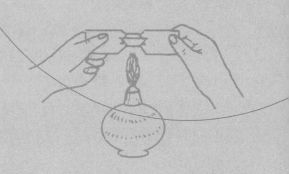

第一节 伤口分类及其愈合分级

一 伤口分类

临床上一般习惯将所有伤口，包括手术后缝合的切口分为4类，即清洁伤口、可能污染伤口、污染伤口和感染伤口，但临床记录愈合情况时污染伤口和感染伤口同属Ⅲ类。对穿刺、切开引流、部分缝合或植皮的伤口，则不包括在内。

（一）清洁伤口

指未受细菌污染的伤口，用"Ⅰ"代表。这类伤口通常为某些无菌手术后切口，如甲状腺叶切除、疝修补、脾切除等。经过正确处理，此类切口一般都能达到一期愈合。

（二）可能污染伤口

指可能带有细菌的伤口，用"Ⅱ"代表。这类伤口通常包括上消化道的手术、肺切除术等手术的切口，如经过严格的消毒处理及无菌技术操作，一般均能避免发生切口感染。

（三）污染伤口

指邻近感染区或直接暴露于感染区的伤口，用"Ⅲ"代表。这类伤口程度不同地被细菌污染，如阑尾炎阑尾切除、腹腔脓肿切开引流的手术切口，术后切口发生感染的机会较大，但如果伤口经过特殊处理，仍能达到一期愈合。

对于非手术切口，即外伤性伤口，一般认为伤后12h以内处理者，属于污染伤口。对于此类污染伤口，应进行清创缝合术，以尽量使伤口达到一期愈合。

二 伤口愈合分级

临床上习惯将每一类伤口的愈合情况分为3级，即愈合优良、愈合缺陷、伤口化脓。

（一）愈合优良

是指伤口边缘对合整齐，无明显红肿反应，伤口愈合良好。此种愈合又称"甲"级愈合。

（二）愈合缺陷

是指伤口愈合欠佳，有红肿炎症反应，或有血肿、积液等，但尚未化脓。此种愈合又称"乙"级愈合。

（三）伤口化脓

是指伤口明显红肿热痛，形成脓肿，需进行伤口敞开引流和换药治疗，方能逐渐愈合。此种愈合又称"丙"级愈合。

为了便于记录，常将清洁伤口的愈合优良、愈合缺陷、伤口化脓分别简写为I/甲、I/乙、I/丙；将可能污染伤口的愈合优良、愈合缺陷、伤口化脓分别简写为Ⅱ/甲、Ⅱ/乙、Ⅱ/丙；将污染伤口的愈合优良、愈合缺陷、伤口化脓分别简写为Ⅲ/甲、Ⅲ/乙、Ⅲ/丙。

有的习惯将甲级和乙级愈合统称为"一期愈合"；丙级愈合称为"二期愈合"。对某些伤口先保持开放24～72h，引流其分泌物，确认无明显感染后再予以缝合，如此处理，常可达到近似一期愈合，称为"三期愈合"，虽然愈合后局部瘢痕组织稍多，但比二期愈合时间缩短，功能恢复也较好。

第二节　伤口换药

一　换药室设置与无菌要求

专门进行伤口换药的场所，叫做换药室。凡是综合性医院，无论是门诊还是病房，均应根据工作量大小，设立相应规格的换药室，最好分设无菌换药间和有菌换药间。条件不具备时，也可一间换药室内设无菌换药工作区和有菌换药工作区。

门诊换药室应设在靠近外科诊室的地方，以便患者和换药室工作人员随时与外科诊室人员取得联系。室内光线应充足、柔和，空气新鲜、温度适宜、不潮不燥，室内墙壁和房顶整洁、无灰尘，地面耐冲洗。

二　换药室的配备

按规定室内安装相应规格的紫外线消毒灯管，定时消毒空气，并安装换气设备。室内配备一定数量的桌、橱、柜、换药台、坐椅、搁腿架、污物桶、落地灯、电吹风，以及供工作人员使用的消毒液，供患者使用的肢体浸泡桶，盛放污器械的浸泡桶等。备有一定数量的换药器械及物品。

病房换药室应增加换药车，换药车上备有抽屉、吊瓶架（冲洗伤口用），洗手消毒液、污物桶等，按换药需要车上备有各种换药器械、药物及其他用品。

换药室最好由专门人员管理，按照一定的规章制度及无菌操作技术原则进行工作。

1. 换药室应保持清洁、卫生，无灰尘、无垃圾，不堆放杂物，不宜有风。清洁地面时宜用"湿扫法"或用湿拖布擦拭，定期打开窗户通风，定时进行紫外线空气消毒。严禁室内抽烟、随地吐痰、玩耍等。

2. 工作人员进入换药室前，必须穿好工作服，戴好口罩和工作帽。剪短指甲，用肥皂洗手，再用消毒液适当擦拭或浸泡双手，然后开始工作。

3. 每周清理无菌物品1次，如超过1周者，应重新消毒灭菌，怀疑有污染者应随时消毒灭菌。

4. 持物钳或长镊子应经常浸泡在消毒液内，并应定期更换消毒液。取用无菌物品，应用持物钳或长镊子，不得用手直接取用。持物钳或长镊子不得接触患者伤口或其他有菌物品，不宜夹取油质敷料。取出的持物钳尖端应始终保持向下，不可倒转。取放时不可触及瓶口，用毕立即放回瓶内，勿在空气中暴露过久。

5. 移开的无菌容器盖或瓶塞，应倒置在稳妥处，用后马上盖好，勿开启过久，不可用手触及无菌容器内面或瓶口边缘。由瓶内倒出无菌溶液时，应先缓慢倒出溶液少许，弃掉不用，再从原出口处倒出溶液，方可使用。

6. 用过的器械应放在污染器械桶内浸泡消毒，沾染脓血的器械需先经初步处理，再放入污染器械桶内浸泡消毒。特殊感染伤口用过的器械，需经特殊处理消毒。

7. 污敷料应放入污物桶内，不得随地抛弃。特殊感染的污敷料应焚烧，脓血应特殊处理，勿倒入污物桶内。

8. 多位患者换药时，按一定先后顺序进行，即先换无菌伤口，后换污染或感染伤口；先换简单伤口，后换复杂伤口；先换一般感染伤口，后换特殊感染伤口。同时需注意，每更换一位患者，操作前应重新洗手，并用消毒液擦拭或浸泡双手。

9. 医生当天有手术时，术前不宜为感染性伤口换药。

10. 缝合伤口第一次换药，最好由术者亲自参加。主管医师应按时观察伤口，了解伤口愈合情况和存在问题，以便做出相应的正确处理。

11. 操作者应动作要轻巧，尽量减轻患者痛苦，消除患者恐惧心理。伤口较大或脓血较多者，不宜让患者目睹，以减少对患者的不良精神刺激。

三　常用换药物品及其用途

换药治疗中，经常需用以下物品，可根据不同情况酌情准备和选用。

（一）棉球

有干棉球和药液棉球两种。干棉球用于擦拭、吸渗出物或脓液。药液棉球浸有酒精、碘酒、氯己定或苯扎溴铵（新洁尔灭），用于消毒皮肤，也可制成生理盐水棉球，用于蘸洗创面或创腔。

（二）纱布

有干纱布和药液纱布两种。干纱布用于覆盖创面，起到保护伤口、吸附和引流渗液的作用，根据需要将纱布剪裁成适当大小再折叠成数层，药液纱布为浸有生理盐水、抗生素或酒精等药液的纱布，用于清洗创面、创面湿敷或创面湿裹。有时还可用凡士林制成油质纱布，覆盖于分泌物较少的创面上，以保护创面，有利于上皮生长，同时避免敷料与创面紧密粘连，有利于换药时敷料的解除。

（三）引流物

多为凡士林或其他药液制成的细长纱布条，用于伤口填塞引流。另外，还有橡皮条、橡胶引流管等各种引流物。

（四）棉垫

用两层纱布，中间垫以脱脂棉花，四周折起做成。用于面积较大的创面覆盖和包扎固定，也可根据创面不同形状和大小，制成相应形状和大小的棉垫，如正方形、长方形、梯形等，称为特制棉垫。

（五）纸垫

用两层纱布，中间垫以医用高级卫生纸，四周折起做成。可代替棉垫，以降低棉制品消耗，但通气性不如棉垫好，主要用于伤口渗出物较多，需频繁更换敷料的伤口。

（六）绷带

根据宽窄不同，有宽绷带（约8cm）和窄绷带（约5cm）之分，用于包扎固定伤口。

（七）胶布

用于粘贴，固定敷料于身体上。

（八）胸腹带

分别用于包扎固定胸部或腹部伤口。

（九）无菌治疗巾或孔巾

用于铺盖伤口周围，实施治疗操作用。

四　常用外用药物制剂

此外，换药室常常准备一些外用药物制剂，用于皮肤消毒或伤口冲洗、湿敷填塞等。

（一）70%酒精

酒精可使细菌蛋白体凝固而起到杀菌作用，多用于皮肤消毒。70%酒精的浓度杀菌力最强，80%酒精使细菌外膜及周围蛋白体过快凝固，阻碍酒精再渗透入细菌内部，反而降低了杀菌作用；浓度为60%时，不能及时凝固细菌外膜及周围蛋白体，杀菌作用相应降低。

（二）2%碘酊

碘与细菌的蛋白质发生氧化作用，使细菌迅速失去活力，起到快速杀菌作用，多用于皮肤消毒。其杀菌作用大小与浓度高低呈正比。碘酊对组织有刺激性和腐蚀性，因此多用浓度较低的溶液，不宜用于儿童和较稚嫩的皮肤组织。消毒时先涂擦皮肤，待其自然晾干后，再用70%酒精擦去，否则，长时间存留于皮肤上可刺激局部发生皮肤水泡。现在大多数医院已改用较为温和的安尔碘消毒剂。

（三）0.1%苯扎溴铵

为一种有机季铵盐阳离子表面活性消毒剂，可破坏细菌细胞膜及细菌内部物质，具有较强的杀菌作用，多用于皮肤消毒。因为其对组织无刺激性，故也可用于黏膜的消毒和伤口内冲洗。每

1 000mL液体中加入5g医用亚硝酸钠，可用于器械，如刀片、剪刀、缝合针等锐利器械浸泡消毒，浸泡时间为30min以上。每周更换1次药液。

（四）0.1%氯己定

为一种新型的阳离子表面活性消毒剂，杀菌原理同苯扎溴铵，其杀菌作用比苯扎溴铵强3倍，因此，具有强大的杀菌作用，可用于皮肤、黏膜的消毒，也可用来浸泡锐利器械，时间为30min。0.05%氯己定溶液可用于冲洗感染伤口。

（五）盐水

有生理盐水和高渗盐水两种。生理盐水有促进肉芽组织生长的作用，对组织无不良刺激。可用生理盐水制成生理盐水棉球，用于清洁创面、去除分泌物，也可制成生理盐水纱布，用作创面湿敷。解除伤口敷料时，若敷料与伤口粘贴较紧，也可用生理盐水湿润后再揭除，以减轻疼痛。高渗盐水浓度为3%～10%，具有较强的局部脱水作用，可用其制成高渗盐水纱布，用于水肿创面的湿敷，具有减轻肉芽水肿的作用。高渗盐水对组织有一定的刺激作用，不能用于新鲜伤口。

（六）3%过氧化氢

双氧水与组织接触后分解释放出氧气，具有杀菌、除臭作用。双氧水多用于冲洗污染较重的外伤性伤口、严重感染化脓性伤口、腐败或恶臭伤口，尤其适用于厌氧菌感染伤口。去除伤口敷料时，若敷料与伤口粘结过紧，也可用双氧水浸润，以便敷料揭除。双氧水对组织有一定烧灼性，不能用于眼部冲洗。

（七）0.02%高锰酸钾溶液

高锰酸钾有缓慢释放氧气的作用，有除臭、杀菌、防腐作用，多用于冲洗伤口、会阴和坐浴等，也常用于严重化脓性感染的伤口和创面湿敷。注意使用时应于临用前用蒸馏水配制。让患者带回家使用时，也可用温开水配制。

（八）2%甲紫

又称龙胆紫，具有杀菌和收敛作用，多用于表浅皮肤擦伤消毒，促进结痂愈合，因无明显刺激性，也常用于黏膜溃疡。因涂上后会影响对伤口的观察，现已较少使用。

（九）聚维酮溶液（PVP-1）

具有良好杀菌作用，为近年西方国家所推荐的消毒剂，用1%的溶液制成药液纱布，可用于感染创面的湿敷，包括绿脓杆菌感染创面、烧伤感染创面，还可用于慢性溃疡创面和癌性溃疡创面。

（十）10%硝酸银溶液

具有腐蚀和杀菌作用，用于腐蚀慢性窦道内不健康的肉芽组织，使其坏死、脱落，促进窦道愈合。用后需用生理盐水棉球擦洗干净，以防损伤伤口周围正常皮肤。

（十一）抗生素溶液

常用者为1%庆大霉素溶液，也可用0.5%甲硝唑溶液。最好根据创面脓液培养和细菌敏感试验选用配制抗生素溶液，制成药液纱布行创面湿敷。肉芽创面植皮前用抗生素液纱布湿敷，对于减少创面细菌数量，控制炎症，提高植皮成活率具有重要意义。抗生素溶液应于使用前临时配制。

（十二）凡士林纱布

具有引流创面、减少粘连、保护创面的作用，对于刚刚切开引流的脓肿填塞，还有压迫止血作用。凡士林纱布多用于伤口内填塞引流，肉芽水肿时不宜使用凡士林纱布填塞或创面覆盖。

（十三）鱼肝油纱布

有加强局部组织营养、促进结缔组织生长、加速上皮组织扩展的作用，常用于填塞愈合缓慢的伤口。

（十四）10%氧化锌软膏

以凡士林为基质配制而成，有保护组织及收敛作用，多用于肠瘘或胆瘘换药使用，用时涂于瘘口周围皮肤表面，以保护皮肤免受消化液的侵蚀。还可作为皮肤湿疹的外用药使用。

（十五）10%鱼石脂软膏

以凡士林为基质配制而成，有消炎退肿作用，多用于各种皮肤炎症、肿痛、疖肿早期，用时涂于患处。已形成脓肿或脓肿已破溃者不宜使用。

（十六）磺胺嘧啶银

为我国烧伤领域广泛采用的烧伤创面外用药，多用于 I 度烧伤创面。使用时可用蒸馏水调成糊剂，涂于创面，也可配制成10%混悬液，涂刷创面，还可配制成1%~5%溶液，浸湿纱布制成药液纱布，然后将该纱布覆盖于烧伤创面上，称为半暴露疗法。

五　换药的目的

伤口换药是外科常用的治疗手段，它的主要目的有以下5个方面。

1. 了解和观察伤口愈合情况，以便酌情给予相应的治疗和处理。
2. 清洁伤口，去除异物、渗液或脓液，减少细菌的繁殖和分泌物对局部组织的刺激。
3. 伤口局部外用药物，促使炎症局限，或加速伤口肉芽生长及上皮组织扩展，促进伤口尽早愈合。
4. 包扎固定患部，使局部得到充分休息，减少患者痛苦。
5. 保持局部温度适宜，促进局部血液循环，改善局部环境，为伤口愈合创造有利条件。

六　伤口换药的适应证

伤口换药主要适用于以下各种情况。

1. 无菌手术及污染性手术术后3~4天检查刀口局部愈合情况，观察伤口有无感染。
2. 估计手术后有刀口出血、渗血可能者，或外层敷料已被血液或渗液浸透者。
3. 位于肢体的伤口包扎后出现患肢浮肿、胀痛，皮肤颜色青紫，局部有受压情况者。
4. 伤口内安放引流物需要松动、部分拔除或全部拔除者。
5. 伤口已化脓感染，需要定时清除坏死组织、脓液和异物者。

6. 伤口局部敷料松脱、移位、错位，或包扎、固定失去应有的作用者。

7. 外科缝合伤口已愈合，需要拆除切口缝线者。

8. 需要定时局部外用药物治疗者。

9. 手术前创面准备，需要对其局部进行清洁、湿敷者。

10. 各种瘘管漏出物过多者。

11. 大、小便污染或鼻、眼、口分泌物污染、浸湿附近伤口敷料者。

七　换药前准备

（一）患者的准备

1. 换药时间最好安排在患者进餐后或饮水后，并排空大小便。

2. 使患者了解换药的目的和意义，消除患者的紧张心理，取得患者的合作。

3. 对大伤口或敏感部位进行换药或估计会引起剧痛时，可预先使用止痛剂。

4. 按照伤口的部位，采取不同的体位，使伤口充分暴露，患者舒适，又便于工作人员操作。对于精神特别紧张者，应取卧位，以防发生晕厥和其他意外。

5. 对于正在输液、吸氧的患者，应告知其注意尽量不转动肢体或面部，以防牵动穿刺针或鼻导管脱出。

（二）操作者的准备

1. 戴工作帽：无论任何时间、任何季节，操作者均应戴帽子，女同志应将头发掩于帽内，防止头发上的灰尘落入伤口内。

2. 戴口罩：佩戴口罩，以免说话时飞沫污染伤口。

3. 穿工作服：穿工作服的目的是防止脓血、药液等污染工作人员衣服，不要求工作服无菌。

4. 手的清洗：首先剪短指甲，用肥皂水仔细清洗双手，有条件者可将双手放在消毒液内浸泡1～2 min。每更换一位患者，均应重新进行清洗双手一次。对感染较重的伤口，也可戴手套进行换药操作。

5. 了解伤口情况：换药前应对伤口情况有大体了解，以便决定夹取物品种类和数量。

（三）器械物品的准备

换药前针对每位患者情况，将所用器械或物品准备齐全，以免换药过程中将患者搁置一旁，再去临时准备缺少的器械物品，而延误了换药时间。

1. 门诊换药物品准备：在门诊换药室换药时，应为每位患者准备一份所用器械及物品，包括3只换药碗、换药镊、血管钳、剪刀、探针、棉球、纱布、引流物等其他敷料，并备好常用药物制剂。

2. 病房换药物品准备：如需病床边换药，可将所需器械、物品置于换药车上，移送到床边进行换药。通常可为每位患者事先常规准备一个无菌换药包，其中包括换药碗（盘）2个（一个用于盛放无菌纱布、凡士林纱布等干敷料，酒精棉球、苯扎溴铵棉球或其他湿敷料、引流物等由镊子或钳隔开，另一个用于盛放拆除的敷料、洗伤口用过的棉球、引流物等污秽物品）、换药镊2把（有齿、无齿各1把或血管钳、换药镊各1把）供换药时操作使用，一定数量纱布敷料，根据伤口需要可再添加相应的剪刀、手术刀、探针、刮匙、咬骨钳、引流物及其他药物制剂等。对较深的伤口，还应准备注射器、尿管等，以备冲洗伤口用。

3. 物品夹取顺序：夹取物品放入换药碗时，应按一定次序夹取，即先用者后取，后用者先取；先取干的，后取湿的；先取无刺激性的，后取有刺激性的，同时注意放入碗内的位置适当，尤其注意不可使盐水棉球、酒精棉球、碘酒棉球、引流物等物品挨靠在一起。以上物品夹取齐全后，再夹取镊子、剪刀、探针等操作时所用的器械。

八　换药时间安排

有人错误地认为伤口换药次数愈多愈好，间隔时间越短越好，以为这样创面才能保持清洁，伤口愈合也就更快。其实这种观点是不正确的。

每次换药，都会不同程度地损伤肉芽组织上的毛细血管，影响肉芽组织的生长，即便是轻微的擦拭也是如此。企图通过勤换药，彻底冲洗伤口而达到伤口"无菌"是不可能的，相反会对伤口的愈合产生不良刺激。

因此，应根据具体情况适时换药。一般可掌握以下原则：

1. 无菌手术后缝合切口不放引流物者，可于术后1天更换第1次敷料，观察有无出血、血肿、感染等情况。根据具体情况，再确定下次换药时间，如无异常，间隔2~3天换药1次，甚至可延至伤口拆线时更换下次敷料。如其后患者出现原因不明发热、刀口跳痛等情况，则随时再次换药，检查伤口有无异常。

2. 无菌手术缝合后切口放引流物者，可于术后24~48h更换第1次敷料，根据情况决定引流物是否需要去除。需要继续引流者，可适当对引流物进行处理或调整，酌情确定下次换药时间。

3. 污染切口缝合后不放引流物者，可于术后1天更换第1次敷料，以观察切口有无感染、血肿等，并酌情确定下次换药时间。

4. 污染切口缝合后放引流物者，第1次更换敷料的时间同无菌手术缝合后安放引流物者。

5. 一般化脓性感染的伤口，往往需在伤口内安放引流物，最初可每天换药1次，脓液或分泌物减少后，可隔天换药1次，肉芽组织生长良好、分泌物明显减少时，可再适当延长换药间隔时间。

6. 严重化脓性感染或肠瘘时，脓液或渗出物较多，可根据情况随时换药。

7. 不管何种伤口，一旦敷料松脱或移位，失去应有的作用，则应随时换药，有时可仅更换外层敷料，伤口内引流物或紧贴伤口的内层敷料不必揭除。

九　换药与局部用药

不少人认为，伤口换药就是在伤口内敷上或涂布某些"药物"。具有这种观念的人，主要是受民间医生治疗疮疡传统方法的影响，错误地认为只有外敷某些药物，才能"拔毒""生肌""封口"，才是名副其实的伤口换药。一些初涉外科专业工作的医务人员也或多或少具有这种不正确的观点。

实际上，现代医学伤口换药的含义，远远超出了这个局部外用药的范围，而主要是通过伤口换药了解伤口、清除分泌物、去除坏死组织、培养肉芽组织、促进上皮生长，最终达到创口愈合的目的。临床实践证明，在多数情况下，伤口局部外用药物并无必要，因为一些外用药对伤口不但无益，反而阻碍了伤口引流，使肉芽水肿，影响上皮组织长入，延迟了伤口愈合。

关于局部外用消毒剂，一般不应在伤口内使用，因为消毒剂既然能杀灭细菌，同样也有破坏人体组织的作用。往往是消毒杀菌作用愈强，破坏人体组织的作用愈大，例如碘酒和酒精，一旦和伤口内组织接触，将大大影响组织愈合。

因此，医生必须确立这样一种观点：创伤愈合是一种正常的生物作用，伤口局部外用药对于伤口愈合并无多大帮助，换药的目的在于创造良好的环境，促进这种生物作用更好地发挥。

十　伤口引流

伤口换药的主要目的之一是清洁伤口，清除伤口分泌物，使伤口得到良好的引流。引流的方法是通过在伤口内安放引流物，使积聚在伤口内的分泌物导流于体外，或通过引流物本身的吸附作用达到引流目的。

一般来说，引流时应遵循以下原则。

（一）引流通畅

使伤口得到良好的引流，必须使引流口足够大，引流物填塞松紧适当，填塞太松伤口易过早闭合，太紧影响底部肉芽组织生长和阻碍分泌物流出。

（二）引流彻底

有些脓肿为多房性，切开引流时一定要设法将脓腔内纤维隔彻底开通，真正达到彻底引流的目的。否则，伤口经久不愈。

（三）引流物选择得当

任何引流物对人体组织都是一种刺激，根据伤口具体情况，选择适当的引流物，即要达到引流的目的，又不致对组织产生太大的不良刺激。

（四）适时去除引流物

根据引流情况和渗液多少适时去除引流物。引流物去除过早，创口易出现积液、过早缩小、引流不畅或假性愈合；去除过晚，又影响肉芽组织生长而延迟伤口愈合。

十一　伤口换药与全身应用抗感染药物的关系

伤口换药的同时，是否需要全身应用抗菌药物，可从以下几方面考虑。

（一）无菌伤口

小型无菌手术缝合后伤口，一般不需全身应用抗菌药物，中、大型无菌手术可于术前1天至术后3天，预防性应用抗菌药物。

（二）感染性伤口

感染性伤口可有两种情况，全身应用抗菌药时应区别对待。

1. 伤口感染急性期：伤口发生急性感染时，表现为伤口局部红、肿、热、痛，压痛明显，或有脓液自伤口溢出，此时应及时、正确、合理地全身应用抗菌药，防止炎症进一步扩散，避免发生全身性化脓性感染。在血管丰富之组织发生伤口感染时尤其如此。在选择抗生素种类时，原则上要根据感染细菌的种类、抗生素的抗菌谱等因素综合考虑。有条件者应做细菌培养和细菌药物敏感试验，以便于正确选用抗菌药物。

2. 伤口感染慢性期：有些伤口感染后期，虽经多次换药，仍迟迟不能愈合，局部肉芽组织灰暗、水肿，或伤口内分泌物减少，表示伤口感染已转为慢性炎症阶段，多为引流不畅、异物存留、局部营养不良等因素所致。特别是形成窦道、瘘管的患者，其伤口周围纤维结缔组织增生，局部血运不良，如果继续全身应用抗菌药物，往往不能收到满意的效果，且给患者造成经济上的浪费。

关于抗生素是选择窄谱还是广谱药物，以往认为应该根据临床经验选择窄谱抗生素，但近年来更多地提倡尽早使用效价高的广谱抗菌药，以免感染蔓延。当然，每个医生必须明白，任何抗菌药物的应用，都不能代替伤口局部的正确处理。

十二　换药操作步骤

（一）敷料的解除

1. 去除胶布或绷带：揭除胶布时应由外向内，勿乱拉硬扯，以免牵动伤口引起疼痛，如胶布粘及毛发，可用剪刀将毛发及胶布一起剪除，如为绷带缠绕固定敷料时，可用剪刀一次性横断剪除。

2. 取下纱布敷料：如为感染伤口，一般可先用手取下覆盖伤口的外层敷料，再用换药镊取下紧贴伤口的内层敷料和伤口内引流物。如为缝合伤口，应用镊子夹住内层敷料的一端，顺

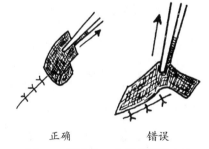

正确　　　　错误

图6-1　取出伤口内层敷料的方法

伤口方向反折拉向另一端，以近乎平行的方向逐渐揭除纱布敷料，不可向上提拉，也不可从伤口的一侧拉向另一侧（图6-1）。如为植皮区伤口，则按植皮区边缘的走行方向揭除。内层敷料与创面干结成痂时（例如烧伤创面），可保留干结成痂部分，待其自然愈合脱落，而仅将未干结成痂的潮湿部分剪除。敷料被血液或脓液浸透与伤口紧密粘着时，可用生理盐水或3%双氧水浸湿后再揭去，以免引起伤口疼痛。手指伤口痛觉特别敏感，必要时将手指浸入生理盐水或0.5%利多卡因溶液内，使内层敷料充分湿润松动后，再解除敷料。

取下的污物敷料应先放在弯盘内，待换药操作完毕后再统一处理，移送指定地点，不得随地丢弃。

（二）伤口周围皮肤清洁消毒

伤口内层敷料解除后，进行伤口周围皮肤清洁消毒。缝合伤口与感染伤口局部清洁消毒擦拭顺序有所不同，应加以注意。

1. 缝合伤口的清洁消毒：皮肤缝合伤口清洁消毒时，一般用安尔碘棉球自伤口中心部开始擦拭，然后逐渐向外，消毒范围一般应达伤口外10cm以上。缝合伤口如有感染、化脓，则按感染性伤口局部清洁消毒。

2. 感染性伤口的清洁消毒：感染性伤口多为脓肿切开引流术后、外伤后伤口感染或手术后切口感染，也可为慢性窦道、瘘管或皮肤的慢性溃疡等。一般先用安尔碘棉球清洁消毒伤口周围皮肤，顺序为自伤口周围10cm处开始，做圆圈状向心性擦拭，逐渐移向伤口边缘，如此进行2或3遍，或直至伤口周围皮肤擦拭清洁为止，注意消毒皮肤的棉球不得进入伤口内。消毒完皮肤后，以干棉球吸净伤口内分泌物，再用安尔碘棉球擦拭伤口内部2～3遍，直至干净。

（三）伤口分泌物分析

缝合伤口内层敷料解除后，如发现局部有渗液、分泌物，或直接为感染性伤口，则应根据分泌物颜色、性状、气味等加以分析，以便决定下一步处理及指导临床用药。

1. 浆液：是由创面毛细淋巴管或血管渗出的液体，为淡黄色、澄明、无臭味、较稀薄的渗液，多见于烧伤创面的水泡或皮肤擦伤后的浆液性渗出。少量渗出时有保护创面作用，大量渗出时，应及时清除干净，防止创面感染。

2. 脓液：是由死亡破碎的白细胞和坏死组织组成的，为一种混合物。由于感染的细菌不同，脓液的性状、颜色、气味也不相同。

（1）金黄色葡萄球菌感染——脓液较稠厚，呈浅黄色或黄白色，无臭味。

（2）链球菌感染——脓液呈浅红色，有腥臭味，性状较稀薄，量较多，厌氧性链球菌感染多数有恶臭味。

（3）肺炎球菌感染——初期较稀薄，继而变为稠厚，甚至呈乳酪状，一般无臭味。

（4）大肠杆菌感染——单纯大肠杆菌感染无臭味，但常和其他致病菌混合感染，脓液稠厚，有粪臭味。

（5）变形杆菌感染——脓液较稀薄，有特殊臭味。

（6）绿脓杆菌感染——脓液稀薄，量多，呈水样物，有特殊蓝绿色，有生姜气味或甜腥味。

以上仅是根据脓液性状、颜色、气味初步判断何种细菌感染，以此作为选择应用抗菌药物的依据。然而，有条件者最好做脓液细菌培养及药物敏感试验，确切判定何种细菌感染及细菌对何种抗菌药物敏感，真正达到合理用药。采集脓液标本的方法为解除伤口内层敷料后，不经任何清洁、消毒，将细菌培养无菌试管的橡胶塞及其内的无菌棉签取出，取出时注意勿使棉签触及管口及其他任何物品，用无菌棉签蘸取伤口内适量脓液，再将无菌试管口端移至点燃的酒精灯火焰上烧烤数秒钟，最后将已蘸取脓液的棉签放入试管内，塞紧橡胶塞，即可移送细菌室。

（四）覆盖敷料

创面处理完毕后，根据伤口具体情况，覆盖一定厚度的无菌纱布敷料或棉垫。估计渗液较多时，应多覆盖敷料，反之少覆盖敷料。冬季为了保暖可多覆盖敷料，夏季则宜少覆盖敷料。覆盖敷料后，可用胶布或绷带予以适当固定。上肢换药后，应将肘关节屈曲、配合托板，用绷带悬吊。对某些特殊部位，根据情况可用夹板或石膏托固定。

换药完毕后，如果是住院患者，经治医生应将伤口情况、是否留置引流、下次换药时应注意事项记录在病历上。如果是门诊患者，应交待有关注意事项，并约好下次换药时间。

（五）污物及污染器械的处理

1. 污物处理：将从伤口取下的敷料和清洁、消毒伤口用过的棉球等污物随时放入弯盘内，待换药完毕后倒入污物桶，最后再统一送往指定地点。凡特殊感染伤口取下的敷料需装入塑料袋中，移至指定地点进行焚烧。未沾染脓血的表层敷料如需回收应放在5%来苏液内浸泡2h搅拌清洗，晾干后高压蒸汽灭菌备用。

2. 污染器械的处理：先将污染器械放置于1∶1 000的消佳净溶液内浸泡1h，然后在流水中刷洗、擦拭干净，晾干后再高压蒸汽灭菌或消毒浸泡备用。

十三　切口拆线

各种伤口缝合后应根据不同情况安排换药并查看伤口愈合情况，如切口有明显红肿、压痛、局部张力增高等感染征象时，则应及早间断拆线或拆除有关部位的缝线。如无感染，成人患者一般可根据部位不同，按如下时间拆线。

头、颈、面部伤口4～5天拆线。

下腹部、会阴部伤口6～7天。

胸、上腹、背、臀部伤口7～10天拆线。

四肢伤口10～12天拆线（近关节处延长）。

足底部伤口10～15天拆线。

减张切口14～16天拆线。

腹壁伤口裂开再次全层缝合伤口15～18天拆线。年老、糖尿病、营养不良者延长拆线时间。

（一）拆线前准备

1. 告诉患者拆线过程非常简单，痛苦微小或基本上没痛苦，解除患者心理紧张。

2. 小儿患者位于颜面部的缝合伤口，可于时间短暂的全身麻醉下进行（如氯胺酮麻醉），以免患者哭闹造成误伤。必须注意，全身麻醉应在适当的场所由麻醉医师施行。

（二）拆线方法

1. 一般部位可以用酒精或安尔碘棉球消毒皮肤，颜面部、会阴部、黏膜、婴幼儿皮肤用0.1%氯己定或安尔碘棉球消毒皮肤。先蘸洗干净伤口血迹，并浸湿缝线线头，使线头不粘在皮肤上。

2. 操作者左手持血管钳或镊子，夹住线头，轻轻向上提起，露出少许皮内缝线，用线剪剪断一侧，向对侧拉出（图6-2）。全部拆完后，用消毒液棉球再擦拭一遍，盖无菌敷料，胶布或包扎固定。

如伤口缝线针孔明显红肿表明局部炎症，可用70%酒精纱布湿敷，再用凡士林纱布覆盖，以减缓酒精挥发，最后覆盖无菌纱布，以后每天换药1次。

（三）术后处理

拆线后如无渗血、渗液、裂开等情况，一般不必再换药，局部敷料保留1～2天即可解除，并且可以洗澡清洁皮肤。

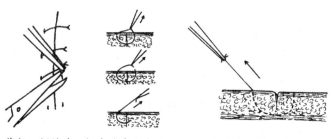

剪断一侧缝线   拉出缝线方向正确   拉出缝线方向错误

图6-2 拆线

第三节 伤口观察及并发症的处理

一 伤口正常

无菌手术缝合后伤口或外伤清创缝合术后伤口，一般可于术后1天检查伤口，观察伤口有无异常。如伤口仅轻度水肿，无压痛、无明显红肿、无渗出物，提示伤口情况基本正常。

【处理方法】可直接覆盖干纱布敷料，然后用胶布或绷带妥善包扎固定即可。

二 伤口缝线反应

主要表现为针眼周围及缝线下组织轻度红肿，为组织对缝线的一种异物反应。

【处理方法】用浸有70%酒精纱布湿敷后包扎固定即可，每天或隔天换药。

三 针眼脓疱

多因缝线反应进一步发展，形成小的针眼脓肿，表现为针眼明显红、肿，或挤压时有脓性分泌物自针眼内溢出。

【处理方法】用棉球挤压针眼，使脓液溢出，如有较大脓疱可提前拆除该处缝线，若全部缝线针眼均有较大脓疱，可间断拆除缝线，然后用浸有70%酒精纱布湿敷后包扎固定。如此换药每天1次，直至炎症消退为止。

四　血清肿

为伤口内血清样渗出物潴留，主要表现为伤口肿胀、轻度压痛，穿刺抽出淡黄色澄清液体。

【处理方法】潴留液不多时可以单纯以注射器抽出，潴留液多则拆除一针缝线，敞开少许伤口，放出积液，并放橡皮条引流，覆盖纱布敷料，适当加压包扎。渗出停止后，及时去除引流条。

五　伤口积血

为伤口内不同程度的出血瘀积于伤口内，一般可形成血凝块，表现为切口肿胀、轻度压痛，或伤口内有暗红色陈旧血性物流出。

【处理方法】拆除一针缝线，敞开伤口，用刮匙刮除血肿，或用棉球蘸除血凝块，然后放置橡皮条或凡士林纱条引流。此后酌情换药，适时去除引流条。如估计切口内血肿较少时，也可先不做特殊处理，让其自行吸收。如此处理后尚有渗血时可局部缝合1~2针或加压包扎止血。

六　切口脂肪液化坏死

多见于肥胖患者腹部手术后，尤其使用电刀不当者。表现为切口内有水样物溢出，或水样物中混有油珠，个别检查伤口有波动感或凹陷感，无明显压痛。

【处理方法】渗出不多时可以反复挤压干净，积液多时拆除一针缝线，敞开伤口，放胶片引流，此后适时换药。

七　伤口裂开

多见于伤口组织薄弱、营养不良、伤口感染患者，可以发生在术后任何时间，常见于伤口拆线后不久。裂开可以是全层，更常见是皮肤、皮下裂开。表现为伤口突然疼痛，继而见血性液渗出，原来对合的伤口敞开，如全层裂开可以看到深部组织器官，如皮肤缝合线未拆除，可以出现深层裂开形成切口疝。

【处理方法】对于拆线后短时间内裂开几针，可以直接再次缝合；对于大范围裂开、全层裂开应迅速送手术室麻醉下进行切口缝合，一般采取间断缝合，并进行减张处理，避免再次发生裂开。再次缝合后伤口应每天换药观察有否发生感染，15~18天后视愈合情况安排拆线。

八 伤口感染

无菌手术缝合伤口或外伤后清创缝合伤口均有感染的可能，主要表现为伤口红肿、压痛、化脓时可扪及波动，或见脓液自切口内流出，也可见缝线将皮肤明显切割或切口裂开。患者可伴有发热、刀口跳痛等症状。

【处理方法】及早拆除部分缝线或全部缝线，敞开伤口放出脓液，冲洗伤口，放置适当引流物，此后按感染性伤口定时换药。

第四节 伤口换药的其他技术

一 暴露疗法

换药时，也常采用一定时间的暴露，达到去除伤口周围皮肤潮湿、减轻肉芽水肿、控制感染的目的。主要适用于伤口周围皮肤受分泌物浸渍而发生湿疹样或伤口边缘皮肤泛白、创面肉芽组织水肿或绿脓杆菌感染的创面，也适用于烧伤创面。

【操作方法】暴露时房间应保持清洁、干燥，将伤口敷料揭去，生理盐水棉球擦净创面分泌物，让伤口自然暴露于空气中，使创面及周围皮肤水分自然蒸发。冬季应注意保暖，必要可用烤灯置于患处，也可用电吹风机微热风吹拂创面。暴露时间长短根据伤口情况酌情决定，一般为10~30min。暴露完毕后，伤口周围常规消毒，创面或伤口再用生理盐水棉球擦一遍，根据伤口肉芽生长情况酌情进行相应处理。对于烧伤患者，特别是头面部、颈部、躯干、会阴部创面，可采用长时间暴露疗法，使创面尽快干燥，形成干痂、减少细菌感染，待其痂下愈合。

二 湿敷疗法

湿敷疗法适用于创面肉芽水肿或感染严重的伤口，也常用于肉芽创面植皮的术前准备，可以起到减轻肉芽水肿程度、保持创面清洁及控制炎症的作用。

【操作方法】一般伤口可用生理盐水加入适当抗生素为药液，创面肉芽水肿者可用3%~5%高渗盐水作为药液，将无菌干纱布浸入药液中，然后取出纱布，拧去多余水分，以不滴水为度，将纱布直接覆盖在伤口上。为了减少药液蒸发，保持温度，可在湿纱布上加盖一层与湿纱布大小相当的凡士林纱布。一般6h更换1次，待肉芽水肿消退、创面清洁后改为常规换药或其他操作处理。

三　浸泡疗法

浸泡疗法是指将患处浸泡于药液中，更好地达到伤口引流、消炎的目的。对于内层敷料紧密粘连的伤口实行浸泡，还可起到松解敷料，减轻揭取敷料时伤口疼痛的作用。本方法非常适用于四肢严重感染的伤口，尤其适用于手足部位的感染伤口。

【操作方法】根据伤口部位，选用搪瓷缸、泡手桶或特制的浸泡槽等容器。先用1∶1 000的含氯消毒剂冲洗处理所用容器。用无菌生理盐水作为浸泡液，可加入适当抗生素。需用量较大时也可用1∶5 000氯己定液或1∶5 000高锰酸钾溶液作为浸泡液。首先去除伤口敷料，将患肢浸入其中，如果伤口与内层敷料粘连较紧密，可去除外层敷料后直接放入药液。浸泡过程中，随时清除脓液、坏死组织，浸泡时间一般为20～30min，移出后用无菌干纱布擦拭干净，根据伤口情况再进行其他处理。

较为严重的感染伤口可2～3天浸泡1次，特别严重的伤口，可每天浸泡1次。

四　伤口胶布拉拢法

对于一些伤口表浅、创面肉芽健康、分泌物少、周围皮肤正常且移动性好的患者，采用胶布拉拢技术，可加速伤口愈合。当伤口边缘被拉拢时，伤口张力减小，加速伤口收缩从而有利于结缔组织及上皮组织生长，促进伤口愈合，多用于腹部、乳腺伤口、截肢后残端伤口等。

【操作方法】剪制蝶形胶布（图6-3），将蝶形胶布接触伤口的狭窄部分在酒精灯火焰上烤灼、灭菌。先将蝶形胶布的一端粘贴于伤口一侧皮肤上，右手适当拉向另一侧；同时将伤口另一侧皮肤向对侧贴紧胶布（图6-4），最后覆盖适当敷料，妥善包扎固定。根据情况，也先于伤口处覆盖少许无菌干纱布，然后再进行胶布拉拢。每2～3天换药1次，必要时重新进行蝶形胶布拉拢。

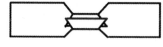

图6-3　蝶型胶布

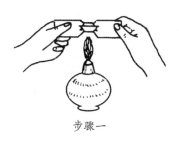

步骤一

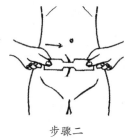

步骤二

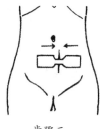

步骤三

图6-4　蝶型胶布拉拢伤口

第五节　难愈性伤口的处理

一　严重化脓性感染伤口

伤口严重化脓性感染对人体危害较大，特别是位于手、足等处的伤口感染化脓。如果炎症进一步扩散，伤口扩大、组织器官坏死、缺损，愈合后瘢痕组织明显增生，可造成不同程度的功能障碍和畸形，因此遇此情况应采取有力措施，控制炎症。常见的严重化脓性感染有以下3种。

（一）手部严重化脓性感染

手外伤严重感染多见于机器挤压伤、牲口咬伤、掌间隙感染、化脓性腱鞘炎等，往往伴有皮肤、肌肉、肌腱、骨骼等多种组织的化脓性感染。局部损伤范围广泛、周围组织水肿明显、伤口分泌物多、皮肤浸渍、泛白，伤口周围皮肤表皮松脱，可有外伤性手指残缺，有的伤及深部组织，可见肌肉、肌腱外露或坏死，并常见骨质外露或形成骨髓炎。患者可有发热，血白细胞计数增多等，并可影响饮食、睡眠等。

【处理方法】可采用浸泡疗法，配合湿敷等综合治疗。将生理盐水（可适当加入抗生素）倒入泡手桶内（没有泡手桶可用塑料桶或脸盆代替），将患手置于其中，浸泡20~30min，引流出伤口内脓液，使坏死组织松解、分离，然后用剪刀将坏死皮肤、肌肉、肌腱等组织一一剪除，如有死骨用咬骨钳咬除，冲洗后用干纱布擦拭干净，使创面保持清洁。重新配制新鲜生理盐水抗生素混合液，将纱布浸湿、拧干，取药液纱布敷于伤口，其上覆盖适量凡士林纱布，防止水分过分蒸发，最后再放适量纱布敷料或纱垫，加压包扎。每6h换药1次，可使伤口很快恢复清洁。待炎症基本控制后，改为普通常规换药。

（二）足部严重化脓性感染

足部严重化脓性感染多见于复杂挤压伤、重物砸伤等。局部肌肉、肌腱等多种组织损伤坏死，足活动受限，同侧腘窝或腹股沟淋巴结可肿大、有压痛。患者可有发热、血白细胞计数增多等。

【处理方法】首次换药可采用浸泡疗法，将患足放入盛有生理盐水抗生素混合液的盆内，浸泡20~30min，将患足移出盆外，用剪刀将坏死组织一一剪除，使创面尽量清洁，再用生理盐水冲洗干净，创面贴凡士林纱布，覆盖适当厚度的纱布敷料，用绷带加压包扎。如果足部化脓感染特别严重，也可采用局部湿敷疗法，每6h更换1次，至伤口较为清洁后改为常规普通换药。需要注意的是，足部化脓性感染伤口换药后一定要强调卧床休息，抬高患肢，这样可以促进静脉回流，减轻足端水肿。

（三）会阴部严重化脓性感染

会阴部组织疏松，炎症易于扩散，肛门周围脓肿时，感染可波及阴囊、股内侧、臀部。主要表现为会阴部或肛门周围红肿、压痛、皮肤破溃，甚者出现大面积皮下组织坏死、脱落，脓液腥臭。

【处理方法】首先采用坐浴疗法，用温开水配制1∶5 000高锰酸钾溶液，倒入盆内，坐浴15～20min。剪除臀部坏死组织，用生理盐水冲洗伤口，拭净伤口内分泌物，酌情填塞生理盐水纱布或凡士林纱布引流。覆盖大块纱垫或纱布敷料，适当固定。根据渗出情况，及时更换外层敷料。如为肛门周围脓肿，急性期过后形成慢性肛瘘，应择期再行瘘管切开或瘘管切除手术。

二　慢性溃疡

慢性溃疡是由于各种原因所致的皮肤缺损，病变虽然表浅，但往往久治不愈。慢性溃疡常见以下2种情况。

（一）小腿溃疡

多继发于下肢静脉曲张患者，患者小腿可见表浅曲张静脉，踝部水肿明显，并有局部皮肤溃疡，面积大小不等。周围皮肤粗糙、营养不良、颜色暗紫、皮肤温度低。创面肉芽污秽，触之不易出血。

【处理方法】卧床休息，抬高患肢，局部用温热盐水行湿热敷，以改善肢体营养状况。进行伤口换药，促进上皮长入，加速溃疡愈合。如此处理一定时间，伤口仍不能愈合者，则应酌情采取手术治疗。深静脉回流正常者，可行高位大隐静脉结扎，以减少静脉逆流，同时行曲张静脉剥脱术，清除下肢浅静脉瘀血。术后抬高患肢，加强溃疡面换药。为了缩短病程，待创面肉芽组织转为健康肉芽组织后，可行创面植皮术。也可将不健康的肉芽全部刮除，待长出健康肉芽后，再行创面植皮术。

（二）褥疮

多见于长期卧床、截瘫、全身衰竭的患者。往往发生于骶尾部、大转子、髂骨嵴、足跟、内外踝、头枕部等骨骼突起处。形成原因为局部组织长时间受压、缺血、缺氧，造成皮肤及皮下组织坏死脱落而形成慢性溃疡，局部表现为发病初期皮肤发红，继之形成水泡，进一步发展，皮肤变为暗紫色并坏死脱落，可深达筋膜、肌肉或骨骼，形成溃疡。创面渗出物较多，周围皮下可形成潜在腔隙。可伴发热等全身症状，甚至感染严重造成败血症等。

【处理方法】首先加强护理，定时为患者翻身，防止局部进一步受压、缺血、坏死，同时注意改善患者全身营养状况，纠正低蛋白血症、贫血等。加强局部换药，清除坏死组织，设法改善溃疡周围组织血液循环。如多次换药创面不能闭合者，待局部炎症基本控制，创面肉芽转为健康后行植皮术，或彻底清除局部坏死组织，行局部皮瓣转移术。

三　窦道

窦道是指深部组织借外口通向体表的病理性盲管。窦道形成的原因多为局部伤口感染、异物存留（缝线、死骨等）、脓肿切开后引流不畅，也可见于结核性感染。窦道管壁通常有较厚的纤维瘢痕组织增生，管腔内充满不健康肉芽组织，窦道外口可有突出的暗红色肉芽组织，并有少量分泌物溢出。有时窦道外口也可暂时性闭合，但间隔一段时间后，窦道内有慢性炎症反应，分泌物积聚，局部又可出现红肿，破溃等急性炎症症状。如此反复发作，经久不愈。

（一）腹壁窦道

多为腹部手术后切口感染所致，局部常有红、肿、痛，有少量分泌物溢出并常有残留线结自窦道内排出，排出线结后，红、肿、痛症状有所减轻，如此反复发作。

【处理方法】换药时可用镊子或血管钳逐一取出残留线结，但有时往往不易取净，费时费力。较有效的处理方法为扩大切开窦道，彻底引流，用刮匙搔刮，将坏死组织及不健康肉芽组织、线结、异物等彻底清除。病程超过1个月仍无愈合倾向者，应行窦道切除术，以窦道外口为中心，做梭形切口，沿窦道周围正常组织切入，彻底切除窦道及其周围瘢痕组织，如需缝合切口，缝合时注意勿留死腔，必要时放负压引流管。术后10～14天拆线。

（二）其他部位窦道

多为深部脓肿切开引流不畅所致，多见于臀部脓肿切开引流后，或脓肿自行破溃长期不愈，也可见于外伤后异物存留致伤口感染而长期不愈。

【处理方法】一般需行窦口扩大切开引流术，使创腔口大底小，注意换药时应使填塞的引流物松紧合适，先让肉芽组织自创底部逐渐长满，最后再让创口逐渐愈合。

（三）结核性窦道

结核性窦道多见于结核性淋巴结炎化脓破溃，伤口长期不愈，窦口肉芽组织水肿，颜色灰暗，常有稀薄分泌物或干酪样物自窦口排出。

【处理方法】一般可用刮匙刮除窦道内不健康的肉芽组织，坚持换药，直至伤口愈合。如病变范围局限，可以病变为中心做梭形切口，彻底切除病变组织，然后缝合切口。进行局部处理的同时，应加强全身营养，服用抗结核药物。

四　瘘管

瘘管是由于某种原因导致的连接体表与体腔或脏器的管道，临床上最多见者为肛瘘及耳前瘘管。另有一些为腹部手术后引起的肠瘘或膀胱瘘。

（一）肛瘘

多由肛门周围脓肿破溃或切开引流不畅演变而来。患者常述肛门周围瘘口有分泌物溢出，瘘口可以暂时闭合，但此后不久又急性发作，如此反复发作，长期不愈。有时瘘口处为一暗红色肉芽组织，假性闭合时瘘口仅为一小的凹陷。直肠指诊，肠腔内可扪及硬结或与外口相连的硬条索状肿物，按压时瘘口可有少量分泌物溢出。

【处理方法】位置较低的肛瘘一般可行瘘管切开术，常在换药室进行。局部浸润麻醉后，自瘘管外口插入有槽探针，至直肠内口穿出，于有槽探针上面切开瘘管，再切除切口两侧适量皮肤及皮下组织，敞开引流，此后酌情换药或进行坐浴，伤口便可很快愈合。瘘管周围有大量瘢痕组织增生时，应行瘘管切除术。高位肛瘘应避免行瘘管一次性切开，以防肛门括约肌全部切断致肛门失禁，可行肛瘘挂线疗法。

（二）耳前瘘管

是由于发育异常而引起的一种疾病，常于儿童或青少年期出现症状。主要表现为患者耳前皮肤有一小凹陷，合并感染时可见局部红肿、压痛、破溃后有脓性分泌物流出，探针探查伸向外耳道方向。可有反复发作病史。

【处理方法】急性发作期，应于局部波动最明显处切开引流。注意保持创口清洁，及时换药，待炎症基本控制、周围皮肤组织恢复正常后，可行耳前瘘管切除术。

（三）肠瘘

多见于胃肠道手术后，早期可误诊为伤口感染，至后期大量酸臭味的消化液流出方明确诊断。由于消化液腐蚀合并感染，瘘管经久不愈，丢失大量液体可以出现营养不良或水电解质紊乱。根据瘘管形状可以分为管状瘘和唇状瘘，前者是肠管与瘘口距离较远，通过狭小的瘘管相通，这种肠瘘相对容易愈合；后者是肠管与瘘口距离较近，肠黏膜逐渐覆盖瘘管内壁形成黏膜化，这种肠瘘极难愈合，通常需要手术处理。

【处理方法】根据发生肠瘘时间不同应采取不同措施，可概括为流、堵、补。肠瘘的早期多处在术后不久，漏出的肠液一旦积聚腹腔势必造成严重感染，腹腔炎症水肿严重，不宜立即再次手术，宜放置双套管充分引流，使肠瘘局限，如已经不能插入引流管，可以用人工肛袋贴在腹壁收集漏出液，以防腐蚀局部皮肤。引流约1周后，估计肠瘘局限且没有继发感染时可以用凡士林纱布堵塞瘘口。需要注意的是，一旦堵塞后出现腹痛、发热等症状时应该重新引流。个别顽固的肠瘘经过引流、堵塞仍不愈合，需要在第一次手术后3～6个月进行手术修补。具体方式要根据瘘口大小决定，如肠壁小破口可以切除破口周围不健康组织后直接缝合修补，如缺口大则应楔形切除一肠段另行吻合。肠瘘是一严重的手术并发症，处理不当可以危及患者生命，应该十分重视。除伤口处理以外，还需要全身支持治疗，如使用营养支持，并使用生长激素促进瘘口愈合。

第六节　伤口延迟愈合原因及其处理

伤口延迟愈合的原因有多种，有全身性因素，也有局部因素，或二者兼有。因此，伤口长期不愈时，要针对具体情况找出伤口不愈的原因并正确处理。

一　引流不畅

引流不畅是伤口长期不愈合最常见原因，主要因为创腔较大，创口较小，呈烧瓶状改变，使脓液及脓腔内坏死组织不能充分引流，创口内无健康肉芽组织生长而致伤口长期不愈。有的可形成一细长的盲端管道，即窦道。最常见的部位为臀部脓肿切开引流后、乳房脓肿切开引流后或其他深部脓肿切开引流后，也可见于外伤后局部感染等。

【处理方法】扩大切开创口，充分敞开引流，使创腔口大底小。创腔较深时，注意引流物的选择，可于创腔底部松散填塞凡士林纱布，而创腔上部及创口填塞干纱布引流，如此填塞既起到吸附引流作用，又有利于创口底部肉芽组织生长，同时抑制创腔上部及创口肉芽组织生长过快而致创口过早缩小，防止窦道形成。

二　局部血运不良

血运不良则局部组织得不到足够营养，伤口愈合必将延迟，表现为肉芽暗紫，触之无出血，分泌物较少。最常见于下肢静脉曲张，瘢痕性溃疡或烧伤后残余创面等。

【处理方法】下肢静脉曲张时改变局部血运的最佳方法为卧床休息，抬高患肢，以利静脉回流，减轻局部瘀血、缺氧。必要时应行大隐静脉高位结扎加曲张静脉分段剥脱，阻止静脉血逆流和瘀血。各种原因所致的瘢痕性溃疡或烧伤后残余创面长期不愈者，可施行局部湿敷，以改善局部微循环，促进肉芽组织生长和上皮长入。上皮长入困难时，可将肉芽组织刮除，施行游离植皮术。

三　坏死组织存留

伤口内如有坏死肌腱、肌肉、脂肪组织存留，也将明显影响伤口愈合。

【处理方法】首先应正确辨认何为坏死组织，然后将坏死组织彻底清除，以利肉芽组织生长。

四　异物存留

各种外伤和手术后切口感染，伤口长久不愈，大部分原因为异物存留，常见于腹部手术后切口感染缝线线结残留，或四肢软组织损伤后铁片、木屑、泥沙存留。此外，还有的为手术时将碎纱布条、橡皮条之类的东西遗留于切口内，也可致伤口长期不愈。

【处理方法】手术后切口感染缝线反应所致伤口长期不愈，用血管钳插入伤口底部试行夹出缝线线结，或用刮匙连同伤口内不健康的肉芽组织一起刮除。伤口仍不愈合者，说明深层仍有缝线不能排出，则可扩大切开伤口，直视下将所有炎症累及的缝线全部清除，并去除不健康的肉芽组织，通过换药让伤口慢慢愈合。形成窦道者，也可将窦道及异物彻底切除，然后缝合切口。

外伤后铁片、木屑、泥沙等异物存留时，可扩大创口，直视下将异物取出，创口内放引流物，适时清洁换药，伤口即可慢慢愈合。

五　慢性骨髓炎

慢性骨髓炎，亦是伤口长期不愈的常见原因之一。自体骨虽不属外来异物，但如果失去活性变为死骨片，机体也将产生排异反应，致伤口长期不愈。最常见于手部挤压伤或动物咬伤后所形成的慢性骨髓炎，也可见于足外伤或其他浅表部位损伤后骨质暴露坏死。实践证明，许多骨髓炎早期X线摄片往往无阳性改变，而换药时直视可见病变处骨膜脱落，骨质松脱，颜色暗紫；晚期X线摄片可见骨质疏松或游离骨片等改变。

【处理方法】经血管钳、探针探查或直视下有骨质坏死时，应将死骨彻底清除，直至骨断端有新鲜出血为止。此后待肉芽生长充满创口，可望上皮长入，伤口愈合。上皮长入困难者，可行植皮术。

六　换药技术不当

由于换药技术不当，也可致伤口长期不愈，常见原因有消毒液使用不当，如伤口误用碘酒、石碳酸，可严重损伤伤口内肉芽，抑制创缘上皮长入；如肉芽水肿高出皮肤的肉芽未及时刮除或削平，也影响上皮长入；换药间隔时间太长或换药次数过多，引流物选择或填充不当等。

【处理方法】针对不同原因酌情处理，例如避免刺激性大的消毒液进入伤口内，肉芽水肿创面及时用高渗盐水湿敷，高出皮肤面的肉芽要进行刮除或削平，适当调整换药间隔时间，选择适当的引流物。

七　蛋白质缺乏症

蛋白质是伤口愈合的基本物质，蛋白质缺乏时，不但失去组织愈合的基本条件，而且常因血管内渗透压降低，水分渗入组织间隙，使局部组织水肿而影响伤口愈合。

【处理方法】当蛋白质缺乏时，应及时补充足够蛋白质，可以通过口服，也可以通过静脉补给。口服补给蛋白质最合乎生理要求，而且经济实惠，正常人每天每公斤体重需要进食2～3g，即可满足每天生理需要，但当蛋白质缺乏时，则要适当增加蛋白质进食量。

八　维生素缺乏

维生素C缺乏时，成纤维细胞合成受阻，因而影响伤口愈合。外科患者的血浆中维生素C含量一般偏低，因此，补充维生素C很有必要，以促进伤口愈合。维生素A和维生素B缺乏时，也对伤口愈合产生不良影响。维生素A是维持上皮组织正常功能状态必需物质，并促进上皮的生长，使创口加速愈合；维生素B参与蛋白质和脂肪的代谢，并参与许多酶的合成及转移。

【处理方法】维生素缺乏时，临床上一般可通过口服补给，也可通过静脉补给。

九　糖尿病

糖尿病未控制的患者伤口很难愈合，这是由于糖尿病患者周围组织循环不良影响伤口愈合，还可能是由于白细胞游动不良，炎症不能有效控制而影响伤口愈合。实践还证明，糖尿病已控制的患者，伤口愈合基本正常。

【处理方法】糖尿病患者伤口长期不愈时，应设法控制血糖。

第七节　开放性损伤伤口清创缝合术

开放性损伤一般是指机体遭受外力作用，局部皮肤或黏膜破损，深部组织与外界相通的机械性损伤。这类损伤往往需要进行外科清创缝合术，才能使伤口闭合，达到防止伤口感染、使功能和外形得到恢复的目的。

开放性损伤有时伴有不同程度的皮肤缺损，需利用游离皮肤移植进行修复，如裸露肌腱、骨骼、关节、大血管、神经干组织，必须进行皮瓣移植，才能使创面达到一期闭合、术后功能恢复的目的。

一　常见开放性损伤种类

本节所讲的开放性损伤，主要限于浅表部位的损伤，不包括与体腔或内脏相通的开放性损伤。浅表部位开放性损伤主要有以下几种类型。

（一）皮肤擦伤

是外力沿着身体表面近乎平行的切线运动，造成的皮肤浅层损伤。主要表现为局部皮肤擦痕，少量浆液性渗出或血液渗出。

（二）刺伤

是指尖锐器物，如尖刀、铁钉、铁棍、木刺、竹刺等直接刺入人体造成的损伤。主要表现为伤口较小，但伤道较深，出血可多可少，伤口内积存血肿。易造成异物存留、化脓性感染或厌氧菌感染等，处理不当极易形成慢性窦道。

（三）切割伤

用带刃的锐器，如刀、玻璃等切割人体组织造成的损伤，可伤及血管、神经、肌腱等组织。主要表现为伤口呈线形或唇状，边缘较整齐，深浅不定，出血较多。

（四）裂伤

为钝器切线运动作用于人体，使皮肤全层组织撕裂，也可深及皮下各层组织。主要表现为伤口边缘不规则，伴有组织碾挫、挤压，易发生感染、组织坏死等。

（五）撕脱伤

为外力作用于人体，将大片皮肤从深层组织撕脱，称为撕脱伤，最常见于高速旋转的外力致头皮或手的皮肤撕脱损伤。主要表现为一定范围的全层皮肤自皮下组织层或骨膜下撕裂，伤口出血较多，往往伴有休克。

（六）咬伤

各种动物咬伤，包括虫类叮咬伤、牲畜咬伤等，损伤范围及深浅程度不一，容易招致感染。

二　清创缝合术的概念

（一）清创缝合术含义

开放性损伤的伤口一般易被细菌污染，属于污染伤口。但是由于伤后时间较短，细菌尚未侵入深部组织，也未引起大量繁殖，此时如争取时间尽早正确处理伤口，通过系列措施，可使污染伤口变为清洁伤口，促使伤口一期愈合。这种处理开放性组织性损伤的方法，称为清创缝合术。

清创缝合术主要包括清洁消毒伤口周围皮肤、去除伤口内异物、清理失活组织、重建修复被损伤组织、消灭死腔和闭合伤口等步骤。正确的清创缝合术是防止伤口感染、缩短疗程、恢复最大功能和最佳外形的根本保证。

（二）清创缝合的重要性

清创缝合术是外科领域最常用的技术操作，无论哪一级综合医院，一般均应设立清创室。即使是最基层的乡镇卫生院、卫生室和诊所的有关医生也应掌握清创缝合术的基本知识和技术操作。因为大多数开放性损伤的处理原则是就地处理，就地治疗，避免长途转院，防止伤口感染。对于急症外伤，如能及时进行清创缝合，可有效防止创口感染，达到一期愈合。尽管清创缝合术简单，但是手术质量高低却直接决定了治疗效果。每一位外科医师都应该熟练掌握有关清创缝合术的基本知识和技术操作，每接诊一位患者，医生都要根据具体情况，制定恰当的治疗方案，执行规范的技术操作原则，方能收到理想的治疗效果，使患者达到最佳的恢复程度。

三　清创缝合术前准备

（一）患者的准备

开放性浅表组织损伤，在进行清创缝合术之前，应进行适当的术前准备，特别是遇有较复杂的外伤时更应如此。如果患者伴有内脏或其他严重损伤，并威胁到生命时，处理原则应为救命第一，治伤第二。术前准备主要包括以下几方面。

1. 全面查体：患者来院后不要只片面看到浅表外伤的局部情况而急于行清创缝合术，应先进行体格检查，既要查看伤口局部，又要结合病史检查全身情况，特别是要注意检查患者血压、脉搏、呼吸等生命体征，注意患者是否有颅脑损伤、心肺损伤及腹腔内更严重的复合伤存在。如果存在这些严重情况，抢救生命则是当务之急。避免只顾处理局部而忽略了全身情况，使病情迅速恶化。当然，较简单的、小范围的损伤，不一定进行全面体格检查，可先进行清创缝合术后再酌情进行其他检查。

2. 纠正休克：已陷入休克的患者，一般可先简单控制伤口出血或加压包扎，立即给予纠正休克治疗，迅速开通静脉给予输液、输血，使血压恢复正常或接近正常后再进行清创缝合术。如果休克是由伤口出血造成，可在输液、输血的同时进行止血、清创等其他处理。

3. 麻醉选择：一般伤口可选择局部浸润麻醉，手指或足趾损伤可选用神经阻滞麻醉，伤情复杂，伴有神经、血管损伤，手术时间较长者，则采用全身麻醉或其他相应麻醉。此时应与麻醉人员及时联系，共同协商确定麻醉方法。

（二）术区的准备

一般外伤清创缝合术前都应对受伤部位进行适当准备，四肢损伤时将患肢暂时抬高，利于静脉回流，减少出血。初步清洗伤口周围污物、泥沙，剃除局部毛发，修剪指（趾）甲。需要皮肤移植时，供皮区应用毛刷蘸肥皂水彻底刷洗，使局部皮肤清洁。

（三）器械及物品的准备

体表损伤可有多种多样，术前要充分做好各种器械及物品（材料、药品等）的准备。一般说来，清创室应常备普通清创缝合器械包。特殊情况需要时，再备相应的器械及材料，如大血管损伤时应备吻合血管用的精细器械和无损伤针线；骨折时应备内固定器材、夹板或石膏绷带；四肢严重损伤时应备驱血带、橡皮止血带或气囊止血带；手外伤伴有骨折时应备咬骨钳、克氏针、螺丝钉等物品。

四　清创缝合操作步骤

（一）刷洗伤口周围皮肤

刷洗可以机械地去除伤口周围泥沙、草叶、污垢等异物，大大减少伤口局部细菌数量，是清创缝合术必不可少的步骤。操作时可戴上手套进行，首先用无菌纱布敷料覆盖伤口，用软毛刷蘸肥皂水轻轻刷洗伤口周围皮肤，然后用生理盐水冲洗（图6-5）。油污不易除掉时，可用汽油进行擦洗。刷洗时勿让水进入伤口内，刷洗范围覆盖伤口外30cm以上为宜。如此反复刷洗伤口周围2～3遍后，用无菌干纱布擦拭干净。

（二）冲洗伤口

移去覆盖伤口的纱布，用大量生理盐水冲洗伤口内部，并用镊子或止血钳夹持棉球轻轻擦拭伤口内部，去除伤口异物、血块等，然后再用干纱布将伤口周围皮肤擦拭干净。如有活动性出血，应先用血管钳钳夹止血。

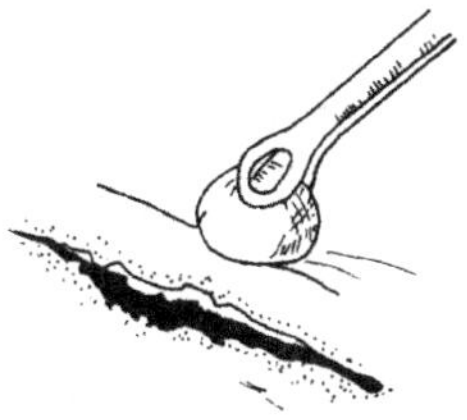

（三）皮肤消毒、铺无菌巾

用碘酒、酒精或0.1%氯己定消毒伤口周围皮肤达创缘外20cm，消毒时注意勿使消毒液进入伤口内，以免加重伤口内组织损伤。消毒完毕后，术区铺盖无菌巾。

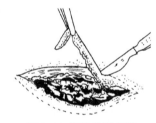

步骤一

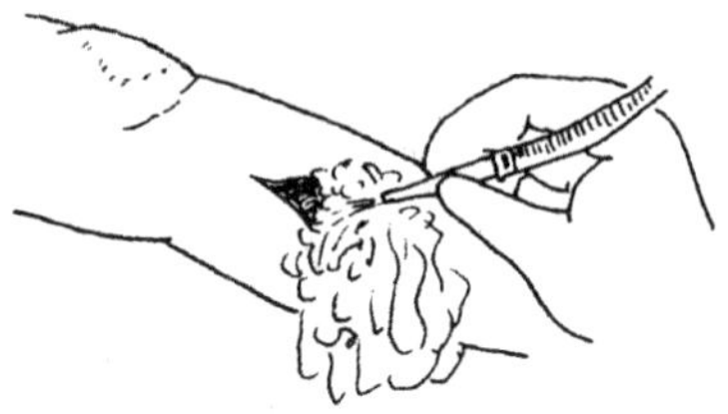

步骤二

图6-5　刷洗伤口周围皮肤

（四）麻醉

根据受伤部位、手术时间长短选择适当的麻醉方法。一般创口较小，手术操作较简单的患者，可采用局部浸润麻醉或区域阻滞麻醉；伤口较大，操作较复杂者可于手术前进行全身麻醉或硬脊膜外麻醉。

（五）清理伤口

仔细检查伤口，进一步了解伤情。弄清肌腱、骨骼、重要神经、血管等有否损伤。然后用剪刀、手术刀等锐利器械切除严重污染和失去活力的组织，先沿伤口边缘切除不整齐的皮肤创缘1～2mm（图6-6），再切除其他失活组织。特别要注意将捻挫严重的肌肉组织彻底切除，肌肉失去活力的特征是组织水肿、无弹性、色紫暗、无光泽、切开时断面不流血。大部分游离的脂肪组织团块、筋膜组织极易坏死，也应彻底切

图6-6　清除失活组织

除。与软组织相连的骨片应保存，完全游离的小骨片，原则上应予以清除，但游离的大骨片宜将表面污染层凿除后，再放回骨缺损处。

需要注意的是，清创时应按一定顺序和解剖层次，由浅入深分区进行，切忌东一刀、西一刀、深一剪、浅一剪地盲目行事。清除失活组织时，应注意妥善止血。对于伤口边缘较整齐者，也可不切除创缘，以免伤口缝合时皮肤张力过大。神经、肌腱、关节囊和韧带清创时应持慎重态度，因切除太多会影响功能，除明显坏死、挫压者必须切除外，余宜保留观察。

（六）再次冲洗伤口

失活组织清理完毕后，再次用无菌生理盐水冲洗伤口2遍，彻底去除组织碎屑、残渣。污染较严重的伤口，可先用0.1%氯己定溶液冲洗创面或用氯己定液纱布湿敷创面数分钟，然后再用生理盐水冲洗。受伤时间较长时，可先用3%双氧水冲洗伤口，再立即用无菌生理盐水冲洗，以减少厌氧菌感染的机会。

（七）重新铺盖无菌巾

更换手套，重新铺盖无菌巾，并更换已用过的手术器械。

（八）组织缝合修复

　　一般仅伤及皮肤和皮下组织的伤口，如无皮肤缺损，可用丝线按解剖层次分层缝合，皮下脂肪较薄时，也可将皮肤、皮下组织一次缝合（图6-7）。皮肤少量缺损、缝合后皮肤张力较大时，可在切口一侧或双侧做减张切口，使原伤口得良好对合（图6-8），减张切口可缝合也可以不缝合，由其自然愈合。如皮肤缺损较多则可应用游离皮肤移植修复（图6-9），如皮肤缺损使骨质、肌腱、关节、重要神经、血管裸露时，应进行适当的皮瓣移植修复。

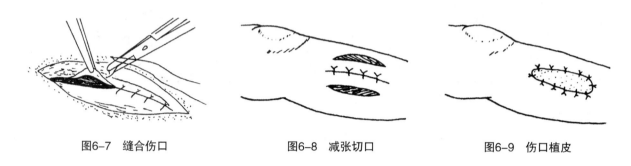

图6-7　缝合伤口　　　　　　　　图6-8　减张切口　　　　　　　　图6-9　伤口植皮

　　如有多种组织损伤时，应按以下顺序进行修复，即先后修复骨关节、血管、神经、肌腱等组织，其修复原则如下。

　　1. 骨关节损伤。根据骨折部位、骨折类型、有无移位等情况，先做正确的复位，再酌情选择应用不锈钢针、螺丝钉、不锈钢丝、不锈钢板等固定器材进行可靠的内固定术（图6-10）。关节开放损伤时，用无菌生理盐水仔细冲洗关节腔，再缝合撕裂的关节囊以封闭关节腔。

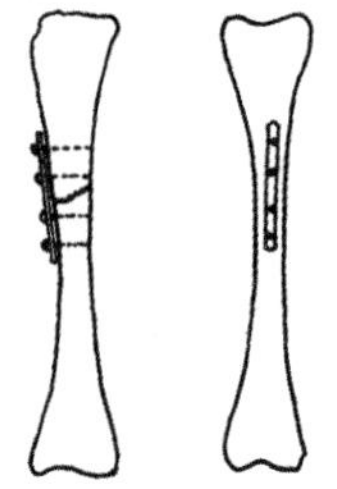

图6-10　骨折内固定

　　2. 血管损伤。凡血管损伤不至于造成肢体远端血循环障碍者可予以结扎；损伤后估计影响肢体远端血运或有可能致肢体坏死者，尤其是动脉血管损伤时，则应针对不同情况进行相应处理，血管部分损伤时行血管修补术，血管断裂者行血管吻合术。肢体血循环障碍，主要表现为伤肢远端皮肤温度低，颜色苍白或青紫，并感肿胀、麻木、缺血性疼痛，扪诊脉搏减弱或消失。

　　3. 神经损伤。重要神经干完全断裂后，自行恢复困难，往往需手术缝合。临床上较易损伤的神经有：①桡神经损伤，典型表现为腕下垂，手背桡侧麻木，掌指关节不能伸直，拇指不能外展及背伸（图6-11），但桡骨头以下的低位损伤不出现腕下垂；②正中神经损伤，典型表现为桡侧三个半手指感觉障碍，不能屈曲，称为猿手（图6-12）；③尺神经损伤，典型表现为第四、五掌指关节过伸而指间关节不能伸直，称爪形手（图6-13）；④腓总神经损伤，典型表现为胫前肌及腓骨长、短肌瘫痪，而呈足下垂（图6-14）。神经损伤的治疗原则为重要神经断裂如受伤时间短、伤口清洁、无神经失活时应争取一期缝合；如受伤时间较长、伤口污染较重，则宜将神经两断端用

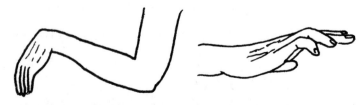

图6-11　桡神经损伤后垂腕　　　图6-12　正中神经损伤后猿手

黑丝线缝吊在一起，待伤口愈合2~3周，最迟不超过3个月，再做二期神经缝合；缺损太多时，可做自体神经移植。鉴于神经功能恢复较慢，故术后应尽早采用按摩、理疗等方法加强瘫痪肌肉、肌腱的活动，以防肌肉萎缩和关节活动不灵。

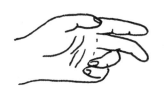 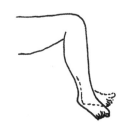

图6-13　尺神经损伤后爪形手　　　图6-14　腓总神经损伤后足下垂

4. 肌腱损伤。开放损伤中，肌腱有损伤十分常见。如果肌腱完全断裂，该肌腱的运动功能即完全消失，因此原则上力争早期缝合修复，早期缝合修复粘连较轻，功能恢复较好。多根肌腱断裂时，全部修复有困难或估计效果不佳（如腕部、手部），将功能重要的肌腱优先处理；重要肌腱损伤严重时，可将次要肌腱修复，以代替主要肌腱功能。

（九）放置引流物

伤口浅、止血完好、缝合后没有死腔时，一般不必放置引流物。死腔存在有形成血肿或血清肿的可能，应放置适当引流物。皮瓣移植术后，皮瓣下实际是一腔隙，必要时应予以引流，一般选用橡皮条引流。关节腔内一般不做腔内引流，若污染严重时，或伤口超过12 h者，可做腔外引流。

安放引流物时需注意位置合适，防止过深或过浅。橡皮条引流时，注意切口外保留长度要适当，过长时易随着敷料的移位而脱出，过短时又易进入伤口内。

（十）包扎固定

伤口皮肤缝合完毕后，即应覆盖敷料，妥善包扎固定。如进行了血管、神经、肌腱的缝合修复，尚应用夹板或石膏进行肢体外固定，以使缝合的组织处于松弛状态。

五　清创缝合术后处理

各种体表开放性组织损伤清创缝合术后处理可遵循以下原则进行，以便使患者达到顺利康复的目的。

（一）体位

四肢损伤时，最好使受伤部位处于高于心脏的位置，有利于静脉回流，减轻水肿和疼痛。

（二）预防感染

对于复杂外伤或污染较重的伤口，应用大剂量抗生素，预防感染，有时术前、术中即开始应用，以保证伤口内所渗出的血液中含有足够浓度的抗生素。

（三）局部制动

对于某些受伤肢体或合并重要血管、神经、肌腱、骨骼损伤者，应采取必要的外固定制动，防止修复组织的撕裂。

第八节 特殊原因创伤的清创处理

一 小面积烧伤

本书所讲的小面积烧伤是指损伤面积较小（5%以下）、深度在Ⅱ度以下者。其最常见原因为热损伤，包括火焰烧伤、热液烫伤等；还有化学烧伤，包括酸、碱等化学物质所致损伤。

（一）热损伤的处理

1. 损伤后，可将受伤部位立即浸入冷水中浸泡，或用自来水冲洗，起到局部降温，收缩毛细血管，减轻渗出肿胀和疼痛的作用，还可达到局部清洁的目的。冷水浸泡或自来水冲洗30~60min后，再用生理盐水冲洗局部，完整的水泡可保留，破溃的水泡应剪除泡皮，然后覆盖无菌凡士林纱布和厚层敷料适当加压包扎。根据敷料渗透情况，适时换药。

2. 半暴露方法，可用5%~10%磺胺嘧啶银混悬液浸湿无菌纱布，贴敷于烧伤创面上，任其暴露在空气中，保持自然干燥，以便成痂，继而痂下愈合。

（二）化学烧伤的处理

化学烧伤应立即用大量清水冲洗创面，最好用流动的自来水冲洗60min以上，既可冲洗干净残留于创面的化学物质以免对组织的继续损伤，又可起到局部清洁作用。最后用生理盐水冲洗。其他处理同一般热烧伤。对眼部化学烧伤者，彻底冲洗后，可再涂用抗生素油膏。

二 火器伤

火器伤是指人体受到子弹、弹片的作用后而发生的损伤，既有一般外力损伤的特点，也有热损伤的病理改变，伤口较小，但伤道周围损伤较广泛，常为贯通伤，可伴有血管、神经、内脏等重要组织损伤。有时为盲管伤，易发生异物存留和并发感染。

（一）初期处理

1. 认真检查伤道，是否伴有重要血管、神经、内脏等损伤，以便决定适当的处理方法。

2. 彻底清创、切除伤道及其周围失活组织。清创后原则上不做一期缝合。使伤口保持开放，用浸有抗生素的纱布疏松充填伤口，包扎固定。

（二）后续治疗

初期处理4~5天后检查伤口，如无明显水肿、感染，可行延期缝合，伤道较深者，需放置适当的引流物。如初期处理后发生伤口轻度感染，肉芽仍较健康，血供良好，肉芽底部不硬，创缘对合无张力者，可将肉芽及深层组织一并切除，造成新的创面，再进行拉拢缝合（图6-15）。

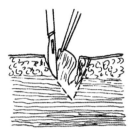
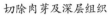
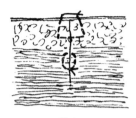

切除肉芽及深层组织　　　　　缝合

图6-15　火器伤后续治疗

三　刺伤

刺伤是指人体被尖锐的器物，如铁钉、钢筋、水果刀、刺刀、刮刀、木刺等所致的损伤，损伤特点是伤口较小，伤道较深，伤口易封闭，因带入铁锈、木刺、泥土等其他异物，极易发生感染，特别易发生厌氧菌感染。

【处理方法】①仔细探查伤口的深度和方向，彻底清创，去除异物，切除被污染的组织，先后用双氧水、生理盐水冲洗，伤口表浅者可行一期缝合。②伤口较小而伤道较深者，或有其他重要组织损伤时，则应适当扩大切开伤口探查，清除异物，修复损伤组织，彻底冲洗后再逐层缝合。必要时，伤口内放负压引流管或其他引流物。③有些伤口污染较重，清创后不必一期缝合，于伤口内松散填塞浸有抗生素液的纱布，包扎固定，2～3天后打开敷料，如无感染，再予以延期缝合。

四　狗咬伤

一般狗咬伤后，伤口形状不规则，深浅不一，易发生感染，若为疯狗咬伤，除有一般狗咬伤后的特点外，还有发生狂犬病的可能。

【处理方法】立即用生理盐水反复冲洗伤口，洗净沾污的唾液。若伤口仅为齿痕者，局部可涂以碘酒，不包扎。若伤口较深，则应遵循外科处理原则进行清创处理，彻底切除被咬伤的组织。敞开引流暂不缝合伤口，也可将多处伤口按一定形状统一划区切除，清创后将伤口缝合。若怀疑或确定为疯狗咬伤，伤口彻底清理后不做一期缝合，并在伤口周围注射狂犬病免疫血清，同时按规定注射狂犬病疫苗。

五　牲口咬伤

牲口咬伤后，伤口大而不规则，组织撕裂严重，易发生感染。

【处理方法】按照外科清创缝合原则进行伤口局部处理。皮肤组织缺损时，可利用周围正常皮肤转移皮瓣修复。血管、神经、肌腱损伤时，给予相应的皮瓣移植修复。

六　毒蛇咬伤

蛇类分布较广，被毒蛇咬伤后，蛇的毒素注入人体，可引起神经、血液中毒，严重者可导致死亡。

【处理方法】蛇咬伤后，应立即进行如下处理：①立即绑扎肢体，在咬伤近侧5～10cm处用止血带或绷带绑扎，达到阻滞静脉和淋巴回流的目的，然后挤压伤口周围，排出毒液。同时服用有效蛇药，半小时后解除绑扎。②局部用冷水或冰袋湿敷降温，可减少毒素吸收。③清洗、消毒局部皮肤，以伤口为中心做"十"字形切开，使毒液流出。④同时配合胰蛋白酶、抗毒血清注射及一般支持疗法等综合治疗。

七　蜂蜇伤

最常见者为蜜蜂或黄蜂蜇伤，伤后局部红肿、疼痛，数小时后即消退。一般无全身症状，有的可发生荨麻疹、水肿等过敏表现。

【处理方法】①伤后即用碱性溶液，如3%氨水、肥皂水、3%碳酸氢钠溶液冲洗。②用手挤压伤口，促使毒液排出。也可采用民间火罐拔毒。③疼痛明显者用1%普鲁卡因伤口周围封闭注射。④局部剧痒或有其他全身过敏症状者，给予抗组胺药治疗。

第九节　清创缝合术的常见失误

一　伤口周围皮肤清洗不当

为了尽量减少感染机会，去除伤口周围泥土、油污、异物是非常重要的。主要方法是用软毛刷蘸肥皂水反复刷洗伤口周围皮肤，必要时用汽油刷洗油污，这是最简单有效并可减少局部细菌数量的方法。头面损伤时，更应注意加强局部皮肤的刷洗，毛发内藏有许多污垢，含有大量细菌，若剪除毛发面积较小，不能有效的清除伤口周围细菌，同时影响手术操作。

二　伤口周围皮肤消毒不当

这主要表现在两个方面，一是皮肤消毒范围太小，不能保证术区有效的消毒范围，一般应使伤口周围消毒范围达到15cm以上。二是消毒时使消毒液进入伤口内，对组织造成损伤，影响组织愈合。有些人甚至误用碘酒涂擦伤口内部，使伤口内组织遭到严重腐蚀，影响正常愈合。

三　伤口清理不当

较严重损伤时，伤口内往往存在较多的失活组织，如清除不彻底，必将导致感染化脓，这是伤口感染的主要原因之一。因此，强调清创时应按解剖层次及一定移动方向逐一进行，防止遗留坏死组织于伤口内。有的甚至连伤口内泥土、杂草、异物等也未清除干净，就更容易引起伤口感染。然而，过分追求"彻底清创"，切除过多的正常组织会致使伤口闭合困难，面部损伤清创缝合时更应注意防止正常组织切除过多。

四　无菌技术操作不当

体表损伤多为污染性伤口，如何使污染性伤口变为清洁伤口，除按规范的步骤进行清创外，还应注意严格的无菌操作技术原则。较简单的伤口清创缝合时，手术人员可不穿手术衣，但应穿短袖褂、刷洗手臂，并用消毒液浸泡，戴无菌手套操作。复杂的外伤清创缝合时，术者应穿着无菌手术衣进行操作。另一常见无菌操作不严格表现在伤口周围皮肤消毒后不按要求铺盖无菌巾。正确的做法应该无论伤口大小，均在伤口周围皮肤消毒后，按要求铺盖无菌巾，使手术操作区保持相对无菌。清理完毕，伤口周围所铺盖的无菌巾湿透或沾满血迹时应于缝合前再重新铺盖无菌巾。在清理过程中使用的剪刀、镊子、血管钳应被认为已"不干净"，缝合皮肤时，如仍用这些"不干净"的器械进行操作，就可能增加伤口感染的机会。正确的做法应是用无菌生理盐水进行反复冲洗后再使用，或重新更换这些已"不干净"的器械。

五　皮肤缝合技术欠佳

（1）缝合针及缝合材料选择不当，如使用大号皮针和粗丝线缝合面部伤口。

（2）针距不均匀、过疏或过密，边距过宽或过窄，均可使皮肤愈合后外形不佳。

（3）缝线结扎过紧，易对皮肤造成切割，拆线后遗留"十"字形小瘢痕。

六　麻醉效果不完善

任何手术必须在良好的麻醉下才能顺利进行，如果麻醉不完全，患者呻吟痛苦势必出现肢体抖动，加重出血，同时影响术者的情绪，直接影响手术质量。使患者在良好的麻醉下接受手术，并使术者心情平静，是保证清创缝合术顺利进行的必要条件。这就要求术前选择合适的麻醉方法，并设法达到满意的麻醉效果。

七　止血或引流不当

伤口内积血形成血肿是术后伤口感染的常见原因。术中止血不彻底，往往造成伤口内出血，易在缝合时留有死腔，若未放引流物，便可造成伤口内积血。因此，为了防止伤口积血，应在清创同时妥善止血，并酌情适当安放引流物。

八　包扎制动不妥

清创缝合术后敷料包扎固定，既可达到保护伤口、防止污染、吸收伤口渗出液的目的，也可起到一定的压迫作用，防止和减轻深部组织渗血和肢体水肿。然而，如果术后包扎制动不妥，就有可能导致伤口感染、疼痛、伤口愈合不良等。清创缝合术后制动，是为了给组织愈合创造条件，尤其当神经、肌腱吻合或皮肤移植后，更应给予适当的局部固定，常用材料为石膏或夹板，可使伤处保持在一定位置。一般在神经、血管、肌腱吻合后，固定肢体关节于屈曲位或关节过度背伸位，以免吻合处被牵拉。固定时防止束绑压力过大，避免局部或肢体远端肿胀、坏死等并发症。在符合要求的包扎制动的前提下，尽量减少包扎制动的范围，缩短包扎制动的时间，同时还应兼顾便于手术后检视伤口及局部治疗，尽可能做到包扎制动轻便、牢固、舒适。

第十节　负压封闭引流技术

一　负压封闭引流技术的概念

（一）负压封闭引流技术的定义

负压封闭引流技术（vacuum sealing drainage，VSD）是一种以聚乙烯、酒精、水化海藻盐泡沫覆盖或者填充皮肤和软组织缺损的伤口，将传统的点状引流改成面状引流，再用生物半透膜封闭整个创面，最后将引流管与负压源连接，通过可调控的负压吸引作用促进创面愈合的全新方法。

（二）VSD技术的作用原理

VSD是由医用泡沫、封闭创面的生物半透膜以及高负压装置组成的高效引流系统，在这个系统中，高负压经过引流装置均匀地传到医用泡沫的表面，形成一个全方位的引流装置，可有效地防止传统负压引流时可能引发的脏器被吸住或受压而导致伤口缺血、坏死及穿孔等并发症。创面中小分子物质或质地柔软的物质在高负压吸引作用下被分割或形成颗粒状，经过泡沫空隙进入引流管，再被迅速吸到收集容器中。创面中易造成引流管阻塞的块状物质则被医用泡沫拦截，并在下次更换材料时一并清除。同时，生物半透膜形成的封闭环境一方面可维持创面的高负压吸引状态，另一方面使得引流区与外界隔绝，有效防止污染和交叉感染。在这个高效的引流系统中，创面的每一处坏死的组织和渗出液将都将得到有效的清除，被吸引区内可达到"零积液"，并且高负压状态有利于局部微循环的改善、组织水肿的消退及刺激肉芽组织的生成，最终促进伤口的愈合。

二　VSD适应证

1. 严重软组织挫裂伤及软组织缺损。
2. 开放性骨折可能或合并感染者。
3. 骨筋膜室综合征。
4. 较大的陈旧性血肿或积液。
5. 关节腔感染需切开引流者。
6. 急慢性骨髓炎需开窗引流者。
7. 体表脓肿和化脓性感染。
8. 手术后切口感染。
9. 植皮术后的植皮区。

三　VSD操作步骤

VSD的操作可以分成4个步骤：放置引流物、封闭、接负压、术后管理与观察。

（一）放置引流物

首先，尽可能彻底地清除创面的坏死、失活组织及异物（线结等），开放所有腔隙，确保伤口血供，清洗创面周围皮肤。接着在无菌操作下，按创面大小和形状设计修剪带有多侧孔引流管的VSD敷料，使敷料可以完全覆盖创面，并与创面有良好的接触。引流管的端孔及所有侧孔都应被包裹在VSD敷料中，且每一根引流管末端与敷料边缘的距离不应超过2mm。遇到大面积创口需要置入2个或者更大的引流管时，应根据切口大小适当串联引流管，从而降低引流管使用数量，更好地达到创面封闭效果。最后，把设计好的VSD敷料缝合固定，覆盖和填充创面，不留死腔。

（二）封闭

良好的密封是保证引流效果的关键，因此需要谨慎和耐心地完成封闭工作。首先清洁创面周围皮肤，除去创面周围皮肤的碘伏、血迹和毛发等影响粘贴效果的因素，接着取出粘贴薄膜，除去粘贴面隔离纸，从薄膜一端开始粘贴，用"叠瓦法"用粘贴薄膜封闭VSD敷料，覆盖整个创面，封闭引流管。覆盖范围应包括创周健康皮肤2cm的范围。

（三）接负压

根据需要用三通管将所有引流管合并为一个出口，引流管接负压装置，将负压调节在-125～-450mmHg（1mmHg=0.133kPa）的持续性负压状态。有效且可靠的负压标志是填入的VSD敷料明显瘪陷，薄膜下无液体积聚。

（四）术后管理与观察

确保负压封闭引流正常后，术后应观察并记录负压状况及引流物的性状和引流量，医用泡沫是否恢复原状，薄膜下积液，负压源是否正常，管道是否通畅等。一次负压封闭引流可维持有效引流3～10天，在拔出或更换时应检查创面，如果观察到创面内大量新鲜肉芽组织生长，可给予植皮闭合创面，否则重新填入VSD敷料继续引流，直至创面新鲜再行植皮手术，修复创面。

四 VSD的护理

（一）术前护理

1. 多数患者在进行治疗的过程中，对于自身的疾病会产生较大的恐惧，所以临床医生需要根据患者个体化差异对患者进行疏导，帮助患者树立对于治疗和恢复的信心，同时提高患者的依从性，帮助自身及时恢复，使其积极主动地配合治疗和护理。

2. 创面部位毛发密集时需备皮，以利于术后生物透膜的紧密粘贴，同时防止皮肤毛孔内的细菌繁殖引起感染。

3. 应在患者回病房前备好负压装置，防止血液凝固堵塞引流管。

（二）术后护理

1. 术后观察和处理：术后密切观察皮肤、脉搏和创面周围皮肤情况。持续引流约1周后取出粘贴薄膜，观察创面愈合情况，如创面肉芽组织新鲜，则可行Ⅱ期缝合或植皮。

2. 保持有效引流：保持持续有效的负压是引流和治疗成功的关键，也是术后护理的重点内容。首先，要确保压力是准确的。其次，要确保管道是打开、紧密连接的，以及引流管位置放置得当。怀疑或发现引流管引流不畅时，可用50mL注射器反复冲洗，直至通畅。每天应定期更换引流瓶，在更换前应严格关闭管道封闭端和灭菌操作，特别注意三通连接头处、皮肤皱褶处等是否漏气，保证有效引流。

3. 疼痛护理：在VSD术后要定期评估患者疼痛部位、时间、性质及伴随症状等，了解其影响因素，若发现患者出现疼痛不适症状，可通过调整舒适体位，分散患者注意力，必要时给一定剂量的镇痛药等方法缓解疼痛，保证患者得到充分的睡眠和休息。

4. 营养护理：VSD会造成大量体液和蛋白质的丢失。应鼓励患者进食高能量、高蛋白、高维生素的食物，必要时行肠外营养支持，以促进创面肉芽组织生长。糖尿病患者应每天监控血糖。

5. 功能锻炼：尽早指导患者主动或被动活动肢体，防止关节僵直、肌肉萎缩等并发症的发生。

五　常见问题的处理

（一）引流系统阻塞

当引流物黏稠且量大或有大量坏死组织时，引流系统可能发生阻塞。主要表现为引流量的减少或者在揭除粘贴膜时负压源负压未见下降，此时应及时更换引流。引流区内出血若未得到确切控制也易造成医用泡沫表面被凝血块阻塞。因此，创面的止血是必要的。

（二）粘贴膜下积液

如果未被引流的体表部位被包裹在封闭范围内，切口或创面的渗出可能导致粘贴膜下积液，严重时还会导致粘贴膜被掀起，造成引流失效。一旦出现这种情况，应及时更换医用敷料和粘贴膜。

（三）皮损

少数患者在VSD术后一段时间会出现张力性水泡或者毛囊炎等并发症。张力性水泡多因粘贴膜过度牵拉局部皮肤形成。毛囊炎多发生于粘贴膜下长时间积液或者同一部位长期反复贴膜。因此，预防粘贴膜下积液的形成，避免在同一部位长期反复贴膜以及保持创面周围皮肤的清洁是预防毛囊炎发生的有效方法。

六　摘除VSD引流后局部处理

一般来说，一旦引流达到目的，引流量每天少于20mL，表明病变已得到控制，可拔出引流管，遗留的创面处理如下。

1. 表浅的、较大的创面通常需要以植皮或皮瓣转位覆盖。
2. 表浅而不大的创面，特别是形状规则的创面，如感染的手术切口，一般行二期缝合关闭。
3. 深部病变和体腔内病变经VSD后病变得到控制时，去除引流，通常遗留一个类似窦道的创面，多在短时间内闭合，切勿深入窦道内以免破坏其闭合。

第十一节　各种敷料在伤口的应用

伤口敷料是用于伤口的覆盖物或称为保护层，在伤口愈合与治疗过程中可以替代受损皮肤起到暂时性的保护作用，避免或控制伤口感染，提供受创表面适合的愈合环境。

19世纪下半叶，外科医生Gamgee发明了具吸水性和抗菌性的Gamgee敷料，即棉垫。此后，干纱布治疗伤口的方式一直被沿用到20世纪初期。1962年Winter定义了湿性环境伤口愈合原则后颠覆了使用将近一个世纪的干燥伤口愈合观念，随即出现了薄膜、泡沫、水凝胶敷料等一系列新型敷料。并且随着近年来全球人口的高龄化及慢性病逐年增加，慢性伤口的发生概率提升，过去传统的绷带、纱布、棉球等一般敷料已不足以应付现代大量且多样化的伤口状况，临床上需要更有效率的伤口复原医学材料及更符合多样化疾病伤口的敷料照护。

1982年Turner首先定义了理想敷料的概念：能保持伤口创面的湿润、去除多余的渗液、允许气体交换、隔热、隔离细菌、能除去伤口感染的毒素和微粒、允许躯体移动而不对伤口造成损伤。

1998年，Courtenay又拓展了其范围，认为理想敷料应具备以下功能：①使伤口保持恒定的温度（37℃）；②敷料与伤口接触面能保持一定湿度；③能吸收多余渗出物；④具备良好的通透性；⑤能有效防止微生物、有害微粒及其他有害物质污染伤口；⑥揭除敷料时不会造成伤口损伤。

一　伤口的评估

敷料选择的原则要根据伤口情况决定，最简便的方法就是根据创面颜色和渗出物的量来选用敷料。

（一）伤口颜色的评估

1988年，Cuzzell提出用红、黄、黑3种颜色来评估伤口情况，此评估标准直接、易记、标准统一且操作性强，已得到多数专家的认同，并在临床上得到推广应用。红色创面可能处于创面愈合过程中的炎症期、增生期或成熟期，此类伤口护理原则是保护伤口，并提供适宜的湿度，避免脱水，使肉芽组织与表皮细胞能够生长。黄色创面以皮下脂肪坏死产生黄色脓性分泌物为主，无愈合的倾向，其护理原则为清洁伤口，去除坏死组织，并移除多余组织分泌物，以便尽快清除细菌，让伤口转成红色。黑色创面是指以全层皮肤坏死形成棕色、棕褐色及黑色的干而厚的痂皮为主，同样无愈合倾向。清创是此类伤口的护理原则，可以减轻伤口感染的风险，促进修复。有时慢性创面可能同时存在黑、黄、红的情况，此类亦称为混合型创面，即表示伤口内混有部分健康的及部分不健康的腐肉或结痂组织。此类伤口护理原则应结合不同情况来选择适宜敷料，为伤口提供有利愈合的微环境。

（二）伤口渗出量的评估

1994年，Mulder提出基于更换纱布（10cm×10cm）频率评估渗出量的方法。具体为无渗出，即24h更换的纱布不潮湿；少量渗出，即24h渗出量少于5mL，每天更换纱布不超过1块；中等渗出，即24h渗出量5~10mL，每天至少更换1块纱布，但不超过3块；高渗出，即指24h渗出量超过10mL，每天更换3块或更多纱布。进行伤口护理时，应根据伤口渗出量选择不同性质的伤口敷料。

二　各种敷料的特性及应用

（一）传统敷料

1. 纱布：医用纱布一般由棉花、软麻布和亚麻布加工而成，制作简单，价格便宜，是目前我国主要使用的敷料。此类敷料可以起到覆盖伤口、保护创面的作用。缺点是无法保持创面的湿润，创面愈合延迟，因此不能用于感染伤口。同时，敷料纤维易脱落，造成异物反应，影响伤口愈合。此外，创面肉芽组织易长入敷料网眼中，换药时易损伤新生组织且引起疼痛。但因其价格便宜、使用方便，且可以保护伤口，故现在仍广泛应用于二期愈合的开放性伤口。

2. 塑料膜性不粘连纱布：塑料膜性不粘连纱布是由传统敷料的外周再包裹一层孔性塑料薄膜构成，与传统纱布相比，塑料膜性不粘连纱布不易粘连伤口，敷料纤维不易脱落，与抗生素合用可为创面提供湿润环境，适用于渗液少的摩擦伤及干净的缝合伤口。

3. 湿润性不沾纱布：湿润性不沾纱布也称凡士林油纱布，由传统的敷料经凡士林浸泡而成。湿润性不沾纱布无粘连性，无特殊气味，可有效地保持创面湿润环境，利于表皮生长，限制细菌扩散。其最大的不足是无吸收性，在渗出较多的伤口会导致周围皮肤的浸润，故湿润性不沾纱布多用于擦伤、挫伤、皮肤抑制供皮区等干性伤口。

（二）新型敷料

1. 薄膜类敷料：薄膜类敷料是在普通医用薄膜的一面涂覆上压敏胶后制成。聚乙烯、聚氨酯及聚丙烯是制作薄膜类敷料的常用材料。薄膜类敷料是一面有粘贴性的半透膜，可渗透气体和水蒸气，但不能透过细菌和液体，因此可有效隔离细菌并维持创面的湿润环境。此外，此类半透膜弹性好，可用于身体活动性高的部位。薄膜类敷料无吸收能力，若伤口渗液过多则可能浸润创缘周围皮肤。建议不要在伤口损伤初期使用此类敷料，且不用于感染伤口。由于此类敷料有较强的粘贴性，故在揭除敷料时容易撕伤周围脆弱皮肤。临床上此类敷料多用于静脉注射和导管置入部位以及表浅、渗液少的伤口，例如一、二期褥疮。通常此类敷料只需1周更换1次。

2. 水凝胶类敷料：水凝胶是由高聚物或者共聚物吸收大量水分形成的溶胀交联状的半固体。水凝胶对低分子物质具有较好的透过性，有优良的生物相容性，含水量高达96%，可水化伤口，提供湿性、微酸的愈合环境。除了可保护创面外，此类敷料自身温度较低，可起到舒缓术后伤口的疼痛和抗炎作用。水凝胶类敷料的不足是细菌隔离效果较差；涂抹过多可浸润伤口周围皮肤；无粘贴性，需要外层敷料固定。由于其吸水和安抚伤口的作用，此类敷料主要用于肉芽组织形成不理想的伤口及黑痂、坏死创面、Ⅰ～Ⅱ度烧烫伤创面、各种断层供皮区创面、外伤、静脉炎的防治、表皮缺损创面、放射性皮炎的防治、敏感及疼痛创面的覆盖。

3. 藻酸盐类敷料：藻酸盐类敷料主要成分为羧甲基纤维素钠、藻酸钙。是一类从天然海藻植物里提炼出来的天然纤维敷料，该医用敷料接触到伤口渗出液后，与渗出液发生Na^+/Ca^{2+}离子交换，在创口表面形成一层稳定的网状凝胶，为伤口营造一个利于组织生长的微环境，促进生长因子释放，刺激细胞增殖，提高表皮细胞的再生能力和细胞移动，促进伤口愈合。此外，藻酸盐类敷料接触伤口渗液时会释放Ca^{2+}，促进凝血酶原激活物的形成，加速凝血过程。此类敷料缺点是无粘贴性，需要外敷料固定；不适合干的伤口和有焦痂的伤口；有异味，敷料本身有脓液样外观，易与伤口感染混淆。临床适用于处理渗出液和局部止血；有中—重度渗出物以及有腔隙的伤口，如褥疮伤口、肿瘤伤口。临床上一般7天左右或者外层敷料浸润时更换此类敷料。

4. 泡沫类敷料：泡沫类敷料是泡沫化的聚合物以及硅胶合成的片状敷料。此类敷料具有高效的渗出液管理能力，属于高度的亲水性材料；通透性好、无粘贴性，可为伤口提供一个恒温、湿润的微环境，促进伤口愈合。吸收伤口渗出液后可快速膨胀，保证敷料与伤口底部良好的接触，同时起到缓冲外界压力的作用。临床适用于处于伤口愈合阶段的中量渗出、表浅无感染的伤口，例如，褥疮、各种原因造成的溃疡（例如，静脉性、动脉性）、供皮区和皮肤移植部位、术后伤口、Ⅱ度烧伤。因其吸收能力较强，一般至少3天更换1次。

5. 水胶体类敷料：水胶体敷料是由弹性的聚合水凝胶、合成橡胶和黏性物混合加工而成的敷料。敷料中最常见的凝胶为羟甲基纤维素，该凝胶可牢固地粘贴于创口边缘皮肤，当吸收渗出液后可膨胀12倍。水胶体敷料主要用于慢性伤口、如褥疮、静脉溃疡伤口以及小面积烧伤、术后伤口、供皮区创面等治疗。一般1~3天或者敷料外观变成乳白色时更换1次敷料。

新型敷料种类多，可促进伤口愈合，提高患者舒适度，并可缓解患者疼痛，相对于传统敷料来说更换频率低，护理方便，具有较大的临床意义。但新型敷料价格昂贵，临床医生根据患者伤口类型选择理想敷料的同时也应结合患者经济承受能力以及个人意愿，为患者选择安全、有效、使用简单、效价比高的敷料。

（胡昆鹏）

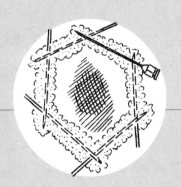

第七章
Part 7
常用局部麻醉
方法

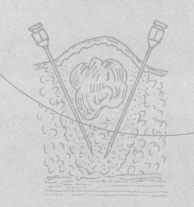

第一节　局部麻醉概述

一　局部麻醉的概念

麻醉作用只限于躯体某一局部的麻醉方法，称为局部麻醉，简称局麻。产生麻醉作用的药物称为麻醉剂，简称麻药。外科临床实际工作中最常用的局部麻醉有局部浸润麻醉、区域阻滞麻醉和神经阻滞麻醉3种方法。

二　局部麻醉技术的重要性

局部麻醉简便易行，安全性大，并发症少，对患者生理功能影响小，除过敏体质外，几乎无禁忌证，特别适用于浅表手术和某些中、小型手术，也适用于年老体弱、重危、饱食后患者，或合并糖尿病、肝、肾功能不全者，是临床上最常使用的麻醉方法，也是目前大、中、小各级医院普遍采用的麻醉方法之一。

局部麻醉虽然简便易行，但真正熟练掌握这一技术，并获得良好的、充分的麻醉效果，也并非易事，因为它不同于一般的注射技术。局麻一般是由术者完成的，因而每一位外科医生必须熟练掌握这一最基本的技术操作，工作中才能得心应手，对初涉外科工作的医师尤其如此。实践证明只有熟练掌握局部麻醉技术，才能使患者在无痛中接受手术，也才能使术者在平静的气氛中从容地进行各种操作。否则，患者不时地呻吟和躁动，不仅直接影响手术操作，同时也影响术者本人的情绪，因而影响手术质量。

三　局部麻醉的基本要点

要想做好局部麻醉，必须掌握一定的基本要点。

（一）选择适当的麻醉方法

根据不同的病变部位、病变性质、病变范围大小，选择适当的麻醉方法。一般部位选用局部浸润麻醉，手指、手掌、足趾、足掌、阴茎、胸壁可选用神经阻滞麻醉，某些部位，如乳房、头皮、肛门则可选用区域阻滞麻醉。

（二）麻药浓度、剂量适当

根据麻醉方法不同，所配制的麻药浓度也不相同，并要严格掌握麻药用量，切勿超过极量，防止麻药中毒。原则上应采用最低有效浓度，特别是当用于局部浸润麻醉和区域阻滞麻醉时，往往因其用量较大，必须将原液予以适当稀释后方可使用。

（三）各种麻醉方法的注射要领

根据不同的麻醉方法，应掌握不同的注射要领，使其发挥充分的麻醉效果。

（1）局部浸润麻醉，采用"一针技术"，按解剖层次由浅入深，逐层麻醉。

（2）区域阻滞麻醉时，应于病灶四周和基底部组织均匀注入麻药，形成一个包围圈，使圈内组织失去知觉。

（3）神经阻滞麻醉时应将麻药准确注入神经干附近，方能使所属区域产生充分麻醉的作用。

（四）麻醉前用药

麻醉前口服或肌内注射苯巴比妥类药物，可以预防和减少麻药的毒性反应。一般于手术前30min应用，成人给予苯巴比妥钠100～150mg，肌内注射或口服，儿童及年老体弱者酌减。

（五）注药前回抽

每次推注麻药前必须回抽针栓，证实无血液、无气体、无脑脊液后方可注药。养成这一习惯，可避免麻药中毒或出现其他意外。

（六）适当避开病灶

病变为脓肿或肿瘤手术时，严禁将麻药直接注入病灶，防止炎症扩散或肿瘤转移。脓肿切开引流或肿瘤切除手术时，最好采用神经阻滞麻醉或区域阻滞麻醉，尽量不用局部浸润麻醉。

（七）减缓麻药吸收

麻药中加入适量肾上腺素，可使局部血管收缩，减缓麻药吸收速度，延长麻药作用和减少中毒反应。通常100mL麻药中加入肾上腺素0.1mg，总量不超过0.5mg。心脏病、高血压病、甲状腺功能亢进症患者，不宜加入肾上腺素，可适当加入麻黄碱（麻黄素）。

（八）皮肤过敏试验

过敏体质者，普鲁卡因用药前需做皮肤过敏试验。

四　常用麻药浓度和剂量

外科医生必须了解麻药的药理作用、维持时间、毒性作用，尤其是需掌握麻药浓度及其安全剂量。一般说来，局部浸润麻醉和区域阻滞麻醉用药量较大，应选用毒性小、浓度低的药物；神经阻滞麻醉应选用渗透性好、浓度较高、作用时间较长的药物。目前，最常用的3种麻药为普鲁卡因、利多卡因和布比卡因，其麻醉效力、维持时间、毒性作用、常用浓度及一次极量见表7-1。

表7-1　3种常用麻药比较

	普鲁卡因	利多卡因	布比卡因
麻醉效力	1倍	2倍	8倍

（续表）

	普鲁卡因	利多卡因	布比卡因
维持时间/min	40～60	60～90	180～360
毒性作用	1	0.25%～0.5%为1 1%～2%为2	比利多卡因小
局部浸润麻醉麻药 浓度及一次极量	0.25%，1.25g 0.5%～1%，1g	0.25%～0.5%，0.5g	0.1%～0.25%，0.2g
区域阻滞麻醉麻药 浓度及一次极量	0.5%，1g	0.25%～0.5%，0.5g	0.1%～0.25%，0.2g
神经阻滞麻醉麻药 浓度及一次极量	2%，1g	1%，0.5g	0.25%～0.5%，0.2g

麻药可单独用一种，也可将两种配成合剂充分发挥弥散作用，延长作用时间。

第二节　局部浸润麻醉

　　局部浸润麻醉是把麻药直接注入手术区域，使该区域神经末梢麻醉，适用于浅表部位的多数中、小手术。一般采用0.25%～1%普鲁卡因，一次总量不超过1g；也可采用0.25%～0.5%利多卡因，一次总量不超过0.5g。为减少中毒反应和术区出血，可于10mL麻药中加入0.1%肾上腺素1滴，或100mL麻药中加入0.1～0.5mg。

　　【操作方法】注射麻醉药物时选用细长针头，利用"一针技术"，使针尖斜面朝向皮肤先注射一小皮丘，然后使针杆几乎与皮肤平行，通过第一个皮丘，针尖向前推进，先推药后进针，由点成线，由线成面，逐渐形成一条皮内浸润带。如切口较长，有时也可紧贴真皮下进针、注药，同样可获得良好的麻醉效果，且省时、省力。如手术范围广泛，可采用扇形皮内或紧贴皮下浸润注射。皮内或皮下注射完毕后再分层浸润注射皮下组织、肌层等（图7-1）。

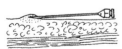 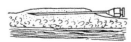 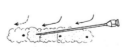 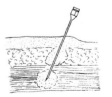

步骤一：注射皮丘　　步骤二：皮内注射　　步骤三：由点到线注射　　步骤四：扇形注射　　步骤五：由浅入深注射

图7-1　局部浸润麻醉

第三节　区域阻滞麻醉

区域阻滞麻醉是将麻药注入病变周围及其基底组织，适用于浅表部位的中、小型手术。区域阻滞麻药浓度、一次剂量与局部浸润麻醉基本相同。也可于麻药中加入适量肾上腺素。

一　一般部位区域阻滞麻醉

注射时先做一小皮丘，然后在病灶周围皮内或紧贴真皮下利用"一针技术"注射一环形带，再于病灶周围皮下组织、肌肉等其他组织和基底注入麻药，围绕病灶形成一个麻药包围圈（图7-2）。

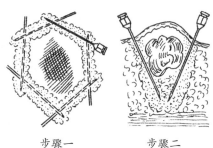

步骤一　　　　步骤二
图7-2　区域阻滞麻醉

二　头皮区域阻滞麻醉

注药于病灶四周皮肤、皮下层及帽状腱膜下层。头皮较小的肿瘤切除或外伤清创缝合时，可采用部分区域阻滞麻醉；头皮病变广泛时，则可采用全周头皮区域阻滞麻醉（图7-3）。

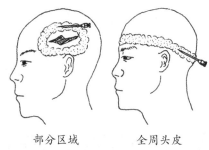

部分区域　　　　全周头皮
图7-3　头皮区域阻滞麻醉

三　耳根周围区域阻滞麻醉

注药于耳根周围，适用耳部手术。患者取侧卧位，术侧耳在上，先于耳根上部向前下浸润注射耳前上方，退针到皮下，向后下方浸润注射耳根后区上部；再于耳垂后方进针向前上方浸润注射耳前下方，退针至皮下注射耳根后区下部。也可配合外耳道口注射麻药阻滞耳颞神经及迷走神经耳支，再于耳后注射麻药阻滞耳大神经（图7-4）。

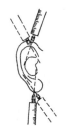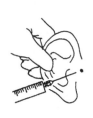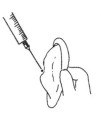

步骤一　　　　　步骤二　　　　　步骤三
图7-4　耳根区域阻滞麻醉

四 乳房区域阻滞麻醉

注药于乳房周围及乳房基底，适用于乳房手术及乳房的封闭注射治疗。取平卧位，先于乳房周围利用"一针技术"皮内或真皮下注射麻药，再分别浸润注射乳房四周皮下组织，最后注射乳房基底（图7-5）。

因麻药用量往往较大，应注意防止麻药中毒。如病变范围较小，也可行部分区域阻滞麻醉。

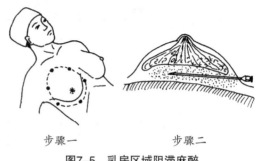

步骤一   步骤二

图7-5　乳房区域阻滞麻醉

五 腹股沟区域阻滞麻醉

注药于腹股沟区，适用于腹股沟疝修补手术。患者取平卧位，髂前上棘内侧注射第一个皮丘，接着注射麻药至腹外斜肌腱膜、肌层，再将针头退到腹外斜肌腱膜下，分别向腹股沟管内、外侧注射麻药。再于耻骨结节处注射第二个皮丘，继之向深部辐射状浸润注射，然后将针头退至腹外斜肌腱膜下埋入腹股沟管，沿精索叉状注射。最后在皮肤切口处做菱形皮内和皮下组织浸润注射。为加强麻醉效果，也可先于第一皮丘处用长针头向脐部浸润注射，以阻滞髂腹下神经和第10～12胸神经皮支（图7-6）。

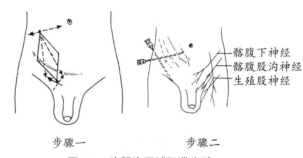

髂腹下神经
髂腹股沟神经
生殖股神经

步骤一   步骤二

图7-6　腹股沟区域阻滞麻醉

六 肛门周围区域阻滞麻醉

注药于肛门及直肠下端周围组织，适用于肛门、直肠下端的手术。患者取截石位，术者左手示指涂润滑剂，插入直肠内，指端至内括约肌上缘，作为注射时的引导标志。用8～10cm长的7号穿刺针，于肛门正前方距肛缘2cm处注射一皮丘，与肛管纵轴平行方向刺入，边注药边进针。然后将针再退至皮下，分别斜向肛管的左右两侧旁刺入，边注药边进针。另在肛门正后方距肛缘2cm处注射一皮丘，与肛管纵轴平行方向刺入，边注药边进针，进针4～5cm，然后将针退至皮下，再分别斜向肛管的两侧，同样边注药边进针（图7-7）。每个方向注药量酌情而定。

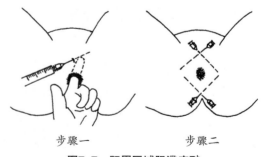

步骤一   步骤二

图7-7　肛周区域阻滞麻醉

在注射过程中，插入直肠的示指应经常校正注射针的刺入方向，以免误入肠壁或肠腔内。需要注意的是，肛门周围区域阻滞麻醉用药量较大，应严防麻药中毒。

第四节　神经阻滞麻醉

神经阻滞麻醉是把麻药注入神经干或神经丛附近，使该神经干或神经丛所支配的区域产生局部麻醉，适用于被阻滞神经远侧部位的手术。常用的麻药为2%普鲁卡因及1%利多卡因，手术操作时间较长时可用0.25%的布比卡因，麻药中加入适量肾上腺素。常用神经阻滞麻醉如下。

一　指（趾）神经阻滞麻醉

可用"两点进针"法，于患指（趾）根部两侧分别注射皮丘后向掌面和背面注射麻药2~4mL；或于手背掌指关节两侧进针，分别注入麻药2~4mL（图7-8）。

也可用"一点进针"法

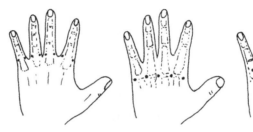 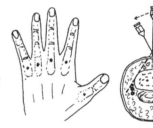

图7-8　"两点进针"法手指神经　　图7-9　"一点进针"法手指神经
　　　　　阻滞麻醉　　　　　　　　　　　　　阻滞麻醉

注药，利用手指背部组织的滑动性，于第一指骨背侧中点做皮丘，沿皮下斜向手指一侧注入麻药，边进针边注药2~4mL，然后针头退至皮下，再斜向手指另一侧，边进针边注药2~4mL（图7-9）。

二　阴茎根部神经阻滞麻醉

注药于阴茎根部，适用于阴茎的各种手术。患者取平卧位，先于阴茎根部背侧进针，在皮内、皮下环形浸润注射麻药一周。再于阴茎背侧分别向左右倾斜15°~20°角至两侧阴茎神经附近，抽吸无血后各注入麻药2~3mL。最后于阴茎根部腹侧、尿道海绵体两旁分别垂直进针达尿道海绵体与阴茎海绵

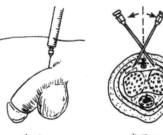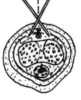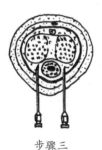

步骤一　　　　　步骤二　　　　　步骤三
图7-10　阴茎根部神经阻滞麻醉

体间沟各注射麻药1~2mL（图7-10）。用手适当按摩阴茎，促使药液扩散。

三 颈浅神经阻滞麻醉

注药于颈浅丛神经集中区，适用于颈前部手术。患者取仰卧位，头偏向对侧，于胸锁乳突肌后缘中点注射一皮丘，再于皮下注射麻药2～3mL，继续进针可有一落空感，说明针已进入颈阔肌筋膜下，回抽无血后，注入麻药5mL，再向枕部、耳部、锁骨几个方向浸润注射适量麻药，以阻滞枕小神经、耳大神经、锁骨上神经（图7-11）。

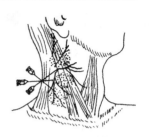

图7-11 颈浅神经丛阻滞麻醉

四 眶下神经阻滞麻醉

注药于眶下孔，阻滞麻醉眶下神经，适用于面部手术。术者先用左手示指扪出眶下孔位置，眶下孔位于眶下缘中点下0.5～0.7cm处，针尖从鼻翼外侧约1cm处刺入皮肤，使针体与皮肤成45°角，斜向上、后、外方，朝眶下孔区，在左手示指协助下将针尖推入孔内0.5cm（图7-12），并注射麻药0.5～1mL。同侧下睑、鼻、眶下部、

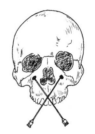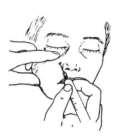

图7-12 眶下神经阻滞麻醉

上唇及上前牙、双尖牙、唇颊侧骨膜等组织均可被麻醉。注意穿刺时应防止刺伤眼球。

五 腕部神经阻滞麻醉

手部解剖复杂，神经丰富，痛觉敏感，因而手术时必须有充分的麻醉。腕部神经阻滞麻醉方法操作简单，麻醉时间维持较长，效果可靠，适用于手部的任何手术。当然，手指（脚趾）的手术仍以指（趾）神经阻滞麻醉为宜。一般说来，较复杂手术时，可于腕部将正中神经、尺神经、桡神经同时阻滞麻醉，并宜选用作用时间较长的麻药，常通可选用0.25%布比卡因，总量不超过0.2g。

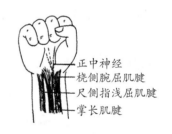

正中神经的位置

（一）正中神经阻滞麻醉

嘱患者握拳，并用力屈腕，于腕部前面可看到3根突出的肌腱，中间一根是掌长肌腱，尺侧一根是指浅屈肌腱，桡侧一根是桡侧腕屈肌腱，正中神经恰好位于掌长肌腱与桡侧腕屈肌腱之间，居其后方。

【操作方法】在尺骨茎突平面横线上定点标记（图7-13），垂直进针约1cm，出现触电感觉时固定针杆，回抽无血后注入麻药5～10mL。

（二）尺神经阻滞麻醉

嘱患者握拳、屈腕，并向尺侧屈曲，此时腕部尺侧可看到或摸到尺侧腕屈肌腱，尺神经就在此

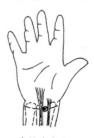

进针点标记

图7-13 正中神经阻滞麻醉

肌腱桡侧，居其后方。

【操作方法】在尺骨茎突平面横线上定点标记，垂直进针深约1cm，出现触电感回抽无血后，注入麻药5~10mL。如无触电感，也可于局部扇形浸润注射麻药10mL，然后将针退至皮下，向尺侧背部做半圈皮下浸润注射，至腕部正中再注入麻药约10mL，以阻滞尺神经背支（图7-14）。

（三）桡神经阻滞麻醉

桡神经浅支即感觉支沿桡动脉桡侧下行，至腕关节背侧分为二支，支配拇指背侧及大部分手背皮肤。

【操作方法】在桡骨茎突与桡动脉间定点标记，针头刺入皮下，出现拇指、手背触电感时，回抽无血后注射麻药3mL。如拇指、手背无触电感，可于桡骨茎突下方（鼻烟壶）皮下注射麻药3~4mL；再于腕背部皮下向尺骨茎突方向做半圈浸润注射，需麻药10~15mL（图7-15）。

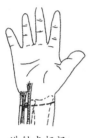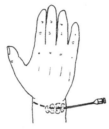

进针点标记　　　　皮下浸润注射麻药

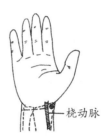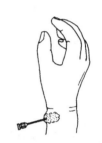

进针点标记　　　　皮下浸润注射麻药

图7-14　尺神经阻滞麻醉　　　　图7-15　桡神经阻滞麻醉

六　臂丛神经阻滞麻醉

臂丛神经阻滞麻醉有腋窝和锁骨上2种入路，最常使用且较为安全的为腋窝入路法。臂丛神经在腋窝位于腋鞘管内，与腋血管伴行。臂丛神经阻滞麻醉多用于前臂以下部位的手术。

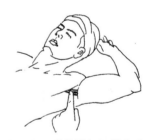

【操作方法】患者上臂外展，肘关节屈曲，此时臂丛神经被牵拉固定，腋动脉移至最表浅位置，沿肱骨上端紧靠胸大肌外侧缘触及腋动脉搏动（图7-16），在其最高处先做一皮丘，局部浸润麻醉。再用较钝7号穿刺针进针1~1.5cm，阻力感消失，即表示进入腋鞘管，此时上肢出现触电

图7-16　臂丛神经阻滞麻醉

感，松开穿刺针，可看到针尾随腋动脉搏动而明显摆动，这是穿刺定位正确的重要标志，如搏动不明显，则需重新穿刺试探，直到出现最大摆动幅度为止。左手固定针尾，然后接上麻药注射器，回抽无血后，注射麻药10~20mL。应特别注意的是腋部血管粗大，操作时动作要轻柔，避免针头刺入血管引起出血，一旦发现针尾出现溢血或喷血，即应退出针头压迫止血。穿刺时应及时回抽，以免将大量药液注入血管内引起中毒反应。

极少数患者麻醉后会产生暂时性神经功能障碍，如手部异感、麻木等，麻醉前应向患者说明。

七　坐骨神经阻滞麻醉

坐骨神经支配大腿后面、小腿外侧和足部的感觉功能。坐骨神经阻滞麻醉适用于大腿后面、小腿外侧与足部的手术，若配合股神经阻滞麻醉，则适用于小腿以下的各种手术。

【操作方法】最常用的阻滞麻醉方法为股后入路，于患者臀下皱襞的下方3~4cm处，略靠股部中线内侧注射皮丘，用7号10cm长的穿刺针垂直进针5~8cm，刺中坐骨神经产生异感，连接麻药注射器，回抽无血后注入麻药20mL。也可采用臀部入路，健侧卧位，下肢适当屈曲，取髂后上棘与大转子之间连线的中点，再垂直向下3cm处进针，注射一皮丘，用7号10cm长的穿刺针进针，寻及异感后，连接盛有麻药的注射器，回抽无血后注射麻药20mL（图7-17）。

坐骨神经的功能很重要，麻醉时一定严格进行皮肤消毒，严格无菌操作，防止出现注射感染，一旦感染则后果严重。

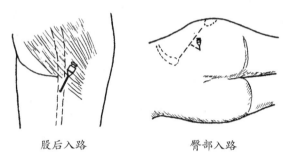

股后入路　　　臀部入路

图7-17　坐骨神经阻滞麻醉

八　股神经阻滞麻醉

股神经位于腹股沟下方、股动脉外侧（图7-18），支配下肢内侧皮肤感觉功能，股神经阻滞麻醉适用于下肢内侧表浅部位手术，如大隐静脉主干剥脱、分段结扎，或者大腿内侧取皮术等。如手术区扩展到股外侧，可加用股外侧皮神经阻滞麻醉。

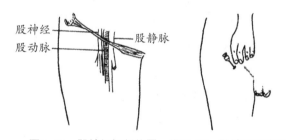

股神经　　　　　　股静脉
股动脉

图7-18　股神经解剖位置　　图7-19　股神经阻滞麻醉

【操作方法】患者取仰卧位，在腹股沟韧带下方摸到股动脉搏动，其外侧1cm处为进针点，左手示指将股动脉压向内侧，垂直刺入（图7-19），达深筋膜时有阻力增加感，继续进针，穿过深筋膜阻力消失，继续进针1~1.5cm，可出现小腿内侧异感，注射麻药20mL。注药后10min不发挥作用，说明麻醉失败，应重新穿刺。

九　足部神经阻滞麻醉

足部手术除局部浸润麻醉、区域阻滞麻醉外，还可于踝部进行足部神经阻滞麻醉。当然足趾的手术仍以趾神经阻滞麻醉为宜。支配足部的神经有胫神经、腓深神经、腓肠神经、腓浅神经、隐神经。一般说来，由于足部范围较广，所以较复杂手术时，可于踝部将以上5支神经全部阻滞麻醉。

（一）胫神经阻滞麻醉

内踝上方一横指处画一横线，踝后此线与跟腱内侧交界处定点标记，垂直向前进针，触及骨质后退出少许，回抽无血后注入麻药10mL，如此时出现各趾放射异感则更好（图7-20）。

（二）腓深神经阻滞麻醉

内踝上方一横指处画一横线，踝前胫骨内侧边缘、姆长伸肌腱内侧定点标记，进针触及骨质回抽无血后，注入麻药10mL（图7-21）。

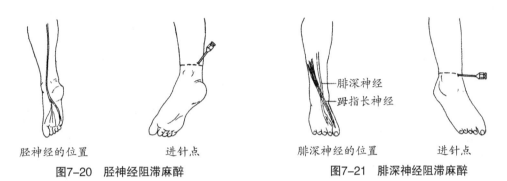

图7-20　胫神经阻滞麻醉　　　　　　　图7-21　腓深神经阻滞麻醉

（三）腓肠神经、腓浅神经、隐神经阻滞麻醉

在内外踝上方做环形皮下浸润注射（图7-22），跟腱外侧、外踝、内踝的前方皮下深层应多注些麻药，共需麻药30～40mL，轻轻按摩局部5min后开始手术。

因5支神经全部阻滞麻醉用药量偏大，故腓肠神经、腓浅神经、隐神经阻滞麻醉时，可将药液适当加以稀释，既保证注药均匀，麻醉充分，又不至于产生麻药中毒。

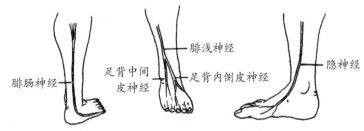

图7-22　腓肠神经、腓浅神经、隐神经的位置

＋　肋间神经阻滞麻醉

肋间神经位于肋缘下，与肋间血管伴行。肋间神经阻滞麻醉可用于胸壁下部的各种手术。一般宜在腋后线或肩胛下角垂线处进针，确定肋间进针点定位标记，术者左示指摸准肋骨下缘，进针至肋骨，退出少许，移向肋缘下再进针少许，抽吸无血、无气后注入麻药5～10mL（图7-23）。因肋间区域受上、下肋间神经分支支配，故需麻醉手术区域的上下相邻的各一肋间神经。

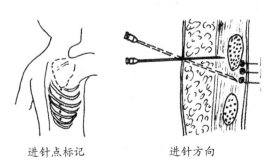

进针点标记　　　　　进针方向

图7-23　肋间神经阻滞麻醉

值得注意的是，注药时嘱患者不要咳嗽，保持良好的静止体位，以防刺破胸膜。

第五节 局部麻醉的不良反应及处理

一 晕厥

晕厥是神经反射性、暂时性脑缺血所致的反应，应与麻药中毒反应、过敏性休克鉴别。常因恐惧、精神紧张、饥饿、疲劳等因素而诱发。表现为在注射过程中或注药完毕后，患者出现面色苍白、出冷汗、头晕、胸闷、四肢冰冷、脉速弱、血压下降，严重时可伴意识障碍。

【处理方法】立即停止注射麻醉剂，使患者取头低位平卧，解开衣领、衣扣，保持呼吸道通畅，必要时静脉推注50%葡萄糖40~60mL。

二 中毒反应

多为麻醉剂一次用量过大或针头误入血管所致，也可因注射部血管丰富，麻药吸收过快造成，患者年老、体弱、贫血、耐受性差时也易出现中毒反应。

轻度中毒反应表现为注射完毕几分钟至十几分钟后烦躁、多语或嗜睡；中度中毒反应为眩晕、胸闷、恶心呕吐；重度中毒反应可见惊厥、意识丧失、呼吸浅弱、血压下降、呼吸停止、循环衰竭等严重情况。

【处理方法】轻度中毒的处理与晕厥相同；中度中毒时给予吸氧、输液、静脉推注50%葡萄糖；重度中毒发生惊厥、抽搐时可静脉缓慢注射2.5%硫喷妥钠3mL至症状缓解。血压下降、呼吸、循环衰竭时，可给升压药静脉滴注，同时给予呼吸循环兴奋剂等抢救措施。

三 过敏反应

麻药过敏反应少见，但后果严重，应予重视。过敏体质者，即使少量用药也可出现过敏症状。给药前应详细询问病史，必要时先做皮试，以防万一。麻药的过敏反应主要表现为皮肤荨麻疹、血管神经性水肿（如喉头水肿）、哮喘、过敏性紫癜，严重者出现心慌，胸闷、面色苍白、全身肌肉紧张、肌颤、血压下降、昏迷等休克症状。

【处理方法】过敏反应出现后，处理方法与其他药物过敏相同。轻者给予一般抗过敏药，出现休克立即皮下注射1∶1 000肾上腺素0.5mL，并采用地塞米松10mg静脉注射、吸氧等其他相应治疗措施。

四　特异质反应

特异质反应也称高度敏感反应，即虽然麻药用量不大，但临床上引起严重的中毒反应，可表现为晕厥、心慌、脉细弱、血压下降、抽搐等严重中毒症状。患者出现特异质反应后，应按麻药中毒反应进行抢救处理。

（胡昆鹏　汤照峰）

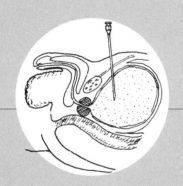

第八章
Part 8
常用穿刺插管
技术

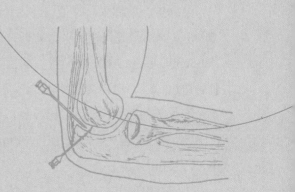

穿刺是外科临床工作中一种常用的技术性操作，既可用于疾病诊断，又可用于疾病治疗。由于放射、超声等影像学检查技术的发展，可将病灶准确定位，加上穿刺工具的改进，穿刺技术得以进一步提高，应用范围不断扩大。现将临床上最常用的穿刺技术介绍如下。

第一节 股静脉穿刺插管术

【适应证】

外周皮下浅静脉穿刺困难，而又急需采血、输液、输血等；需经股静脉插管做下腔静脉造影检查者；需经股静脉插管监测中心静脉压。

【操作方法】

患者取仰卧位，穿刺侧大腿放平，稍外旋、外展。消毒皮肤后在腹股沟韧带内、中1/3交界处下方二横指、股动脉搏动内侧0.5cm作为穿刺点，单纯采血时可用连接普通针头的注射器斜向脐部进针（图8-1），边进针边抽吸，如抽得血液，表示进入股静脉，再进针0.5cm即可进行采血或插管。插管时用套管穿刺针穿刺抽得静脉血后送进导丝，退出套管针，以扩皮器扩大穿刺口后即可将静脉导管沿导丝送入静脉，然后退出导丝，导管放置深度为15～20cm，缝合固定。穿刺完毕，手指压迫1～2min，重新消毒皮肤，盖无菌纱布，用胶布固定。

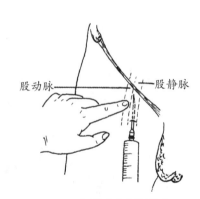

图8-1 股静脉穿刺插管术

【注意事项】

股静脉穿刺容易误穿股动脉，此时回抽得鲜红色血液，并且可以见到注射器中有搏动性血流。遇此情形，只需拔出针头，加压压迫5min。另一罕见意外为穿刺点偏高，刺入腹腔，如未能及时发现，会导致输血、输液进入腹腔，引起严重后果。

第二节　颈内静脉穿刺插管术

【适应证】

需要长时间输液、监测中心静脉压的患者；危重患者，浅静脉穿刺困难，而又急需采血、输液、输血者。

【操作方法】

患者取平卧位，两肩胛间垫一小枕，使颈部过伸，面部转向左侧，助手协助固定头部，操作者立于患者头侧。胸锁乳突肌的胸骨头与锁骨头之间的夹角为常用穿刺点，触摸颈动脉搏动外侧0.5cm做标记。皮肤消毒，铺巾，以1%利多卡因做局部麻醉。操作者左手拇指、示指或示指、中指将皮肤轻轻绷紧，右手持连接针头的注射器或套管穿刺针，针头朝穿刺侧乳头，针管与皮肤呈30°～45°角（图8-2），边进针边抽吸，

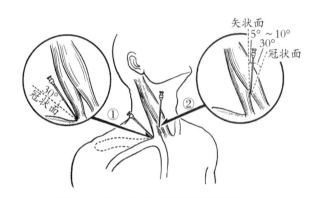

图8-2　颈内静脉穿刺进针点及进针方向

见有静脉回血时，再进针0.5～1cm。左手固定针管，右手将导丝送进套管针，送进深度以超出穿刺针5～10cm为宜。退出穿刺针，扩皮后送入静脉导管，深度13～15cm，缝合固定。另一常用穿刺点为颈静脉与锁骨下静脉交汇点（锁骨上方锁骨下静脉穿刺点），胸锁乳突肌锁骨头与锁骨构成夹角的角平分线2cm处为进针点，操作时左手示指、中指轻轻下压锁骨上窝，针头指向胸锁关节后方，与皮肤呈15°角，边进针边抽吸，一般进针1～2cm即可，如遇到锁骨，可将针头方向略微下移。抽得静脉血后即可送导丝、扩皮、置管。穿刺完毕，手指压迫1～2min，重新消毒皮肤，盖无菌纱布，用胶布固定。

【注意事项】

颈内静脉穿刺技术要求比股静脉穿刺高，由于静脉位置变异，颈部重要结构多，更容易发生意外损伤。常见的并发症有误穿颈动脉导致局部血肿，损伤肺尖引起气胸、纵隔血肿。预防以上并发症的关键在于辨清动脉位置，进针方向保持在动脉外侧，进针深度绝对不能超越胸锁关节水平。笔者发现，穿刺相关并发症与反复多次穿刺有关，进针次数越多，越容易发生意外损伤，一次穿刺成功极少出现并发症。

第三节　锁骨下静脉穿刺插管术

【适应证】

同颈内静脉穿刺插管术。

【操作方法】

患者取仰卧位，头低15°～30°，两肩胛间垫一薄枕，使两肩后垂，面部转向对侧，一般从右侧穿刺，于锁骨中点下一横指处作为穿刺点。皮肤消毒、局部浸润麻醉后，将连接在注射器上的14～16号的穿刺针刺入皮肤，使之与胸壁额面平行，即针头与胸壁平面约呈15°角朝向同侧胸锁关节后方进针，于锁骨与第1肋骨的间隙内走行，边抽吸边推进（图8-3），一般达4～6cm即可抽得暗红色血液，再进针0.5～1cm，取下注射器，用拇指按住针尾，以免发生空气栓塞。右手将导丝送进套管针，送进深度以超出穿刺针5～10cm为宜。退出穿刺针，扩皮后送入静脉导管，深度12～15cm，缝合固定，盖无菌敷料，包扎。

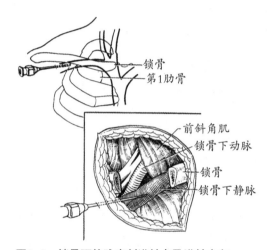

图8-3　锁骨下静脉穿刺进针点及进针方向

【注意事项】

锁骨下静脉穿刺同样必须注意进针方向及控制进针深度，避免发生气胸。

第四节　股动脉穿刺术

【适应证】

动脉血气分析，抢救患者时经股动脉输血、血浆、高渗糖，或经股动脉插管介入诊断和治疗等。

【操作方法】

患者取仰卧位，穿刺侧下肢稍外展、外旋。在腹股沟韧带内、中1/3交界下方2～3cm处，即股动脉搏动最明显处作为穿刺点。皮肤消毒，局部浸润麻醉。术者立于患者一侧，用示指或中指扪及血管搏动，另一手持连接针头的注射器或穿刺针，与皮肤呈30°～40°角逆血流方向刺入至股动脉（图8-4），有鲜血喷出时，再缓慢进入0.3～0.5cm，以防脱出，即可进行采血、注药，或插管进行动脉血管造影。穿刺完毕后拔针，盖无菌敷料，立即压迫局部5～10min，防止血肿形成，用胶布固定。介入治疗后需要局部绑扎压迫12h。

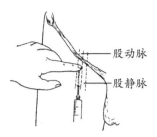

图8-4　股动脉穿刺术

【注意事项】

穿刺后应嘱患者观察有无继续渗血。

第五节　静脉切开插管术

【适应证】

同颈内静脉穿刺插管术。

【操作方法】

静脉切开俗称"开方"，在静脉穿刺被大量使用前是十分常用的抢救手段。操作时患者大腿稍外展、外旋，在腹股沟韧带下方2cm处触查股动脉位置，皮肤消毒，铺巾。以1%利多卡因做局部浸润麻醉，股动脉搏动点为标记做平行于腹股沟韧带切口，长约3cm。用小弯钳纵行分离皮下组织，即可找到大隐静脉（图8-5），将静脉分离显露2cm。小弯钳在静脉下面引2根7号线，并用静脉远端的一根丝线结扎静脉，而近端丝线暂不结扎。牵引远端结扎线，用小剪刀在结扎线上方将静脉剪一斜口，将已经连接注射器（内有生理盐水）的硅胶导管插入静脉切口，回抽见血后缓慢注入盐水。结扎静脉近端丝线，将静脉与导管固定（图8-6）。观察输液是否通畅，局部有无血肿或渗血。切口用丝线缝合并固定导管，防止拉脱。覆盖无菌纱布，用胶布固定。

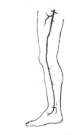

图8-5　大隐静脉切开的部位

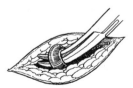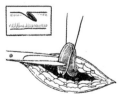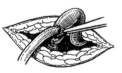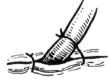

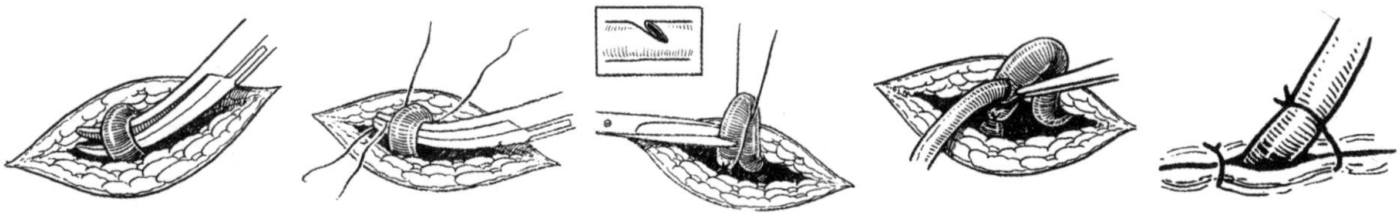

步骤一：分离静脉　　步骤二：结扎静脉远端　　步骤三：切开静脉壁　　步骤四：插入导管　　步骤五：固定导管

图8-6　大隐静脉切开插管术

【注意事项】

寻找大隐静脉时只能在浅筋膜层中进行，注意勿将深筋膜中股静脉误扎；静脉导管放置时间过长容易发生静脉炎或形成血栓。

第六节 骨髓穿刺术

【适应证】

各种白血病诊断，缺铁性贫血、溶血性贫血、再生障碍性贫血、恶性组织细胞病、多发性骨髓瘤、淋巴瘤等疾病的鉴别，以及寄生虫病检查、细菌培养。

【操作方法】

穿刺部位常选髂前上棘。患者取仰卧位，皮肤消毒，铺巾，穿刺点用1%利多卡因做皮肤、皮下、骨膜浸润麻醉。将骨穿针的固定器调整并固定在1～1.5cm处，用左手的拇指和示指将局部皮肤绷紧并固定以防滑动。右手持针向骨面垂直刺入，当针头接触骨质后将穿刺针左右转动，缓慢钻入骨质。当感到阻力减少且穿刺针已固定在骨内直立不倒时为止。拔出针芯，接上无菌、干燥的10mL或20mL注射器，适当用力抽吸，即可获得骨髓。如不能顺利抽得骨髓，可放回针芯，稍加旋转或继续钻入少许，再行抽吸。取得足够骨髓后将注射器连同穿刺针迅速拔出，穿刺点以纱布压迫1～2min。迅速将骨髓滴于玻片上进行涂片或将骨髓注入培养基。

【注意事项】

血友病患者禁做骨髓穿刺，有出血倾向患者骨髓穿刺时应特别小心。

第七节 腹腔穿刺术

【适应证】

急腹症诊断不明或疑有腹腔内出血，腹水过多为了减轻腹胀，了解腹腔积液性质，腹腔内注射药物。

【操作方法】

　　穿刺前排尽膀胱。患者取平卧位，身体稍侧向穿刺侧，在脐与髂前上棘连线中、外1/3处为穿刺点，也可取脐水平线与腋前线交点为穿刺点（图8-7）。消毒皮肤，用连接9号普通针头的注射器垂直刺入腹腔，通过腹膜时有落空感，进腹后即可抽吸（图8-8），如无液体，再边退边抽，或稍改变方向及调整深浅。若为抽吸腹水减压，应让患者取

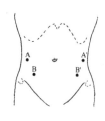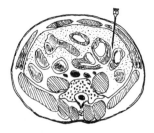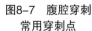

图8-7　腹腔穿刺　　　图8-8　腹腔穿刺进针
常用穿刺点

半卧位，局部浸润麻醉后，用较粗的穿刺针连接橡皮管进行穿刺抽吸，进针时注意先斜插进入皮肤，继而转为垂直穿过腹壁各层，以免漏腹水。拔针后，局部皮肤重新消毒，盖无菌纱布，用胶布固定。

【注意事项】

　　肠管高度扩张的患者禁忌腹腔穿刺，以免误伤。急腹症患者应先照腹部X线立卧位片，后腹腔穿刺。腹腔穿刺抽到的液体可以通过颜色、气味进行初步判断，有困难时再进行相关检验。一次性腹腔穿刺可能出现假阳性或假阴性结果，必要时可以不同时间、不同位置甚至不同医生进行重复操作。

第八节　胸腔穿刺及闭式引流术

【适应证】

　　胸腔积液诊断不明者，气胸、液气胸、血胸、胸水、脓胸需穿刺引流者，胸腔内需注入药物者。

【操作方法】

　　气胸或以气为主的液气胸患者，应取低坡卧位，在患侧锁骨中线第2肋间予以标记；血胸、胸水或脓胸的胸腔积液患者取反坐椅位，于肩胛下角线第8、第9肋间或第7、第8肋间予以标记（图8-9）。局部皮肤消毒，铺巾，术者左手示指、中指固定穿刺针处皮肤，右手持接有橡皮管的穿刺针，用血管钳夹住橡皮管，于定点处垂直刺入，落空感出现后表示进入胸腔，即可用50mL注射器抽吸，

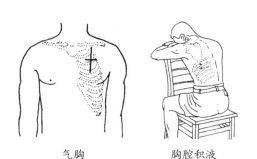

气胸　　　　　　　胸腔积液
图8-9　胸腔穿刺进针位置

抽满针管后，助手夹住橡皮管，防止空气进入胸腔（图8-10）。如此反复进行。抽吸完毕，重新消毒，盖无菌纱布，用胶布固定。

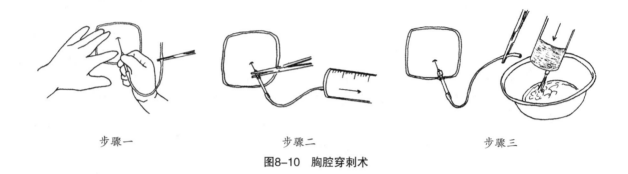

步骤一　　　　　　　　步骤二　　　　　　　　步骤三

图8-10　胸腔穿刺术

【注意事项】

操作中嘱咐患者避免咳嗽及深呼吸，以免损伤肺部。抽液时一次最多不超过1 000mL，并需缓慢进行抽吸，以免造成胸膜腔内压突然下降过多引起肺水肿。

第九节　耻骨上膀胱穿刺造瘘术

【适应证】

经导尿失败的急性尿潴留患者，暂时排出尿液缓解膀胱内压力。

【操作方法】

下腹正中耻骨联合上二横指为穿刺点，清洁下腹皮肤，消毒，铺巾，以1%利多卡因做局部浸润麻醉达膀胱壁。术者右手持连接橡皮管的穿刺针（可用腰穿针），垂直刺入，有落空感后同时有尿液排出（图8-11）。抽吸速度不宜太快。需要置管引流者，应在穿刺点用尖刀做皮肤小切口，再用套管针刺入膀胱，拔出针芯，由套管针内插入适当的导管，然后退出套管针，缝合切口。皮肤重新消毒，盖无菌纱布，固定导管后接引流袋。

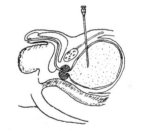

图8-11　耻骨上膀胱穿刺

【注意事项】

严格掌握适应证，只有证实确属膀胱极度膨胀，不能排尿且无法导尿（导尿失败）时才考虑膀胱穿刺；正确选择穿刺部位。

第十节　关节腔穿刺术

【适应证】

急性化脓性关节炎或其他关节病变伴有积液者，关节腔积液需抽出送检、细菌培养以求明确诊断者，关节腔内需注药者。

【操作方法】

1. 肩关节腔穿刺：患侧上肢轻度外展、外旋，肘关节处于屈曲位，皮肤消毒后，于肱骨小结节与肩胛骨喙突连线的中点，或喙突顶端外下方垂直进针，刺入关节腔（图8-12）。

2. 肘关节腔穿刺：患侧肘关节屈曲90°，皮肤消毒后，在肘关节后面尺骨鹰嘴外侧沟进针，向前、向内刺入关节腔，也可从尺骨鹰嘴上方，经肱三头肌腱向前下方刺入关节腔（图8-13）。

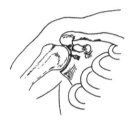

图8-12　肩关节腔穿刺　　　图8-13　肘关节腔穿刺

3. 腕关节腔穿刺：腕关节伸直位，皮肤消毒后，于腕关节背面、拇长伸肌腱尺侧，即鼻烟窝尺侧、桡骨远端进针，近乎垂直刺入关节腔（图8-14）。

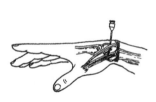

图8-14　腕关节腔穿刺　　　图8-15　髋关节腔穿刺

4. 髋关节腔穿刺：取平卧位，皮肤消毒后，在髂前上棘与耻骨结节连线的中点，腹股沟韧带下一横指，股动脉搏动外侧1cm处为穿刺点，垂直刺入6~8cm，即可进入关节腔（图8-15）。穿刺时应注意勿损伤股动脉、股神经。

5. 膝关节腔穿刺：取关节伸直位，皮肤消毒后，分别在髌骨上缘水平做一横线、外侧缘做一垂直线，在两线交叉点进针刺入关节腔（图8-16）。

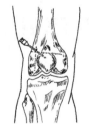
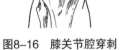
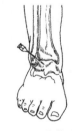

图8-16　膝关节腔穿刺　　　图8-17　踝关节腔穿刺

6. 踝关节腔穿刺：踝关节背伸100°，皮肤消毒后，于关节前方，外踝尖端上方2cm，再向内1.5cm为穿刺点，稍向内、向下方向刺入关节腔（图8-17）。

【注意事项】

各关节腔穿刺需有相应的体位，避免刺伤血管、神经，同时需要进行严格的皮肤消毒，所用穿刺器具必需绝对无菌，严格执行无菌操作规则。穿刺完毕后，皮肤需重新消毒，盖无菌干纱布。

第十一节　脓肿穿刺术

【适应证】

急性蜂窝组织炎、疑有脓肿形成者，深部脓肿引流之前作为切开引流标志，需与结核性脓肿鉴别者，结核性脓肿需穿刺抽吸注药者。

【操作方法】

患者取适当体位，皮肤消毒，如需选用较粗针头穿刺则用1%利多卡因局部浸润麻醉。在脓肿波动最明显处或隆起肿胀明显处作为穿刺点，左手拇指、示指按压固定，垂直刺入，直达脓腔（图8-18），回抽便可有脓液抽出，如无脓液抽出，可稍改变方向或做深浅调整。抽出脓液后，观察脓液的颜色、性状，留取标本涂片送检或做细菌培养和药敏试验。需做脓肿切开引流时，留置针头，以便切开时沿针体切入，敞开引流。

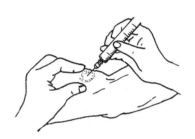

图8-18　脓肿穿刺术

【注意事项】

面部脓肿切开时应谨慎，以免日后形成瘢痕引起纠纷；切开脓肿时应避开重要血管、神经。

第十二节　超声引导的穿刺技术

【适应证】

位置较深，徒手定位困难的各种病灶穿刺，如包裹性胸腔积液、膈下积液、盆腔积脓、胰腺假性囊肿、肝脓肿、阑尾脓肿、经皮经肝胆管穿刺引流（PTCD），以及为获得病理组织的肝、肾穿刺。

【操作方法】

患者取适当体位，先以超声探头确定最佳穿刺点及进针方向，以甲紫做皮肤标记。皮肤消毒，铺巾，穿刺点以1%利多卡因局部浸润麻醉，一般浸润深度达体腔内壁或脏器的包膜（如肝包膜）。超声探头涂耦合剂，以无菌塑料薄膜套住超声探头及导线，抚平探头处的塑料薄膜，固定引导架。超声医师扫描定位，并测量皮肤至病灶深度，助手持穿刺针顺引导架进针达预定深度，抽液时拔出针芯后以注射器抽吸积液或脓液。需要置管时拔出针芯，置入导丝，退出针管，沿导丝送入导管。活检时以活检针穿刺达预定位置后击发活检枪，迅速取出，打开活检针，取下标本送病理检查。结束穿刺后消毒穿刺点，覆盖无菌纱布，压迫5min。

【注意事项】

靠近膈肌附近的穿刺操作需要患者暂时屏气，以免影响穿刺方向；胆管穿刺时需要做彩色超声来区分胆管和血管，以免误伤引起出血。

（胡昆鹏　汤照峰）

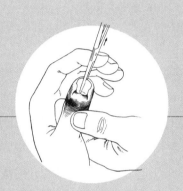

第九章
Part 9
外科门诊小手术

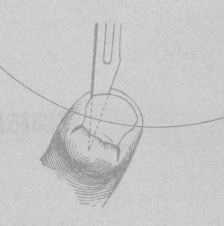

第一节　浅表脓肿切开引流术

【适应证】

各种体表脓肿。

【操作方法】

患病部位周围皮肤消毒，铺巾，对于即将破溃的脓肿可以不用麻醉，对于皮肤尚完好的脓肿可用1%利多卡因局部浸润麻醉。切口选择波动最明显处，或先用注射器穿刺，抽到脓液后沿针头方向以尖刀挑开，继而扩大切口至1～2cm，以血管钳探查脓腔，并协助排出脓液，取样送普通细菌及厌氧菌培养和药敏试验，刮匙刮除坏死组织。以3%过氧化氢冲洗脓腔，然后用生理盐水冲洗，再用安尔碘消毒并清理周边污迹。观察伤口有无活动性出血，有出血者可用纱布压迫片刻止血。刚切开的脓肿可以用浸湿安尔碘的纱条填塞，注意不宜太紧，以免影响引流效果。最后覆盖6～8层无菌纱布，用胶布固定。之后根据渗出多少，每天换药1～2次，渗出减少后可以换胶片或凡士林纱条引流。

【注意事项】

切开脓肿时应顺皮纹方向，同时避开重要结构。

第二节　深部脓肿切开引流术

【适应证】

位置较深、脓腔较大的脓肿。

【操作方法】

患者躺病床上，以舒适体位显露病灶。皮肤消毒，铺巾，用1%利多卡因局部浸润麻醉，注射麻药结束后试探性穿刺以便确定切口位置。沿针头方向以尖刀挑开脓肿壁，继而扩大切口至3cm，以血管钳或示指探查脓腔，打开分隔，并协助排出脓液，取样送普通细菌及厌氧菌培养和药敏试验，刮匙刮除坏死组织。以3%过氧化氢冲洗脓腔，然后用生理盐水冲洗，再用安尔碘消毒并清理周边污迹。观察伤口有无活动性出血，有出血者可用纱布压迫片刻止血。对于估计仍有较多坏死渗出的脓肿，可放置双套管接持续负压吸引，切口以安尔碘纱条疏松填塞，缝合一针固定引流管。之后可以每天使用安尔碘或抗生素盐水反复冲洗脓腔，引流量少于每天30mL时可以拔管，改用安尔碘纱条引流，换药时搔刮脓腔促进肉芽生长。肉芽填满后可以缝合切口，也可以等待上皮细胞爬行覆盖自然愈合。

【注意事项】

脓肿定位困难时最好用超声扫描协助定位；切开时应注意避开重要结构。

第三节　甲沟炎切开引流术

【适应证】

甲沟炎经一般治疗未能控制炎症，发生局部化脓。

【操作方法】

患者取平卧位或坐位，患指（趾）皮肤消毒，铺巾，患指（趾）做神经阻滞麻醉。甲沟旁积脓最明显处做纵行切开，放出脓液。感染已经累及指甲基部皮下周围时，可在两侧甲沟各做纵行切口，将甲根上皮片翻起，切除指甲根部，放置一小片凡士林纱布条或胶片进行引流。之后每天换药。

【注意事项】

操作时应注意避免损伤甲床，以免日后新生指甲发生畸形。

第四节　拔甲术

【适应证】

外伤致甲下积血或指（趾）甲与甲床分离、甲沟炎引起弥漫性甲下积脓、指（趾）甲癣经药物及其他局部治疗无效者。

【操作方法】

患者取坐位或平卧位，患者手置于托手架上。用碘酒、酒精消毒皮肤，铺无菌巾。行患指

（趾）指神经阻滞麻醉。术者左手固定患指（趾），先用小号尖刀片在指（趾）甲根部将甲根与其上的皮肤分离，再于指（趾）甲前缘将刀平行插入指（趾）甲与甲床之间，进行分离。此时，注意紧贴甲下插入，勿损伤甲床。将全部指（趾）甲与甲床分离后，用直血管钳夹住指（趾）甲前部，将整块指（趾）甲平行拔出。如果指（趾）甲宽大，难以拔除，亦可先用剪刀剪

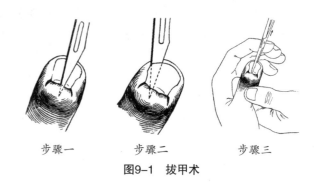

步骤一　　步骤二　　步骤三

图9-1　拔甲术

成两部分，再分别将甲体拔除（图9-1）。最后甲床处覆盖凡士林纱条，用敷料加压包扎。

【注意事项】

操作时应注意避免损伤甲床，以免日后新生指甲发生畸形。

第五节　乳房脓肿切开引流术

【适应证】

急性乳腺炎抗感染治疗未能控制感染，脓肿形成。

【操作方法】

患者取平卧位，乳房皮肤消毒，铺巾，采用区域阻滞麻醉。小针头试穿确定切开位置，为避免切开较深时损伤乳管，一般做放射状切口，乳晕下积脓可以做弧形切口，深部积脓或乳房后积脓可沿乳房下缘做弧形切口，经乳房后间隙引流（图9-2）。切开后用血管钳或手指分离间隔以利充分引流，以3%过氧化氢冲洗脓腔，再分别用生理盐水和安尔碘冲洗，最后以安尔碘纱条填塞引流。脓肿较大时为充分引流，可以放置双套管进行持

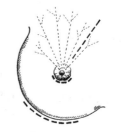

图9-2　乳房脓肿的切口

续负压吸引，每天用抗生素盐水冲洗，代替以往对口切开引流。对于脓腔较小、经超声检查无分隔的乳房脓肿，可以尝试穿刺抽脓，并以抗生素盐水反复冲洗脓腔，配合静脉或口服抗生素治疗。

【注意事项】

急性乳腺炎多发生在哺乳期妇女，一旦发生脓肿应停止哺乳，以免大量的炎性物质甚至脓液通过乳汁进入婴儿体内，停止哺乳期间应用吸乳器吸净乳汁。

第六节 肛周脓肿切开引流术

【适应证】

直肠肛管周围软组织或间隙化脓性感染并形成脓肿。

【操作方法】

手术方式因脓肿所在位置不同而不同，浅表的肛门周围脓肿可在局部麻醉下进行，在波动最明显部位以尖刀切开1～2cm，或做"十"字形切开，以利充分引流。坐骨肛管间隙脓肿，要在脊椎麻醉或骶管麻醉下进行，在压痛最明显处用粗针头穿刺，抽得脓液后在该处做一平行于肛缘的弧形切口2～3cm，用手指探查脓腔。切口应距离肛缘3～5cm，以免损伤括约肌。骨盆直肠间隙脓肿要在脊椎麻醉或全身麻醉下进行，源于括约肌间隙的感染应在肛窥下行相应部位直肠壁切开引流；源于经括约肌肛瘘的感染应经会阴切开引流，与坐骨直肠间隙脓肿切开引流相似；其他部位的脓肿，若位置较低，在肛周皮肤上直接切开引流，若位置较高，应在肛窥下切开直肠壁引流。

【注意事项】

肛周脓肿自身破溃或切开均容易造成肛瘘，必须向患者做好解释工作；切开时应注意避免放射状切口，以免切断括约肌。

第七节 浅表小肿物切除术

【适应证】

皮脂腺囊肿无感染者、皮肤疣状痣、皮肤乳头状瘤、皮肤纤维瘤及其他皮肤良性肿瘤或肿物等。

【操作方法】

以皮脂腺囊肿切除为例。患者取舒适、有利于肿物暴露的体位，皮肤消毒，铺无菌巾。局部浸润麻醉，沿皮纹方向，以肿物为中心做梭形切口，切除皮肤的宽度以缝合后皮肤平整为宜。切开皮肤，露出囊壁，紧贴囊壁进行分离，注意不可切破囊壁。逐渐使囊壁与周围组织分离，直至囊肿完整

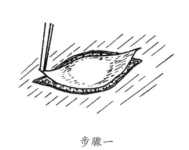
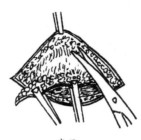
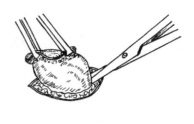

步骤一　　　　　　　　　　步骤二　　　　　　　　　　步骤三

图9-3　皮脂腺囊肿切除

摘除（图9-3）。间断缝合切口，缝合时可带少许基底部组织，以减少死腔。大的囊肿可于皮下放橡皮条引流。切口盖无菌敷料，适当加压包扎。

【注意事项】

此类小手术应保证完整切除病灶的前提下尽可能保留正常皮肤，以防伤口张力过大缝合困难。

第八节　乳腺良性肿块切除术

【适应证】

乳腺纤维腺瘤、乳腺增生症合并瘤样结节形成。

【操作方法】

患者取仰卧位，患侧上肢外展90°，同侧肩部垫高。皮肤消毒，铺无菌巾，局部麻醉。根据肿物距离乳晕远近，可以采用乳晕切口或顺皮纹横切口，注意切口不宜过小，以免操作困难。继之

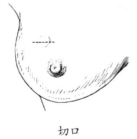
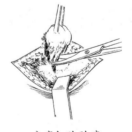
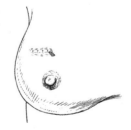

切口　　　　　　分离切除肿瘤　　　　　缝合切口

图9-4　乳腺纤维腺瘤切除术

切开皮下组织，至乳腺组织浅面改为放射状方向切开、分离乳腺组织，直至显露出肿块包膜，用组织钳提起瘤体，弯剪刀于包膜外逐渐分离，直至将肿块完全分离摘除。若肿块无明显包膜或包膜外不易剥离时，则可于肿块周围连同部分正常乳腺组织扩大切除或做梭形切除。腺体组织中的小血管应逐一妥善结扎止血，不宜单纯钳夹止血，以防术后出血。间断缝合乳腺组织、皮下组织及皮肤。若腔隙较大，必要时自切口底部放橡皮条引流（图9-4）。

【注意事项】

许多教科书主张采用放射状切口，笔者认为皮肤层用皮纹方向切口或乳晕切口术后瘢痕更小，更符合美观要求。

第九节　腱鞘囊肿切除术

【适应证】

腱鞘囊肿引起疼痛或功能障碍者，腱鞘囊肿经抽吸、封闭注射及其他方法治疗失败者。

【操作方法】

以腕部腱鞘囊肿切除术为例。患者取易于暴露、便于手术操作的体位，皮肤消毒，铺无菌巾。沿皮纹方向做一与囊肿等长的切口，切开皮肤、腕背韧带、皮下组织，显露囊肿壁，牵开切口，于囊壁周围钝性分离，直至囊肿根部，必要时连同部分腱膜及骨膜一并切除。尽量不切破囊壁，一旦切破囊壁，内容物流出，即难于切除干净。细丝线间断缝合腕背韧带和皮肤切口（图9-5）。切口较大、较深时，可放橡皮条引流。最后覆盖敷料加压包扎。

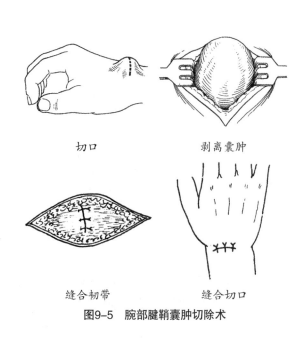

切口　　　　　　剥离囊肿

缝合韧带　　　　缝合切口

图9-5　腕部腱鞘囊肿切除术

【注意事项】

为防止复发，特别注意要将囊壁全部切除；操作中注意勿损伤血管、神经、肌腱等重要组织。

第十节　鸡眼切除术

【适应证】

经非手术治疗无效的顽固性足底鸡眼，疼痛明显、影响活动者。

【操作方法】

患者取俯卧位，足掌向上，皮肤消毒，铺无菌巾。局部浸润麻醉，以鸡眼为中心做梭形切口，切口边缘距鸡眼最近0.3cm。切开皮肤、皮下组织，组织钳夹住鸡眼，边牵拉边切除，直达深筋膜，切除一圆锥形组织块，最后间断缝合皮肤切口。顽固性鸡眼往往有骨性隆起，还可凿除一部分骨质（图9-6）。覆盖敷料，包扎固定。

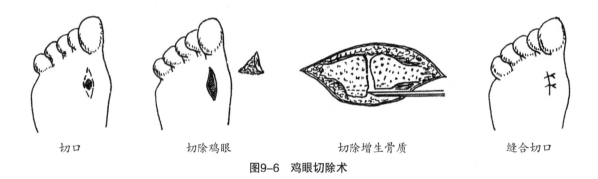

切口　　　　　　切除鸡眼　　　　　　切除增生骨质　　　　　　缝合切口

图9-6　鸡眼切除术

【注意事项】

切除范围、深度必须足够，切口全层缝合，拆线后不留异物，以免复发。

第十一节　包皮粘连分离术

【适应证】

上翻包皮时包皮与龟头粘连者，在儿童中透过包皮看到或摸到包皮腔内有包皮垢存留者。

【操作方法】

患者取平卧位，用安尔碘消毒局部皮肤，铺无菌孔巾。阴茎神经阻滞麻醉后，将阴茎置于术者左手拇指、示指之间，并将包皮徐徐向上翻起，至包皮龟头粘连处，右手执血管钳逐渐向上分离粘连处，必要时也可夹一小纱布球，沿龟头表面逐渐上推包皮，分离粘连至冠状沟（图9-7），分离时可有少量创面渗血，适当压迫止血。

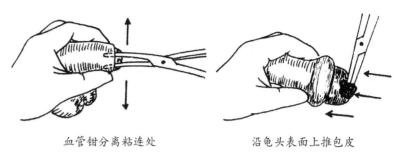

血管钳分离粘连处   沿龟头表面上推包皮

图9-7 包皮粘连分离术

【注意事项】

术后用1∶5 000高锰酸钾溶液每天清洗阴茎1次，并上翻包皮，同时清洗包皮内板及龟头，擦洗干净，自然晾干，涂少许红霉素软膏，再翻下包皮，直至包皮龟头创面完全愈合为止。

第十二节 包皮嵌顿手法复位术

【适应证】

由于阴茎包皮口狭小，包皮上翻后紧勒在冠状沟处，造成一紧缩环，影响龟头血液循环，并引起水肿、疼痛者，可行包皮嵌顿手法复位术。

【操作方法】

患者取站立位或仰卧位，在阴茎龟头及包皮处涂少许液状石蜡或植物油滑润局部。术者手握龟头持续数分钟，使水肿的龟头肿胀减轻，然后再进行手法复位。术者将双手示指、中指分别置于包皮紧缩环以上的阴茎腹侧和背侧，双手拇指指尖置于龟头顶端，按图9-8所示方向逐渐用力，使上翻的包皮复位。

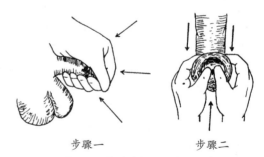

步骤一   步骤二

图9-8 包皮嵌顿手法复位术

【注意事项】

成人包皮复位后2周内禁止性生活；炎症水肿消退后，应及早做包皮环切术。

第十三节　包皮环切术

【适应证】

包茎或包皮过长，反复发生包皮龟头炎或因包皮过长经常发生包皮嵌顿者，可进行包皮环切术。

【操作方法】

患者取仰卧位，双下肢稍向外分开。用安尔碘消毒皮肤，铺无菌巾。阴茎神经阻滞麻醉，对不合作的儿童，可用镇静剂加局部麻醉。用4把止血钳分别夹住包皮口11点、1点、5点和7点处，距冠状沟0.6cm处用剪刀剪开背侧包皮，再分别向两侧环形剪除包皮，注意腹侧包皮系带处至少保留1cm，以免阴茎勃起时紧张。包皮创缘钳夹结扎止血，将内外板对齐，用0号线间断缝合，保留线尾。取1条凡士林纱条，贴附包皮创缘1圈，用结扎线将凡士林纱条结扎，以保护创缘（图9-9）。用无菌敷料妥善包扎，并使龟头外露。

【注意事项】

切忌将系带切除；缝合应用0号线或可吸收线，缝合的组织应尽量小；术后应给予适当镇静止痛，减少性刺激以防勃起；一般术后都有包皮水肿，3～5天后自行消退。

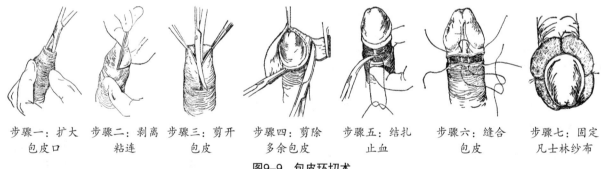

步骤一：扩大　　步骤二：剥离　　步骤三：剪开　　步骤四：剪除　　步骤五：结扎　　步骤六：缝合　　步骤七：固定
包皮口　　　　　粘连　　　　　　包皮　　　　　多余包皮　　　　止血　　　　　　包皮　　　　凡士林纱布

图9-9　包皮环切术

第十四节 包皮环套术

【适应证】

2~6岁儿童包茎或包皮过长。

【操作方法】

儿童取仰卧位，双下肢稍向外分开。用安尔碘消毒皮肤，铺无菌巾。阴茎神经阻滞麻醉，对不合作的儿童，可用镇静剂加局部麻醉。用4把止血钳分别夹住包皮口11点、1点、5点和7点处提起包皮，术者将已涂有红霉素软膏的塑料环套器送入包皮口，将过长的包皮覆盖环套器（图9-10），松紧适宜，助手以7号线顺环套器凹槽缠绕1圈，结扎牢靠。将结扎线远端多余包皮修剪，掰断环套器手柄。术后每天以安尔碘或新洁而灭消毒创面，保持干洁，一般12~14天环套器自行脱落，创口愈合。

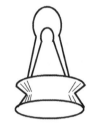

图9-10　包皮环套器

【注意事项】

结扎线打结前应调整好环套器的位置，保留系带；环套器不应遮盖尿道口影响排尿。

第十五节 内痔套扎术

【适应证】

内痔Ⅱ~Ⅲ期。

【操作方法】

患者一般取截石位，臀部垫高，也可取侧卧位，用安尔碘消毒肛门周围皮肤，铺无菌巾。无需麻醉，先以手指扩肛，使肛门松弛，放入塑料透明肛窥，再用安尔碘消毒会阴部皮肤及直肠腔内，显露内痔肿块。连发型内痔套扎器（图9-11）连接负压吸引器。术者左手持肛窥柄，右手持套扎器，于齿状线上方2~3cm处吸起松弛的直肠黏膜，当负压达到

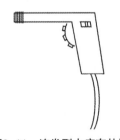

图9-11　连发型内痔套扎器

0.08MPa时击发套扎器，随即打开进气孔平衡压力（图9-12）。同法完成3～5点套扎。术后局部使用消炎、消肿栓剂，套扎环连同黏膜在10天左右脱落。

【注意事项】

内痔套扎是通过上提肛垫及收紧松弛的直肠黏膜达到消除痔块突出的目的，对于齿状线以下的外痔不宜直接套扎，而应采用局部切除。

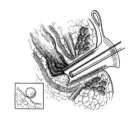

图9-12　内痔套扎术

第十六节　外痔切除术

【适应证】

经非手术治疗无效且无急性感染、水肿、坏死的外痔。

【操作方法】

患者取截石位或侧卧位，用安尔碘消毒肛门周围皮肤，铺无菌巾。局部浸润麻醉，围绕痔结节做放射状梭形切口，切开皮肤、皮下组织，用一组织钳或巾钳夹住拟切除梭形皮肤的外端，于皮下组织及痔块基底分离，将曲张的静脉团或增生的结缔组织一并切除，创面一般不做缝合，以利引流，若切口过大，也可于切口外上端部分缝合数针（图9-13）。血栓性外痔主要表现为肛门突然出现肿物，有时呈紫蓝色，疼痛明显。可仅将皮肤切开，取出血栓，剪除适量皮肤，以扩大敞开切口，切口内填塞少量凡士林纱布压迫止血，引流。

【注意事项】

切口应取放射状，不宜一次切除3个以上外痔，以免发生排便困难。

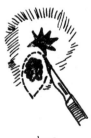
切口

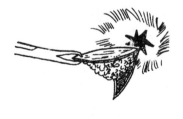
切除痔块

缝合切口

图9-13　外痔切除术

第十七节　混合痔内套外切术

【适应证】

混合痔。

【操作方法】

处理办法同内痔套扎术，先用套扎器完成内痔套扎术，退出肛窥后检查痔块回缩情况，对未能完全回缩的部分外痔予以切除。

【注意事项】

同外痔切除术。

第十八节　直肠息肉切除术

【适应证】

脱出肛门外的单发或多发的直肠下段息肉，大便带血、肛门指诊可触及的直肠下段息肉。

【操作方法】

患者一般采用截石位，用安尔碘消毒肛门周围皮肤，铺无菌巾。以手指扩肛，放进肛窥，显露息肉所在部位，用卵圆钳或组织钳夹住息肉，逐渐用力向外牵拉。再用消毒液消毒直肠腔内及息肉，在息肉基底部用圆针4号线贯穿缝扎（图9-14），然后在结扎线以外切断息肉。如为2个以上息肉，用同法进行其他息肉的处理。

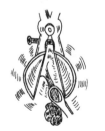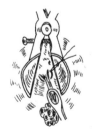

图9-14　直肠息肉切除术

【注意事项】

注意排除结肠息肉病；注意与肥大的肛乳头鉴别，后者位于齿状线上。

第十九节　肛瘘挂线术

【适应证】

距离肛缘3～5cm，有内外口的低位或高位单纯性肛瘘，或作为复杂性肛瘘切开、切除的辅助治疗。

【操作方法】

患者一般采用截石卧位，在骶管麻醉或局部麻醉下进行。用安尔碘消毒肛门周围皮肤，铺无菌巾。将探针自外口插入，循瘘管走向由内口穿出，手指引导探针弯曲后露出肛门外，绑上1根橡皮筋，引导穿过整个瘘管（图9-15），将内外口之间的皮肤切开，尽量拉紧橡皮筋，以7号线扎紧橡皮筋。术后每天以1∶5 000高锰酸钾溶液坐浴。若结扎组织较多，3～5天后应再次收紧橡皮筋，一般2周完全割裂结扎组织后脱落。

【注意事项】

肛瘘的内口一般位于肛窦，有时不容易发现，可从外口注入美兰方便辨认。

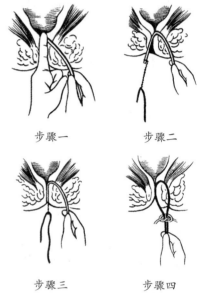

步骤一　　　步骤二

步骤三　　　步骤四

图9-15　肛瘘挂线术

第二十节　肛瘘切除术

【适应证】

低位单纯性肛瘘或低位复杂性肛瘘，周围瘢痕组织较少者；低位单纯性肛瘘，外口距肛门较远，单纯切开愈合时间较长者。

【操作方法】

患者取截石位或胸膝卧位，用安尔碘消毒肛门周围皮肤，铺无菌巾。肛门局部浸润麻醉，自外口向瘘管注入少量亚甲蓝，以便寻找内口或复杂性肛瘘时寻找支管。用肛门扩张器或拉钩扩开肛门，将有槽探针自外口沿瘘管方向探入，逐渐由内口穿出，用刀将探针槽沟上的瘘管组织全部切开。如为2个以上的弯曲复杂瘘管，则应将探针分别探入，分次切开直至内口。于瘘管边缘切开部分正常皮肤，用组织钳

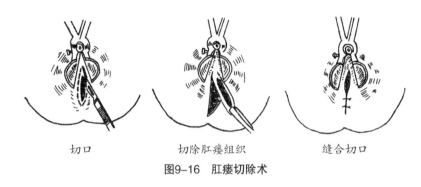

图9-16　肛瘘切除术

夹住、提起瘘管外端，将瘘管、支管及其周围瘢痕组织全部切除，直至显露健康组织。出血点随时予以结扎，以免血管回缩。创面敞开，填塞凡士林纱布。外口距肛门较远的瘘管或复杂肛瘘时，切除瘘管后可将切口外侧部分缝合，内侧创面敞开引流，即半开放半缝合（图9-16），以缩短愈合时间。

【注意事项】

缝合时必须从创面底部开始，缝线要穿过底层的健康组织，全层缝合皮下组织和皮肤，不可留有死腔。

第二十一节　肛裂切除术

【适应证】

慢性陈旧性肛裂，应用其他非手术疗法无效者，均可行肛裂切除术。

【操作方法】

肛裂位于肛门前方时，患者取膝胸卧位；位于肛门后方时，患者取膀胱截石位。用安尔碘消毒肛门周围皮肤，铺无菌巾。做局部浸润麻醉。先用双手示指伸入肛门内背靠背缓缓进行扩肛，使肛门松弛。用拉钩拉开肛门，再用消毒液消毒直肠下段，沿肛门裂隙边缘正常皮肤和黏膜处做一尖端向内、底部向外的近似三角形的切口，切至裂隙的肉芽底层，组织钳夹住外端，用剪刀于肉芽底层适当分离，连同皮肤、黏膜及裂隙周围增生的瘢痕组织一并切除，此时再适当向下分离，便可发现横行条索状纤维，此为肛门外括约肌的皮下组织纤维，用刀于齿状线处将该

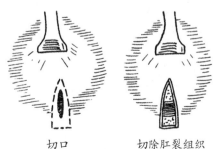
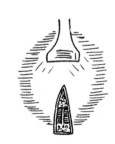

　切口　　　　　切除肛裂组织　　　　切断皮下纤维索

图9-17　肛裂切除术

组织纤维束垂直切断（图9-17），以解除括约肌挛缩。创口不必缝合，妥善止血后覆盖凡士林纱条即可。

【注意事项】

单独切断肛门外括约肌的皮下组纤维不会导致肛门失禁，完全切断肛管直肠环则会引起肛门失禁。

第二十二节　浅表异物取出术

【适应证】

进入体表的一般异物，如铁钉、缝针、注射针、砂石、汽枪子弹、铁屑等。

【操作方法】

不可触及的异物应做X线透视或摄片检查，并做好X线下取出术的思想准备。患者取适当体位，消毒皮肤，铺无菌巾。局部浸润麻醉或指（趾）端神经阻滞麻

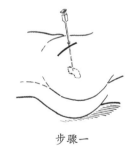
步骤一

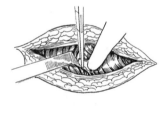
步骤二　　　　步骤三

图9-18　浅表异物取出术

醉。根据异物入口、X线透视或X线摄片确定异物所在，如能在皮肤表面扪及，便可于表面做一切口标记画线，切开皮肤、皮下组织直至显露异物，并取出；若不能扪及异物，则可采用针戳定位法，即手术者右手持一注射针头，于异物可能所处的部位皮肤表面刺入，通过反复提插针头，多次改变进针方向，凭针头阻挡感或听到与异物碰触声判断异物位置。将针头位置固定，于针头固定处切开皮肤，沿针体直接切入，达异物处，改用血管钳或剪刀剥离周围组织，暴露异物并取出（图9-18）。逐层缝合切口。覆盖敷料，妥善包扎固定。

【注意事项】

术前应先判断异物数量，避免遗留。

（汤照峰　胡昆鹏）

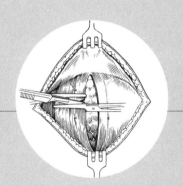

第十章
Part 10
普通外科常规
手术

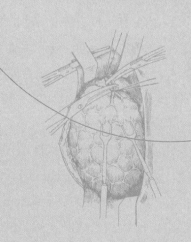

第一节 甲状腺次全切除术

【适应证】

1. 原发性甲状腺功能亢进，内科治疗无效者。

2. 继发性甲状腺功能亢进。

3. 单纯性甲状腺肿压迫气管、食管或喉返神经而引起临床症状者。

4. 巨大甲状腺肿，影响生活和工作者。

5. 胸骨后甲状腺肿。

6. 结节性甲状腺肿疑有恶变者。

7. 甲状腺腺瘤或甲状腺囊肿。

【术前准备】

1. 对于甲状腺功能亢进患者，充分的术前准备极为重要。术前应通过口服抗甲状腺药物首先控制基础代谢率，并给予复方碘化钾溶液口服以进一步减少甲状腺素释放，使甲状腺变硬，便于手术。

2. 术前喉镜检查声带活动是否正常。

3. 术前应指导患者进行颈部手术体位适应性训练。

4. 可选用颈丛神经阻滞麻醉或气管内全身麻醉，前者术中通过患者发音，可随时了解喉返神经的功能；后者适合于瘤体较大、胸骨后甲状腺肿或精神紧张不能坚持手术体位的患者。

【操作方法】

1. 患者取仰卧位，头部取过伸位，颈肩后略垫高（图10-1）。

2. 切口。胸锁关节上约2cm处，自一侧胸锁乳突肌开始，做一领口状弧形切口，长度根据甲状腺大小而定（图10-2）。

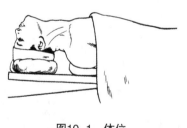

图10-1 体位

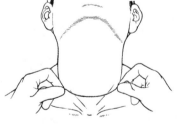

图10-2 切口

3. 切开皮肤、皮下组织和颈阔肌（图10-3），并向上、向下自颈筋膜浅层推开、分离（图10-4），一般宽5cm足够。显露颈筋膜浅层和颈前静脉，结扎、切断颈前静脉。

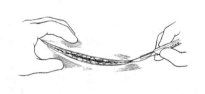

图10-3 切开皮肤、皮下组织和颈阔肌

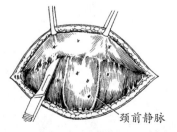

颈前静脉

图10-4 分离皮瓣

分离两侧胸锁乳突肌前缘，颈白线切开直达甲状腺真包膜（图10-5），必要时切断舌骨下肌群及甲状腺外层包膜（图10-6）。显露甲状腺腺体的前面及其表面的血管。

4. 先分离右侧甲状腺腺体。分离甲状腺外侧，结扎、切断甲状腺中静脉（图10-7），达甲状腺后间隙。用7号线缝吊甲状腺腺体向下方牵拉，进行上极的分离。首先切断、结扎甲状腺悬韧带（图10-8），再紧贴甲状腺上极双重结扎、切断甲状腺上动静脉的前后支（图10-9），注意避免损伤喉上神经。分离甲状腺下极，结扎、切断甲状腺下静脉（图10-10）。将甲状腺向内侧牵拉，显露甲状腺下动脉。结扎甲状腺下动脉应远离甲状腺腺体背面，靠近颈动脉进行，以防损伤喉返神经，或显露困难时可以结扎甲状腺下动脉的分支。如腺体较大，应在下极与气管之间钝性分离找到喉返神经并予以保护后再进行下极血管的处理。

5. 在气管前分离、切断甲状腺峡部（图10-11，图10-12）。

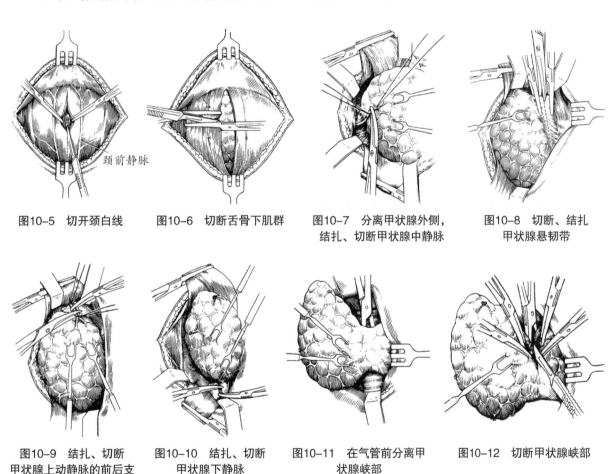

图10-5　切开颈白线　　　图10-6　切断舌骨下肌群　　　图10-7　分离甲状腺外侧，　　　图10-8　切断、结扎
　　　　　　　　　　　　　　　　　　　　　　　　　　　结扎、切断甲状腺中静脉　　　甲状腺悬韧带

图10-9　结扎、切断　　　图10-10　结扎、切断　　　图10-11　在气管前分离甲　　　图10-12　切断甲状腺峡部
甲状腺上动静脉的前后支　　甲状腺下静脉　　　　　　　状腺峡部

6. 在甲状腺腺体预定的切除线上用多把小血管钳夹住被膜做标记，楔形切除甲状腺腺体（图10-13）。切除腺体的多少视病变性质而定，一般切除80%～90%，保留的腺体相当于成人示指末节大小。必须保留腺体的背面部分，以免损伤喉返神经和甲状旁腺。

7. 彻底止血，缝合甲状腺被膜（图10-14），如需行对侧腺体大部分切除时，则如上法处理。

8. 再次检查有无出血或渗血，给予结扎或电凝止血。双侧甲状腺窝内放置半胶管引流，由切口

或胸骨柄上缘另戳口引出。缝合颈白
线、颈阔肌、皮肤。

【注意事项】

1．术后24h内注意有无出血和呼
吸困难，床边备气管切开包。

2．注意有无声嘶（喉返神经损
伤），有无手足抽搐（甲状旁腺损
伤）。手足抽搐时可以静脉推注葡萄糖
酸钙10～20mL。

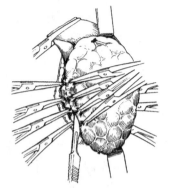
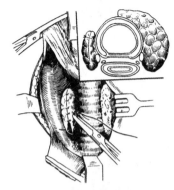
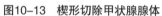

图10-13　楔形切除甲状腺腺体　　图10-14　缝合甲状腺被膜

3．甲状腺功能亢进患者手术后36h内注意有无高热、脉率增快、烦躁、谵妄、昏迷等甲状腺危
象出现。

4．不需要预防性使用抗生素。

5．术后36～48h拔除引流管。

6．术后4～5天拆线。

第二节　乳房单纯切除术

【适应证】

1．早期乳腺癌。

2．晚期乳腺癌局部破溃或年迈不能耐受乳腺癌根治者。

3．经活检证实增生活跃的多发性乳腺纤维瘤。

4．巨大良性肿瘤，如巨大乳腺纤维腺瘤、巨大乳腺血管瘤。

5．病变广泛且经长期保守治疗不愈的乳腺结核。

【术前准备】

1．清洗局部皮肤，剃净腋毛。

2．一般可选用乳腺区域阻滞麻醉，也可采用硬脊膜外麻醉或全身麻醉。全身麻醉时则做好全身
麻醉术前准备。

3．以乳头为中心结合肿块位置画梭形切口线，用手捏起乳房及肿块，观察乳房切除后的皮肤对
合情况，依此估计皮肤切除的多少。切口上端偏向外上方，一般切口上至第2肋，下至第6肋，如为恶

性病变，还应画出皮瓣剥离范围（图10-15）。

【操作方法】

1. 患者取仰卧位，患侧上肢外展90°，固定于托板上，同侧肩背部垫高10cm。消毒皮肤，铺无菌巾。

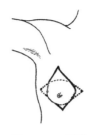

图10-15　画出切口线

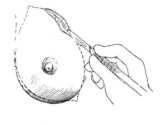

图10-16　切开皮肤、皮下组织

2. 按切口标记线切开皮肤（图10-16），如已确定为恶性病变，于皮下组织浅层向两侧潜行分离皮瓣，皮瓣上仅保留少许皮下脂肪（图10-17）。一侧分离完后，用湿纱布垫填塞压迫，再分离另一侧。若为良性病变，切开脂肪组织，于乳腺腺体表面分离，尽量保留皮下组织。自乳腺一侧边缘开始，于乳腺深面和胸大肌筋膜之间解剖分离，边解剖边止血。如病变已侵及胸大肌，应将胸大肌肌膜和被侵犯的胸大肌部分纤维切除

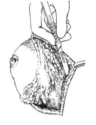

图10-17　分离皮瓣

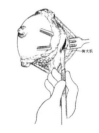

图10-18　连同胸大肌肌膜一起切除整个乳房

（图10-18）。再解剖分离乳腺另一侧，将全部乳腺整块切除。

3. 乳腺切除后，随即用湿纱布垫覆盖并压迫创面止血，对较大出血点可钳夹、结扎或缝扎止血。如为良性病变，则间断缝合皮肤、皮下组织，并于切口深部放橡皮引流条；如为恶性病变，皮瓣分离范围广泛估计术后渗出物较多，也可于皮下放一软橡皮管或双套管引流，外接负压引流瓶。

覆盖敷料，妥善加压包扎，必要时用胸带包扎。

【注意事项】

1. 不需要预防性使用抗生素。

2. 术后36～48h引流量小于50mL时去除引流物，继续加压包扎。

3. 如为乳腺癌应行抗癌化疗或放疗。

第三节　乳腺癌根治术

【适应证】

1. 临床上确诊为乳腺癌，除腋窝外无其他部位淋巴结转移、且能耐受手术者，均可行乳腺癌根治术。

2. 发生于乳腺或胸大肌内的其他恶性肿瘤，如乳腺肉瘤、胸大肌纤维肉瘤。

【术前准备】

1. 全面查体，了解患者能否耐受手术治疗。

2. 清洗局部皮肤，剃除患侧腋毛，如需要取皮封闭创面，应做好大腿内侧取皮区准备。

3. 备红细胞200～400mL。

4. 一般采用高位硬脊膜外腔阻滞麻醉，也可采用全身麻醉。

5. 切口设计。以肿瘤为中心，距肿瘤边缘至少5cm，用甲紫描画梭形切口线，上端起自胸大肌边缘与锁骨之间（不可穿过腋窝，以免影响上肢活动），下端达肋缘。描画出皮瓣分离范围，上起锁骨，下至肋缘下，内抵胸骨正中线，外达背阔肌前缘（图10-19）。

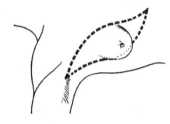

图10-19　乳腺癌根治术切口

【操作方法】

1. 患者取平卧位，面部偏向对侧，患侧上肢外展90°，患侧肩胛下垫沙袋，抬高5～10cm。消毒皮肤，患侧上肢用无菌巾包裹后铺无菌巾及手术单。若肿瘤穿破皮肤，外面用手术薄膜粘贴覆盖，以减少切口污染和瘤细胞种植于创面的机会。

2. 沿切口线切开皮肤，按皮瓣分离标记分别向两侧分离皮瓣，为了防止皮瓣坏死，距肿瘤稍远处的皮瓣可逐渐保留多一些皮下组织（图10-20）。

3. 沿锁骨下缘切开脂肪和深筋膜，显露胸大肌，再向外延伸至肱骨大结处，解剖出头静脉。分离腋窝部胸大肌下缘，手指伸入胸大肌深面，将胸大肌在锁骨紧靠肱骨止点处切断（图10-21）。用一把弯止血钳夹住胸大肌断端，切断胸大肌在锁骨和胸骨的附着部，将胸大肌翻向下方，显露胸小肌，示指插入其下面，贴近喙突附着处切断胸小肌（图10-22）。

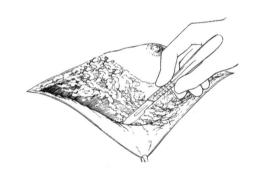

图10-20　剥离皮瓣

4. 将胸大肌、胸小肌向下牵开，显露胸锁筋膜（图10-23）、腋窝和锁骨下区，分离喙锁胸筋膜，沿腋血管表面将这些筋膜连同腋窝的脂肪和淋巴组织向内下方清扫（图10-24），使腋血管和臂丛神经完全显露。

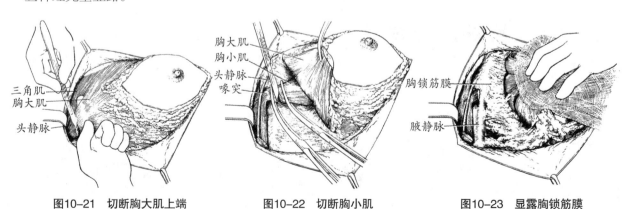

图10-21　切断胸大肌上端　　　　图10-22　切断胸小肌　　　　图10-23　显露胸锁筋膜

5. 腋窝和锁骨下区脂肪淋巴组织清扫干净后，再将胸大肌、胸小肌附着于胸壁的部分用电刀切断，自上而下、自内向外整块切除（图10-25）。此时，应对所有胸廓内动脉的肋间穿支行血管钳夹、切断、结扎（图10-26）。

6. 用灭菌注射用水冲洗创面，于腋下8cm处戳一小口，安放双套管引流，连接负压吸引瓶，缝合皮切口，使皮瓣借助负压吸引紧贴胸壁（图10-27）。

若皮肤切口难以拉拢缝合，可切取同侧大腿内侧中厚皮移植修复。必要时可留线，打包加压包扎。

覆盖敷料，妥善包扎固定，必要时可用胸带包扎。

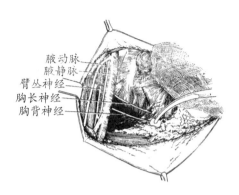

图10-24　清扫腋窝脂肪、淋巴组织

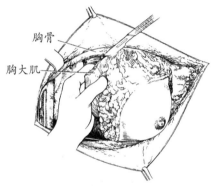

图10-25　切断胸大肌与胸壁的附着点

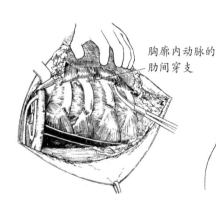

图10-26　钳夹，切断、结扎胸廓内动脉的肋间穿支

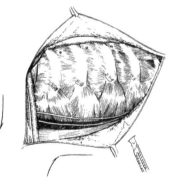

图10-27　创面放置引流管

【注意事项】

1. 预防性使用抗生素3～5天。

2. 保持负压引流、加压包扎3～5天后更换敷料，引流量少于50mL可以拔管，继续加压包扎。

3. 一般伤口愈合拆线后即可进行化疗。

第四节　腹股沟斜疝修补术

【适应证】

1. 成人腹股沟斜疝或年长儿的腹股沟斜疝疝囊较大者，均可采用加强腹股沟管前壁疝修补术。

2. 老年人腹股沟斜疝或青壮年人腹股沟斜疝疝囊较大时以加强腹股沟管后壁为宜。

【术前准备】

1. 去除哮喘、咳嗽等增加腹压的因素。

2. 成人手术前去阴毛，清洗手术区皮肤。

3. 手术前禁食6h。

4. 术前排尿。

5. 嵌顿性疝者术前应补液，放置胃管等。

6. 小儿采用全身麻醉，年长儿、成人可采用腹股沟区域阻滞麻醉或硬膜外麻醉。

【操作方法】

1. 患者取平卧位，用安尔碘消毒皮肤及外阴，铺无菌巾及手术单，露出耻骨结节、髂前上棘、肚脐、腹股沟韧带等解剖标志。

2. 自腹股沟韧带中点上方约2cm至耻骨结节与腹股沟韧带平行线为切口（图10-28），切开皮肤、皮下脂肪组织，显露腹外斜肌腱膜（图10-29），小指抠摸到外环口，沿腹外斜肌腱膜纤维方向切开腹外斜肌腱膜（图10-30），打开外环口，此时注意勿损伤其深面的髂腹股沟神经和髂腹下神经（图10-31），用两把组织钳分别夹住腹外斜肌腱膜两侧创缘，在其深面向两侧钝性推剥，外侧至腹股沟韧带，内侧达联合肌腱和腹内斜肌。

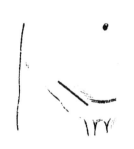
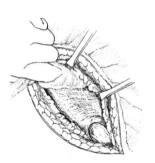
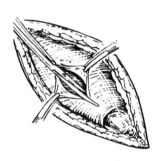
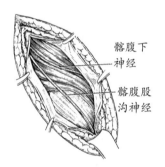

图10-28　斜疝切口　　图10-29　显露腹外斜肌腱膜　　图10-30　切开腹外斜肌腱膜　　图10-31　显露髂腹下神经和髂腹股沟神经

3. 提起精索及其中疝囊，紧贴腹横筋膜前方穿过索带。切开提睾肌和筋膜，并向两侧分开，可见到白色膜状疝囊（图10-32），有时较厚、较韧，斜疝疝囊一般位于精索前内方。如为成人，令其咳嗽可见疝囊处隆起，有助于寻找疝囊。用两把血管钳夹住疝囊前壁，切一小口，如疝囊内有腹腔内容物，将其还纳入腹腔。用示指经内口伸入腹腔，弄清疝囊与腹壁下动脉的关系，进一步证实是斜疝还是直疝。中间横断疝囊

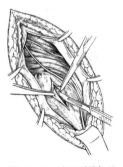
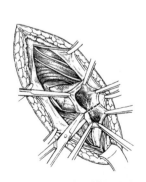

图10-32　切开提睾肌和筋膜，显露疝囊　　图10-33　中间横断疝囊

（图10-33），左手示指伸入疝囊内顶起，右手示指裹一盐水纱布将疝囊与周围组织钝性分离，直至疝囊颈处腹膜外脂肪组织（图10-34），然后用4号线将疝囊颈贯穿结扎（图10-35），此时注意勿结扎腹腔内容物及精索。距结扎线0.5cm处剪除多余疝囊，该疝囊残端自动向上缩至腹内斜肌后方。检查内环口是否过大，用4号线将腹横筋膜裂口缝合3～4针以缩窄内环口（图10-36）。

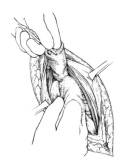

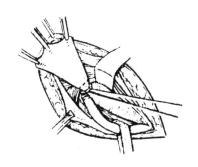

图10-34　剥离疝囊至疝囊颈　　　　图10-35　贯穿结扎疝囊颈

4. 加强腹股沟管前壁疝修补术。完成上述操作后，间断缝合提睾肌，于精索前用7号线间断缝合联合肌腱于腹股沟韧带上（注意缝合张力不应太大，缝线不要结扎太紧）（图10-37），缝合后的下端裂孔以能容一小指尖为度，用4号线重叠缝合腹外斜肌腱膜（图10-38）及其游离缘。最后缝合皮下组织与皮肤。

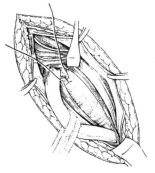

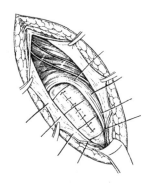

图10-36　缩窄内环口　　　　图10-37　将联合肌腱与腹股沟韧带缝合加固前壁

5. 加强腹股沟管后壁疝修补术。完成上述第3步骤后将精索后方充分游离，上至内环口，下至耻骨结节。提起精索，在其后方用7号线将联合肌腱间断缝合于腹股沟韧带上（图10-39），释放精索，在其前方以4号线缝合腹外斜肌腱膜，缝合后的下端裂孔以能容一小指尖为度，最后缝合皮下组织和皮肤。

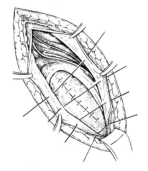

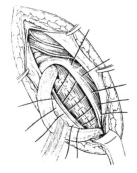

图10-38　重叠缝合腹外斜肌腱膜　　　　图10-39　在精索后方将联合肌腱与腹股沟韧带缝合

6. 无张力疝补片修补。前面步骤同加强后壁修补术，充分游离精索后方并提起，将人工补片平放于腹横筋膜前方，上端缺口容纳精索通过。用7号线将补片与腹股沟韧带间断缝合，针距1cm，注意避免进针过深伤及血管。缝至下端时修剪过长的补片，将其缝于陷窝韧带和耻骨结节骨膜上。向外展平补片，继续用7号线将补片与联合肌腱缝合固定，注意补片与所缝合的组织间不应存在牵拉张力。4号线关闭补片通过精索的小缺口，检查无渗血后将精索释放原位，缝合腹外斜肌腱膜、皮下组织、皮肤。

直疝的疝囊颈位于直疝三角，手术步骤相似。

【注意事项】

1. 术后垫高阴囊，减少水肿，抬高手术侧膝部，减轻疼痛。

2. 刀口敷料处压适当重量的沙袋（300g左右）12h，可减少刀口渗血。

3. 不需要预防性使用抗生素。

4. 术后麻醉作用过后可以正常进食。

5. 可鼓励患者术后早期离床活动。

6. 防止增加腹压因素，如咳嗽、便秘、排尿困难。

7. 术后休息20天，3个月内禁止重体力劳动。

第五节 股疝修补术

【适应证】

1. 非嵌顿性的股疝可择期手术。

2. 嵌顿性的股疝应急诊手术。

【术前准备】

同腹股沟斜疝修补术。

一 经腹股沟切口修补术

【操作方法】

1. 切口与腹股沟斜疝修补术相同。

2. 切开皮肤、皮下组织及腹外斜肌腱膜，显露腹股沟韧带。将腹内斜肌、精索或圆韧带牵向上方，于腹壁下血管内侧推开腹横筋膜，显露疝囊颈（图10-40）。疝囊颈内侧为陷窝韧带，外侧为股静脉。

3. 分离疝囊颈周围组织，向上牵引，同时另一手在股疝突出处向上推按，使疝囊从股环分离出来。如为嵌顿性的股疝，

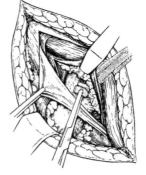 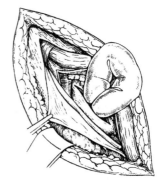

图10-40 推开腹横筋膜，显露疝囊颈

图10-41 切开疝囊，还纳疝内容物

需先切开疝囊，将疝内容物还纳腹腔（图10-41）。如有肠管坏死，切除坏死肠管，行端端吻合。分离疝囊有困难时，可以切断陷窝韧带或将腹股沟韧带做"Z"形切断，松解股环。

4. 间断疝囊颈部，切除多余疝囊组织（图10-42），缝合腹膜缺口。将腹股沟韧带、陷窝韧带与耻骨梳韧带或耻骨肌筋膜缝合，闭合股管（图10-43）。检查有无压迫或损伤股静脉。如已切断腹股沟韧带，则做缝合修补。另一修补方法是将联合肌腱与耻骨梳韧带缝合2～3针，以隔离股环，或用人工补片按无张力疝修补方法修补，补片的下端也是与耻骨梳韧带缝合。

5. 缝合腹外斜肌腱膜、皮下组织和皮肤。

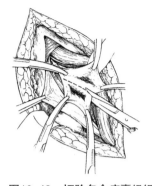
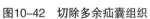
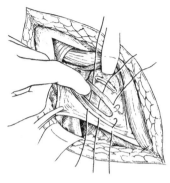

图10-42　切除多余疝囊组织　　　图10-43　闭合股管

二　经股部修补术

【操作方法】

1. 卵圆窝突出处做垂直或斜切口。

2. 分离疝囊周围组织，显露疝囊后将疝囊与外侧的股静脉和大隐静脉分离，并分离至疝囊颈（图10-44）。

3. 切开疝囊，还纳疝内容物（图10-45）。如疝囊颈口太小，还纳困难时，可将腹股沟韧带和陷窝韧带切断，但要避免损伤闭孔动脉。

4. 分离疝囊至疝囊颈以上，高位贯穿缝扎疝囊颈（图10-46），切除多余疝囊组织。

5. 将腹股沟韧带、陷窝韧带与耻骨梳韧带或耻骨肌筋膜缝合（图10-47），以关闭股环。注意勿损伤或压迫股静脉。

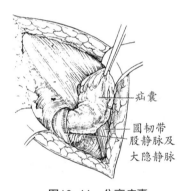

图10-44　分离疝囊

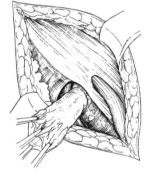

图10-45　切开疝囊，还纳疝内容物

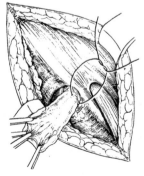

图10-46　高位贯穿缝扎疝囊颈

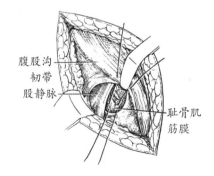

图10-47　缝合腹股沟韧带与耻骨肌筋膜

【注意事项】

除不用托高阴囊外，其余与腹股沟斜疝修补术后处理相同。

第六节　阑尾切除术

【适应证】

1. 急性单纯性阑尾炎。

2. 急性阑尾炎非手术治疗无效者。

3. 急性化脓性阑尾炎合并腹膜炎症状者。

4. 反复发作的慢性阑尾炎。

【术前准备】

1. 急性阑尾炎或慢性阑尾炎急性发作者，术前应用抗菌药。

2. 如果患者较长时间不能进食或呕吐严重者应静脉输液，补充营养。

3. 常规术前备皮。

4. 通常应用硬脊膜外腔阻滞麻醉，如为儿童可用全身麻醉或基础麻醉加局部浸润麻醉。

【操作方法】

1. 患者取仰卧位，用安尔碘消毒皮肤，铺无菌巾及手术单。

2. 常用的切口有两种，一种是阑尾切口即斜切口（图10-48），适用于诊断明确，体征局限于右下腹的阑尾炎；另一种是经腹直肌外缘的右下腹直切口，适用于诊断不十分明确或腹膜炎体征较广泛者，以便于术中检查其他脏器、清除脓液或有可能做切口延长者。切口的长短取决于阑尾的位置和腹壁的厚薄，通常为5~8cm。

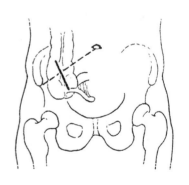

图10-48　阑尾斜切口

3. 切开皮肤和皮下组织，显露腹外斜肌腱膜，先于中间切开一小口，沿纤维方向切开（图10-49），长度与皮肤切口相等。术者和助手各持一把中弯血管钳，交替插入腹内斜肌和腹横肌纤维内，撑开分离，直达腹膜（图10-50）。然后用两只小型直角拉钩拉开腹内斜肌和腹横肌的裂口，显露腹膜。再用两把血管钳夹住腹膜，并交替释放、提起，注意不要把内脏一起夹住。用刀切开腹膜少许（图10-51），再换用剪刀沿皮肤切口方向剪开腹膜。剪开腹膜时，必须避免损伤腹腔内脏器。如有脓液溢出，则应用吸引器及时吸尽，或用干纱布蘸除。

4. 进入腹腔后，首先于右髂窝用卵圆钳提起盲肠，沿结肠带于盲肠末端汇合处找到阑尾根部（图10-52）。如有小肠或大网膜遮盖在盲肠和阑尾表面，则先用拉钩将其向左侧牵开，或用手指将粘

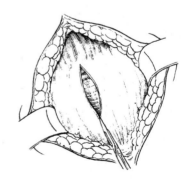

图10-49　切开腹外斜肌腱膜

连于阑尾表面的组织分开，用阑尾钳将阑尾轻轻提出腹腔外（最好连同盲肠一起暴露在切口外），显露阑尾系膜，分段钳夹系膜，于两钳之间剪断阑尾系膜，为安全起见，近端系膜应双重结扎（4号线和1号线）（图10-53）。用血管钳压榨阑尾根部，在压榨处用7号线结扎（图10-54）。在距结扎远端约0.5cm处，夹1把血管钳，紧靠血管钳用刀切断阑尾（图10-55）。为免污染，切断阑尾前应用纱布妥善保护周围组织，切断时应小心，避免残端污染附近腹壁和腹腔内脏器。

　　阑尾残端用3%碘酒、酒精棉签擦拭，再用生理盐水擦净。在盲肠壁上距阑尾根部约0.5cm处用4号线做浆肌层荷包缝合1圈，助手用血管钳将阑尾残端向内推入，术者收紧荷包缝线、打结（图10-56），必要时再于局部做浆肌层加固缝合2~3针。

　　如果由于粘连等原因，阑尾不能游离和提出切口外时，则可采用逆行切除法。先牵拉盲肠，显露阑尾根部。在阑尾根部，紧靠阑尾壁用血管钳穿过阑尾系膜，用血管钳压榨阑尾根部，然后穿过丝线，结扎阑尾根部。在结扎线远端0.5cm处，夹1把血管钳，紧靠血管钳切断阑尾根部（图10-57）。用3%碘酒、酒精、生理盐水棉签擦拭阑尾两断端，再用血管钳依次分段钳夹、切断阑尾系膜，直至移去阑尾，分别结扎或缝扎阑尾系膜（图10-58）。

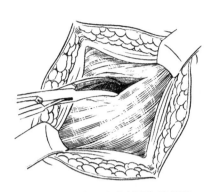

图10-50　分开腹内斜肌与腹横肌

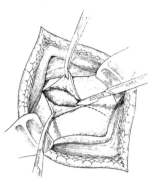

图10-51　切开腹膜

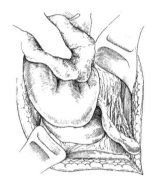

图10-52　寻找阑尾

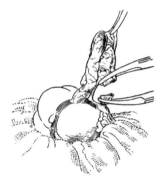

图10-53　分段钳夹、剪断、结扎阑尾系膜

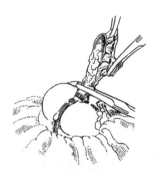

图10-54　压榨、结扎阑尾根部

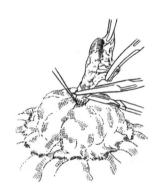

图10-55　切除阑尾

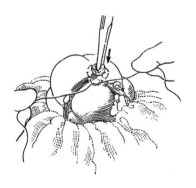

图10-56　荷包包埋阑尾残端

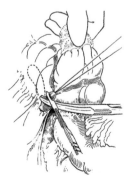

图10-57　切断阑尾根部

如果发现阑尾位于盲肠后、腹膜外时，则应在盲肠外侧切开腹膜（图10-59），游离盲肠后壁，即可显露阑尾，然后再行阑尾切除。

5. 检查阑尾残端和系膜结扎线，认真止血。一般未穿孔或穿孔早期，腹腔脓液不多时，吸尽脓液后不必冲洗和放引流。反之，如果腹膜炎严重，脓液较多，应吸净脓液后再用安尔碘消毒液浸泡5min，或用甲硝唑溶液局部冲洗。由于切口不足以进行广泛探查

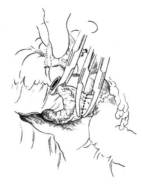

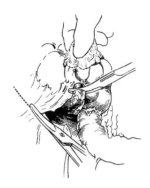

图10-58 分段钳夹、切断、结扎或缝扎阑尾系膜

图10-59 剪开侧腹膜显露阑尾

和冲洗，因此注意避免因冲洗不当导致脓液流到腹腔远处。术毕则应放双套管引流。

6. 4号线间断缝合腹膜，注意不能撕裂腹膜或遗留缺口，否则腹腔内炎性渗液进入切口容易发生感染。用大量生理盐水冲洗切口，更换干净手套及器械，吸干净切口内渗液，止血，再依次缝合腹横肌肌膜、腹外斜肌腱膜、皮下组织及皮肤。

【注意事项】

1. 全身应用抗生素。

2. 腹膜炎轻者术后次日可以进流质食物，腹膜炎严重者应禁食至恢复肛门排气，维持水、电解质平衡。

3. 有引流管者，术后引流量小于50mL，且没有粪水或脓性液时拔除引流管。

4. 尽早下床活动。

第七节 胃、十二指肠溃疡急性穿孔修补术

【适应证】

胃、十二指肠溃疡穿孔无幽门梗阻、溃疡出血及恶性变者。

【术前准备】

1. 有中毒性休克、脱水和酸中毒者应先予以静脉输液，纠正水、电解质紊乱，并应用抗生素。

2. 禁食，插胃管行持续胃肠减压。

3. 一般用硬脊膜外腔阻滞麻醉或全身麻醉。

【操作方法】

1. 患者取仰卧位，用安尔碘消毒皮肤，铺无菌巾及手术单。

2. 右上腹腹直肌切口或正中切口，切开皮肤，逐层进入腹腔，首先清除腹腔内渗液及由穿孔处漏出的胃肠内容物（图10-60）。

3. 寻找出穿孔位置，如为胃穿孔，应在穿孔边沿切取0.5cm×0.5cm×0.5cm大小组织进行病理检查。距离穿孔边缘0.3～0.5cm处用4号线做3针全层间断缝合（图10-61），缝合方向与胃或十二指肠长轴平行，结扎缝线将穿孔闭合。结扎时勿用力过大，以免缝线割裂组织。

如果穿孔较大，或穿孔周围组织水肿严重，瘢痕组织过多，可先用1块大网膜将穿孔遮盖或填塞，再结扎缝线（图10-62）。

4. 用大量温生理盐水冲洗腹腔，冲洗时操作要轻，以免加重对患者的刺激，并应注意两侧膈下及盆腔的冲洗。腹腔污染严重者于温氏孔和盆腔分别放置双套管引流，于腹壁另戳孔引出接负压瓶。

5. 逐层缝合腹壁切口。

【注意事项】

1. 患者清醒后取半坐位以利于渗液局限和引流，并尽早下床活动。

2. 禁食，持续胃肠减压至肠蠕动恢复正常。静脉输液维持营养及水、电解质平衡。

3. 继续应用抗生素，防治感染。

4. 当肠蠕动恢复正常、有肛门排气而无腹胀时，即可拔除胃管，开始进食流食，2～3天后如无不适改进稀软易消化食物。

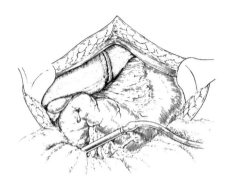

图10-60　吸净渗液

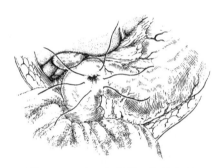

图10-61　全层间断缝合修补穿孔

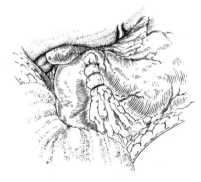

图10-62　利用大网膜遮盖修补穿孔

第八节　胃大部分切除术

【适应证】

1. 主要用于治疗胃、十二指肠溃疡经长期保守治疗无效、症状严重者。

2. 胃、十二指肠溃疡病引起幽门梗阻或急性大出血者。

3. 胃、十二指肠溃疡病急性穿孔且患者溃疡病史长、症状重、穿孔后腹腔污染轻、全身一般情况尚好者。

【术前准备】

1. 因呕吐长期不能进食者，应静脉输液纠正水、电解质紊乱。

2. 对严重贫血者适当给予输血。

3. 术前2～3天吃流食，术前1天禁食；严重梗阻者术前应禁食2～3天，每晚用温生理盐水洗胃，以减轻胃壁水肿。

4. 清洗腹部皮肤。

5. 手术当天晨插胃管吸净胃液。

6. 通常应用硬脊膜外腔阻滞麻醉，也可采用全身麻醉。

【操作方法】

胃大部切除后保留的胃必须与肠道吻合，其方式多种多样，主要有两大类：Billroth Ⅰ式即胃十二指肠吻合（图10-63）和Billroth Ⅱ式即胃空肠吻合。胃空肠吻合方法通常又有结肠前胃空肠吻合（图10-64）和结肠后胃空肠吻合（图10-65），最常用者为结肠前胃空肠吻合，现以结肠前胃空肠吻合为例，介绍手术步骤如下。

1. 患者取仰卧位，用安尔碘消毒皮肤，铺无菌巾及手术单。

2. 右上腹经腹直肌切口或右上腹旁正中切口，进入腹腔，显露胃、十二指肠及其所属血管，检查病变情况，确定切除范围。

3. 游离胃大弯。如为溃疡穿孔，应先将穿孔处缝闭，防止胃肠内

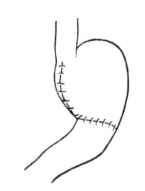 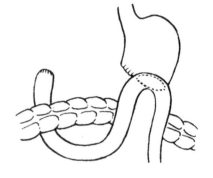

图10-63　胃十二指肠吻合　　　图10-64　结肠前胃空肠吻合

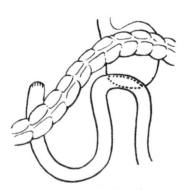 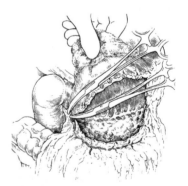

图10-65　结肠后胃空肠吻合　　　图10-66　钳夹、切断、结扎胃结肠韧带

容物继续漏出。于胃结肠韧带无血管区打开一小口，然后在胃网膜血管弓内向两侧依次钳夹、切断、结扎胃结肠韧带（图10-66）。向左到达左右胃网膜动脉交界处无血管区，再继续向左分离，把胃网膜左动脉的第一个垂直分支结扎、切断，该处作为切除胃体的大弯侧标记。以同样方法，切断、结扎胃网膜右动脉、右静脉及其分支，接近十二指肠球部下缘时必须贴近胃壁仔细分离，以免误伤结肠中动脉。

4. 游离胃小弯。将胃体向下牵拉，使肝胃韧带拉紧，于无血管区开一小口，剪开小网膜，在十二指肠球部上缘仔细触摸辨认胃右动脉，分离并予以双重结扎、切断（图10-67）。在预定小弯侧胃体切除线附近触摸辨认胃左动脉，过两把血管钳后结扎、切断（图10-68），近心端用7号线和4号线双重结扎，离断切除区内的肝胃韧带及胃左动脉分支。

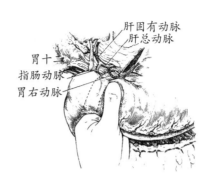

图10-67　辨认、结扎胃右动脉

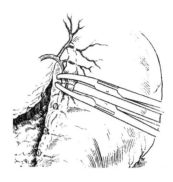

图10-68　结扎、切断胃左动脉

5. 切断及缝闭十二指肠残端。用2把大号有齿止血钳夹住十二指肠近幽门处，自两钳之间切断十二指肠（图10-69），注意不可切除十二指肠过多，以防闭合十二指肠残端困难或损伤胆总管胰管开口处。缝闭十二指肠断端，缝合方法为先用细丝线连续贯穿缝合钳夹的十二指肠残端前后壁（图10-70），再放松夹闭十二指肠残端的止血钳，一边慢慢抽出止血钳，一边同时拉紧此连续缝合线，两端分别结扎，两角处再分别做浆肌层半荷包包埋缝合（图10-71），再间断浆肌层包埋缝合中间部分（图10-72）。有些十二指肠溃疡因炎症、粘连、瘢痕牵拉，改变了十二指肠与邻近器官的解剖关系，勉强切除溃疡或关闭均可能造成误伤。此时可以采用旷置溃疡方法，即十二指肠球部不做分离，而在胃窦部切断（图10-73），并将胃窦部黏膜完全剥除（图10-

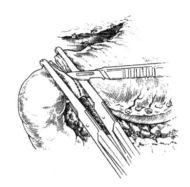

图10-69　切断十二指肠

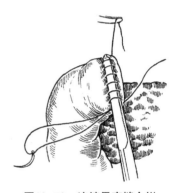

图10-70　连续贯穿缝合钳夹的十二指肠残端前后壁

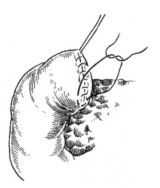

图10-71　浆肌层半荷包包埋缝合残端两角

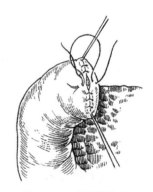

图10-72　间断浆肌层缝合残端

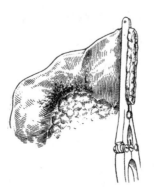

图10-73　切断胃窦部

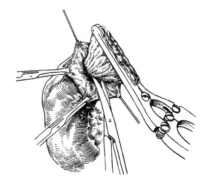

图10-74　剥离胃窦部黏膜

74），以消除胃泌素的分泌。

6. 部分胃体切除、胃空肠吻合。用胃钳及有齿血管钳钳夹并切断拟切除的胃体（图10-75），连续缝闭部分胃小弯侧，再行浆肌层包埋缝合（图10-76）。距十二指肠空肠悬韧带（Treitz韧带）10～12cm处提起空肠绕过横结肠，以其近端对胃小弯、远端对胃大弯与胃后壁对合，以细丝线将拟吻合处空肠两端分

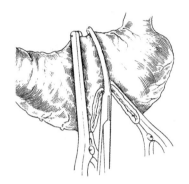

图10-75 钳夹并切断拟切除的胃体

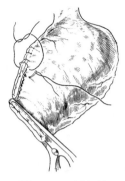

图10-76 缝闭缩窄胃小弯侧

别与胃大、小弯处缝合一针做牵引固定，两牵引线间以4号线将胃肠做浆肌层间断缝合，作为吻合后壁的外层缝合（图10-77）。距缝线0.5～1cm处切开吻合口后壁，吸净胃内容物，必要时先切开浆肌层，缝扎黏膜下血管，再剪开黏膜。用肠钳夹住吻合口两端空肠以减少污染，距缝线0.5cm处切开空肠，使切口与胃的断端开口等长，切除被夹持的胃断端组织。自切口一端开始，以可吸收线做后壁全层连续交锁缝合（图10-78）。打结后继续用此线以全层内翻缝合法缝合吻合口前壁的内层（图10-79），此层缝合结束时，于切口的一端打结。再以4号线做浆肌层间断缝合，作为吻合口前壁的外层缝合（图10-80），完成胃肠重建。

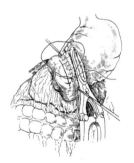

图10-77 胃空肠吻合口后壁浆肌层间断缝合

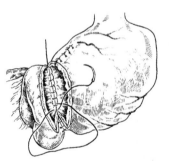

图10-78 吻合口后壁全层连续交锁缝合

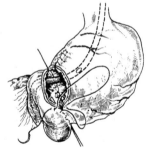

图10-79 吻合口前壁内层全层内翻缝合

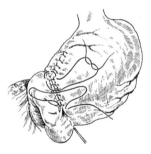

图10-80 吻合口前壁外层浆肌层间断缝合

如使用胃肠吻合器进行重建，操作如下：按预定切除范围切断胃体，移去远端胃组织。距十二指肠空肠悬韧带10～12cm处提起空肠，在对系膜侧肠壁切开一小口，4号线围绕切口做一全层荷包缝合，将26号吻合器砧板组件送进肠壁切口，收紧荷包缝合线，打结。将钳夹近端胃体的胃钳打开，以4把组织钳提起胃体断口，吸净胃内容物并用安尔碘消毒。将吻合器自胃体断口插入，吻合器的结合杆从胃后壁无血管区穿出，与砧板的结合杆套紧。旋紧吻合器旋钮，使胃壁与空肠紧贴，过程中注意调整输入端方向，并避免将其他组织夹进去。观察吻合器刻度，达到要求后打开保险，用力扣压完成吻合。轻轻回旋1～2圈后退出吻合器，检查胃壁和肠壁切除环是否完整。敞开胃腔，检查吻合口有无出血，如有出血，以3—0的Dixion线缝合止血。最后修剪胃体断口，并以1号Dixion线缝合关闭胃体断口，外加4号线缝合浆肌层。

用大量生理盐水冲洗腹腔，吻合口附近放置双套管引流。

【注意事项】

1. 患者清醒后取半卧位，尽早下床活动。

2. 维持水、电解质平衡及营养，禁食并输液。术后48～72h胃肠蠕动恢复后，即可拔除胃管，开始进少量流质食物。

3. 应用抗生素，防治感染。

4. 如无吻合口漏等并发症，腹腔引流管可于术后2～3天拔除。

第九节　小肠部分切除术

【适应证】

1. 肠管肿瘤或炎性病变引起肠梗阻者。

2. 因外伤、肠梗阻或肠系膜血管栓塞致肠管坏死者。

3. 各种原因所致的肠破裂或肠穿孔，不宜进行肠修补者。

【术前准备】

1. 积极纠正水、电解质紊乱，改善全身情况。有休克症状时最好待情况改善后再进行手术，必要时也可在抢救休克的同时进行手术。

2. 应用抗生素，防治感染。

3. 做好输血准备。

4. 清洗局部皮肤。

5. 术前禁食，插胃管。

6. 一般可应用硬脊膜外腔阻滞麻醉，儿童可用全身麻醉。

【操作方法】

1. 患者取仰卧位，用安尔碘消毒皮肤，铺无菌巾及手术单。

2. 一般多选用右侧腹直肌切口，逐层切开腹壁各层组织，进入腹腔寻及病变肠管，确定拟切除范围，并将其提至腹部切口外，用生理盐水纱布围住肠管，保护切口及腹腔不受污染。

3. 借助灯光辨认系膜血管走向，并以手指触查确认保留的肠段有良好的动脉搏动。用血管钳呈扇形分次钳夹、切断拟切除的肠系膜（图10-81），妥善结扎近侧血管断端，如为恶性肿瘤，肠系膜应切至其根部，否则，不需切除过多。用两把有齿直血管钳以45°角夹住拟切断部位的肠管，自两钳之间分别切断肠管（图10-82）。

4. 一般多采用端对端肠吻合。用肠钳距断端3～5cm处轻轻夹住肠管，以防肠内容物外溢。将两把钳夹肠管的有齿血管钳靠拢，并使系膜对正。系膜缘与对系膜缘分别缝两针用于牵拉，浆肌层间断缝合吻合口后壁外层（图10-83）。切除断端被压榨的肠壁组织（图10-84），吸除肠腔内容物，两肠管断端仔细止血后用4号线做后壁内层间断缝合（图10-85），再做肠管前壁间断缝合（图10-86），注意勿翻入肠壁过多，以免造成吻合口狭窄。

5. 移去肠钳，吻合口前壁再做一层浆肌层间断缝合（图10-87）。用4号线间断缝合肠系膜裂口（图10-88），最后检查吻合口能容拇指尖即说明基本通畅（图10-89）。

若肠管口径较细（如小儿肠管），肠吻合时以一层间断缝合为宜，不必缝合两层，以防吻合狭窄。注意勿使吻合处张力过大，以免影响吻合口愈合。

6. 逐层缝合腹壁切口。

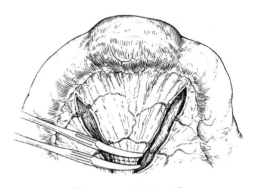

图10-81　切断肠系膜

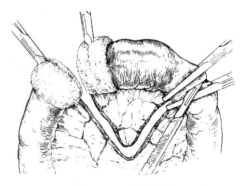

图10-82　切断肠管

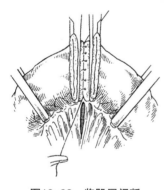

图10-83　浆肌层间断
缝合吻合口后壁外层

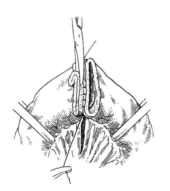

图10-84　切除被压榨
部分肠壁

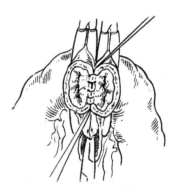

图10-85　间断缝合
肠管后壁内层

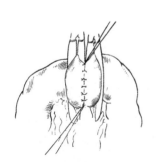

图10-86　间断缝合
肠管前壁内层

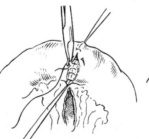

图10-87　浆肌层间断缝
合肠管前壁外层

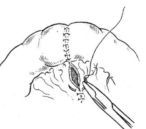

图10-88　间断缝合
肠系膜裂口

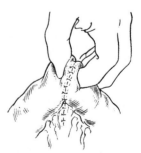

图10-89　检查吻合口
是否通畅

【注意事项】

1. 患者清醒后取半坐位，尽早下床活动。

2. 禁食，持续胃肠减压至肠蠕动恢复正常。静脉输液维持营养及水、电解质平衡。

3. 继续应用抗生素，防治感染。

4. 当肠蠕动恢复正常、有肛门排气而无腹胀时，即拔除胃管开始进食流食，3~4天后如无不适改进稀软易消化食物。

第十节　结肠造口术

【适应证】

1. 低位结肠或直肠梗阻、结肠损伤，不能进行一期结肠切除吻合术者。

2. 一期结肠切除吻合术后需要减压者。

3. 恶性肿瘤晚期，肿瘤不能切除者。

【术前准备】

1. 有肠梗阻症状者放置胃管减压，一般不给予泻药以免加重症状。

2. 纠正水、电解质紊乱。

3. 预防性使用抗生素。

4. 一般采用硬膜外麻醉或全身麻醉。

一　双口型结肠造口（以横结肠造口为例）

【操作方法】

1. 右上腹经腹直肌切口开腹。

2. 将横结肠移出切口外，分离胃结肠韧带和大网膜（图10-90）。术者左手提起横结肠，右手用血管钳在横结肠系膜的边缘无血管区戳穿一孔（图10-91）。

3. 左手示指穿过此孔，将一头套有橡胶管的玻璃管（长约8cm，直径0.5cm）自此孔

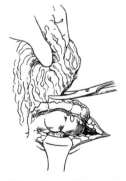

图10-90　分离胃结肠韧带和大网膜

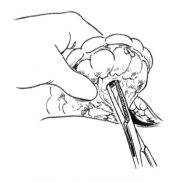

图10-91　横结肠系膜无血管区戳一孔

穿过，并将另一端的橡胶管套住玻璃管的另一头，以防肠管回缩（图10-92）。

4．将切口两端的腹膜缝合，留出一缺口容肠管通过。两侧腹膜与肠壁缝合3~4针固定，皮肤两侧与结肠壁各缝合3~4针（图10-93）。

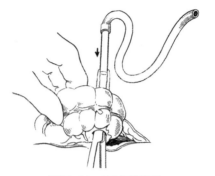

图10-92　穿过玻璃管

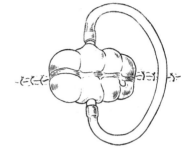

图10-93　缝合皮肤

5．造口周围覆盖凡士林纱布。

6．一般暂时不做肠管切开减压，除非梗阻十分严重。

二　单口型结肠造口

单口型结肠造口用于造口的肠管切断后先将远端封闭，然后将近端肠管拉出腹壁外造口，露出3~5cm，缝合方法同上。

【术后处理】

1．继续胃管减压，禁食、补液。

2．术后48~72h用电刀纵行切开肠管前壁，长2~3cm，接人工肛袋。患者可以恢复饮食。

3．术后每天清洁造口周围皮肤，指导患者自行更换肛袋，发生皮炎时涂氧化锌软膏。

第十一节　肠梗阻的手术治疗

【适应证】

1．各种原因所致的机械性完全性肠梗阻。

2．各种绞窄性肠梗阻。

【术前准备】

1．纠正水、电解质紊乱，若有休克应纠正休克改善全身情况。

2．插胃肠减压管，减轻胃肠道积液、积气。

3．全身应用抗生素。

4. 常规备皮。

5. 一般可选用硬膜外阻滞麻醉，也可选用全身麻醉。

【操作方法】

1. 患者取平卧位，用安尔碘消毒皮肤，铺无菌巾及手术单。

2. 一般选用腹直肌切口，以往手术后粘连性肠梗阻时，可用原切口或于原切口旁2～3cm处另做切口。依腹壁层次切开，进入腹腔后按一定顺序进行探查，首先探查右下腹，用腹腔拉钩拉开一侧腹壁，先探查盲肠、乙状结肠，然后再探查小肠，探查时应注意手法轻柔，勿撕破胀大的肠袢。

判断病变的一般规律是，若腹腔内有血性液体表示为绞窄性肠梗阻；腹腔内有混浊味臭的液体，提示有肠坏死或肠穿孔；盲肠与横结肠均膨胀，则梗阻部位在横结肠以下；盲肠不膨胀，说明梗阻必在小肠；细瘪肠管与肠管膨胀交界处往往为梗阻部位所在。探查时应提起细瘪处，不应提起膨胀处。

3. 经仔细探查，找出引起肠梗阻的原因，采取相应的处理方法。肠梗阻最常见的原因及处理方法有以下几种。

（1）肠粘连松解。粘连索带可以使肠管形成锐角（图10-94）导致肠梗阻，遇此情况，应小心分离粘连，切断索带（图10-95）。松解后的粗糙面用细丝线缝合浆膜层数针，以使其浆膜化，索带卡压处肠管有时呈暗紫色，可将浆肌层间断缝合数针。为防止术后再次粘连，可以使用防粘连剂，如透明质酸钠涂抹肠管，但仍有部分患者发生粘连。

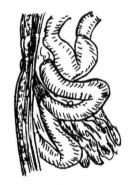 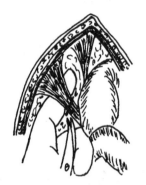

图10-94　粘连成锐角　　　　图10-95　分离、切断索带

（2）肠扭转复位。肠扭转可以发生在小肠，也可发生在结肠，发生在小肠者以回肠多见，发生在结肠者往往见于乙状结肠。复位时应认清扭转方向、程度（图10-96），以手指托住肠袢，向反方向

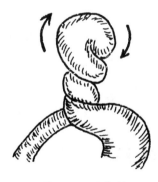 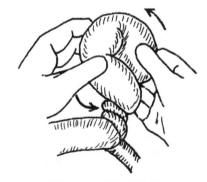

图10-96　肠扭转　　　　图10-97　肠扭转复位

转动（图10-97），必要时可将扭转的肠袢全部托出切口外再复位。如切开腹膜时发现扭转的小肠已明显发黑、坏死，勿立即复位，以免绞窄松解后大量毒素进入血液循环，引起中毒性休克，可将坏死肠袢连同系膜一并切除后再行肠吻合术。

（3）肠套叠复位。肠套叠往往发生于儿童，多见于回盲部即回肠-盲肠型套叠（图10-98），少数可为小肠-小肠型套叠（图10-99）或结肠-结肠型套叠（图10-100）。复位时用手指在套叠的顶端将套入部慢慢逆行推挤复位（图10-101），决不能强行拉出套叠肠段。若套入时间较长不能推挤

复位时，可用手指伸入套叠鞘内进行紧缩环扩张，然后再行推挤复位。手指不能伸入时，也可用剪刀剪开紧缩环（图10-102），套入部复位后再缝合修补肠壁切口。如发现套叠是由肠管其他病变引起者（肿瘤），应做相应处理。肠管已坏死者，应行坏死肠管切除肠吻合术。

4. 解除梗阻后用生理盐水冲洗腹腔，逐层缝合腹壁切口。

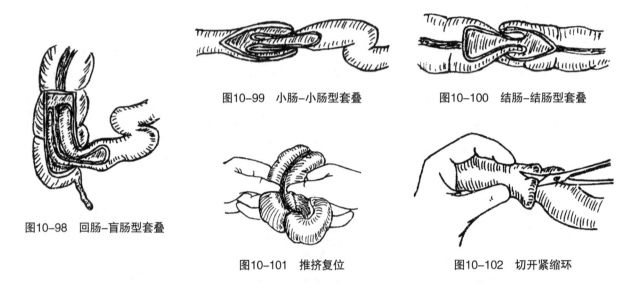

图10-98　回肠-盲肠型套叠

图10-99　小肠-小肠型套叠

图10-100　结肠-结肠型套叠

图10-101　推挤复位

图10-102　切开紧缩环

【注意事项】

1. 术后胃肠减压，保持引流通畅，待肛门排气，腹胀明显减轻后拔除胃肠减压管，尝试进少量流质饮食，逐渐恢复到正常饮食。

2. 术后输液，维持水和电解质平衡，补充营养。

3. 应用抗生素，预防感染。

4. 同时行肠切除肠吻合者，术后处理同小肠部分切除吻合术。

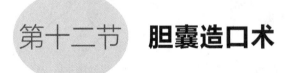

第十二节　胆囊造口术

【适应证】

1. 急性胆囊炎由于病情危重，不能耐受胆囊切除术者。

2. 胆囊局部炎症严重、出血多、解剖关系不清，或因技术或设备条件所限，不能行胆囊切除术者。

【术前准备】

1. 积极抗感染治疗。

2. 纠正水、电解质紊乱，有休克者积极抗休克治疗。

3. 紧急情况下可以局部浸润麻醉或硬膜外麻醉，也可用全身麻醉。

【操作方法】

1. 右上腹经腹直肌切口，也可用肋缘下斜切口。

2. 开腹后，分离粘连，显露胆囊并探查病变情况，决定是否做胆囊造口。在胆囊周围填塞湿纱布垫，使胆囊与邻近脏器隔开。在胆囊底部做荷包缝合，将缝线提起，暂不收紧（图10-103）。

3. 注射器穿刺胆囊底部（图10-104），抽出胆汁送细菌培养和药敏。用组织钳提起胆囊壁，切开一小口（图10-105），将吸引管插入胆囊，吸尽胆汁，并探查胆囊内部，如有结石，用取石钳取出（图10-106）。

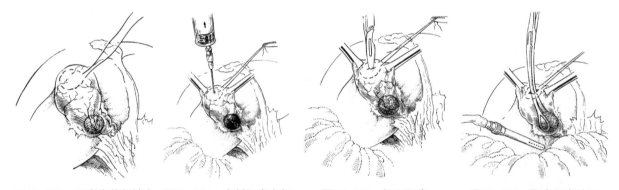

图10-103　胆囊底荷包缝合　图10-104　穿刺胆囊底部　图10-105　切开胆囊　图10-106　取出胆囊结石

4. 胆囊内放置直径0.3～0.5cm蕈形引流管（图10-107），收紧荷包缝线，使胆囊壁向内翻入。用生理盐水冲洗胆囊，观察有无渗漏，检查胆囊管是否通畅。

5. 蕈形引流管从腹壁另一戳孔引出，角针缝合皮肤后打结固定，再将胆囊底与腹膜缝合3针固定（图10-108）。用安尔碘冲洗局部后关腹。

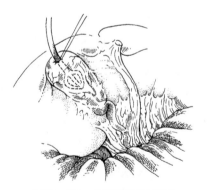

图10-107　放置蕈形引流管

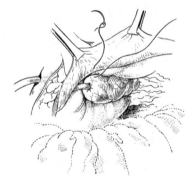

图10-108　胆囊底与腹膜缝合固定

【注意事项】

1. 胆囊造口引流管连接负压瓶，注意保持通畅。

2. 记录每天胆汁引流量。

3. 术后12～14天经引流管进行胆管造影，进一步了解情况。

4. 引流管可以保留到下次手术，定期换药；也可在术后2周炎症消退，夹管48h无腹痛、发热、黄疸后拔除。

第十三节 胆囊切除术

【适应证】

1. 急性化脓性胆囊炎或坏疽性胆囊炎。

2. 胆囊息肉、慢性胆囊炎或合并胆囊结石者。

3. 胆囊肿瘤。

4. 涉及胆总管的手术时，多数情况下同时切除胆囊。

【术前准备】

1. 急性化脓性胆囊炎或坏疽性胆囊炎时，全身应用抗生素，并纠正一般情况。

2. 患者有黄疸时，静脉补充维生素K。

3. 清洗局部皮肤。

4. 一般可采用硬膜外麻醉，也可采用全身麻醉。

【操作方法】

1. 患者取平卧位，背部相当于胆囊区垫高。用安尔碘消毒皮肤，铺无菌巾及手术单。

2. 右上腹经腹直肌切口，逐层切开腹壁，进入腹腔，检查肝、胃十二指肠、胰腺、胆囊、胆总管。胆囊切除有2种方法，可酌情选择。一种是顺行切除法，手术从分离胆囊管开始，先结扎胆囊动脉，术中出血较少，手术野清晰，较为常用；另一种是逆行切除法，手术从分离胆囊底部开始，术中出血较多，手术野模糊，仅于胆囊管和胆总管有严重粘连、解剖关系不易辨认时用此方法。

（1）顺行切除法。用血管钳夹住胆囊底部向上牵拉，显露肝下面与胆囊。如胆囊较膨大，在用血管钳牵拉前，先穿刺吸引减压。剪开胆囊管处的腹膜，显露胆囊三角，用止血钳分离胆囊管，此时注意胆囊管、胆总管和肝管正常的解剖关系以免误伤（图10-109）。暴露胆囊管后以直角钳过7号线距胆总管0.5cm结扎胆囊管（图10-110），暂不切断，待胆囊完全游离、结扎并切断胆囊动脉后再切断胆囊管。注意在结扎胆囊管时，应放松胆囊的牵拉，以免误伤胆总管。牵拉胆囊颈部，在其后上方用止血钳分离出胆囊动脉，并靠近胆囊结扎近端（图10-111）。结扎胆囊动脉时要小心，不可拉断，如不慎断裂或结扎线松脱，可致猛烈出血。此时切不可用止血钳在血泊中盲目钳夹止血，而应以左手示指伸入网膜孔，与拇指相对压迫肝动脉，用吸引器吸除血液，然后略松压迫，找到出血处，钳夹、结扎止血。距胆囊与肝脏连接处1cm切开胆囊浆膜（图10-112），用剪刀或电刀逐渐将胆囊剥离切除（图10-113），缝合胆囊两侧留下的浆膜。

（2）逆行切除法。用组织钳夹住胆囊底部并拉紧，在距肝脏约1cm处切开胆囊两侧浆膜，将胆囊在浆膜下从肝脏上进行分离。如粘连严重，胆囊不易分离，可保留部分胆囊壁在胆囊床上，剥去其黏膜。分离至胆囊管后，分别钳夹、切断、结扎胆囊管及动脉（图10-114），然后缝合胆囊床浆膜。

冲洗腹腔，在胆囊床放置双套管引流，逐层缝合腹壁切口。

【注意事项】

1. 术后6h或患者清醒后，如无特殊情况，一般采取半卧位。

2. 应用抗生素，防治感染。

3. 患者在未正常进食以前，应予静脉输液。一般术后24～48h开始进流质饮食。

4. 如无出血及胆汁外溢，术后2～3天拔除引流管。

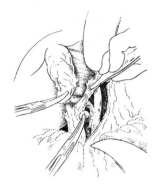

图10-109　显露胆囊三角，分离胆囊管

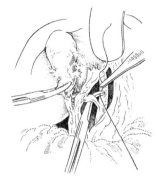

图10-110　结扎胆囊管

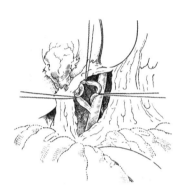

图10-111　结扎胆囊动脉

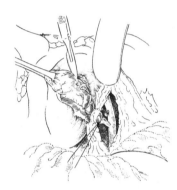

图10-112　切开胆囊浆膜

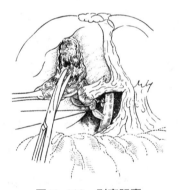

图10-113　剥离胆囊

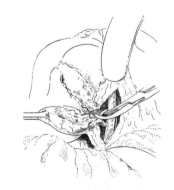

图10-114　剥离胆囊后再钳夹、切断、结扎胆囊管及动脉

第十四节　胆总管切开探查和引流术

【适应证】

1. 患者有胆绞痛史合并黄疸；术前影像学检查发现胆总管扩张、结石或肿瘤；术中发现胆总管

扩张、胆管内有结石或蛔虫；胆囊内有多发泥沙样结石；胆总管穿刺证实急性化脓性胆管炎等情况，在切除胆囊的同时应行胆总管切开探查和引流术。

2. 胆囊切除后，又发生胆管梗阻，经非手术治疗无效者。

3. 胆管蛔虫症合并胆管急性化脓性感染或阻塞性黄疸，经非手术治疗无效者。

【术前准备】

术前停留胃管，减少术中胃胀气。其余同胆囊切除术。

【操作方法】

1. 体位、皮肤消毒、切口以及暴露肝十二指肠韧带等同胆囊切除术。

2. 寻找、切开胆总管。左手示指伸入网膜孔，与拇指相对在肝十二指肠韧带内探查胆总管，注意管径大小、管壁厚薄及胆总管内是否有结石、蛔虫等。切开肝十二指肠韧带前面的腹膜，暴露胆总管。用细弯针和细丝线在胆总管前壁靠近十二指肠处做两牵引缝线，先用空针行胆总管穿刺，抽出胆汁确定为胆总管（图10-115），在两线之间沿胆总管的纵轴切开胆总管长约1cm，注意勿损伤门静脉及肝动脉，用吸引器随时吸除胆总管内液体。

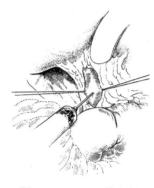

图10-115　胆总管穿刺

3. 探查胆总管。先用取石钳伸入胆总管探查，如有结石则轻轻取出，发现泥沙样结石时，应用胆匙轻轻挖出（图10-116）。再用胆管探子谨慎地探查左右肝管、肝总管、胆总管及壶腹，判明胆管内有无结石存留，以及胆总管十二指肠开口处是否通畅。有条件的医院可用胆管镜进行检查，发现结石可以用取石篮套取或冲击波碎石，效果更好。

4. 冲洗胆管。用导尿管插入左右肝管和胆总管的下端，用注射器反复将生理盐水加压注入（图10-117），如有细小结石、絮状物或蛔虫卵等即可冲洗排出。冲洗时，随时用吸引器吸去流出的冲洗液。胆总管下端能顺利通过6号以上探子或胆管镜，或向胆总管下端注入生理盐水无回流，则表示胆总管通畅。

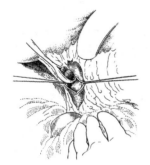　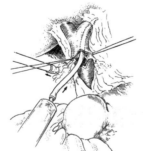　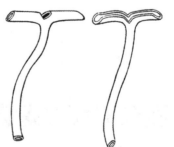　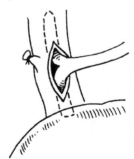

图10-116　取出结石　　图10-117　冲洗胆管　　图10-118　裁减"T"形管　　图10-119　放置"T"形管

5. 放置引流管。将"T"形管的两臂剪短至各长2cm左右，并剪成斜面，必要时中间部位剪一小缺口，以便于日后抽出（图10-118）。将管的两臂放入胆总管内，向上、下松一下，证实无扭曲，并注意上端不应过长，避免插入一侧肝管（图10-119）。在"T"形管的两端用3-0的Dixion线严密缝合胆总管上的切口，再缝合切开的肝十二指肠韧带腹膜。于"T"形管加压注入生理盐水，如无液体自缝合处渗出即为缝合良好。

6. 引出引流管。在腹部切口旁另做1～1.5cm长小切口，引出"T"形管，并利用皮肤缝线固定"T"形管于腹壁，注意"T"形管尽量走短距离引出，不能扭曲。

7. 冲洗腹腔后于胆总管旁放置双套管引流，逐层缝合腹壁切口。

【注意事项】

1. 术后静脉输液，维持水、电解质平衡及营养。24h后如无恶心、腹胀可拔除胃减压管，进清淡流质饮食。

2. 应用抗生素，防治感染。

3. 手术后1周可间断夹闭"T"形管，以利于食欲恢复，逐渐改为全天夹闭，若无异常情况，经造影无残留结石，胆总管下端通畅者，便可于术后14天左右拔除。

4. 胆总管旁引流管可于手术后2～3天无胆汁漏时拔除，拔除后用凡士林纱条稍微堵塞外口，酌情换药至引流口闭合。

第十五节　脾切除术

【适应证】

1. 外伤性脾脏破裂。

2. 门脉高压症引起的充血性脾肿大、脾功能亢进。

3. 游走脾、脾囊肿、脾肿瘤以及血小板减少性紫癜。

【术前准备】

1. 外伤脾破裂者应积极纠正休克。

2. 严重脾功能亢进者应准备血小板、冷沉淀等血制品。

3. 门脉高压症者应护肝治疗，改善患者营养状况。

4. 一般应用硬膜外麻醉或全身麻醉。

5. 术前插胃肠减压管。

【操作方法】

1. 患者取仰卧位，左腰背部垫高。用安尔碘消毒皮肤，铺无菌巾及手术单。

2. 探查及显露脾脏。一般做左上腹经腹直肌切口向剑突方向延长（图10-120）。进入腹腔后先探查脾脏大小和周围有无粘连以及肝脏有无病变。如脾脏不大，周围无明显粘连，可用手沿脾脏外侧向上分离，必要时将粘连带钳夹、切断、结扎，直至脾的上极完全与膈肌分离。外伤性脾破裂进入腹腔发现仍存在大出血时，应先用手捏住脾蒂，以达到暂时止血的目的，然后再进行其他处理。

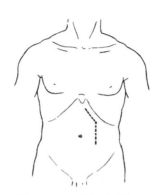

图10-120　脾切除术切口

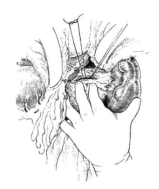

图10-121　结扎脾动脉

3. 结扎脾动脉。如果脾脏巨大或脾周围有广泛粘连，最好先结扎脾动脉，使脾缩小，减少术中出血。钳夹、切断、结扎胃结肠韧带右侧后进入网膜腔，在胰腺上缘切开脾动脉所在的后腹膜，轻轻分离脾动脉，用7号线结扎脾动脉（图10-121）。脾静脉位于动脉的后方，门脉高压症者脾静脉压力增高、管壁薄、周围粘连多，因此分离脾动脉时容易被损伤，引起大量出血，应引起注意。

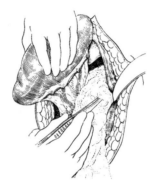

图10-122　将脾脏托出切口外

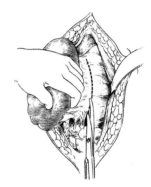

图10-123　剪开脾肾韧带

4. 游离脾脏。通常先分离、钳夹、切断脾结肠韧带，游离脾脏下极。当脾的外后侧、上极均已分离，即可将脾托出腹部切口（图10-122），注意托脾时要小心，勿将脾蒂撕裂。然后向内下牵拉脾脏显露脾肾韧带（图10-123）及脾膈韧带，大部分可以用电刀分离，个别较粗血管应予以结扎。脾胃韧带上端内有胃短动脉、静脉，钳夹、切断、结扎时不可滑脱以免造成大出血，主刀应用左手示指和拇指从上往下掐住再进行钳夹（图10-124）。

5. 切断结扎脾蒂。充分游离脾脏显露脾蒂后，用3把大弯钳夹住脾蒂（图10-125），注意勿伤及胰尾，在靠脾的两钳间切断脾蒂，去除脾脏。如有副脾应一并切除。脾蒂断端用双7号线结扎后再做贯穿缝扎（图10-126），必要时可将脾动脉、静脉断端再分别结扎一次（图10-127）。如脾脏储血较多，做好收集并过滤后回输。

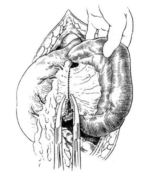

图10-124　剪开脾胃韧带

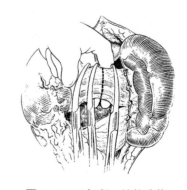

图10-125　切断、结扎脾蒂

6. 检查脾窝，缝合关闭脾肾韧带、脾膈韧带，并将脾蒂包埋于其中。以温生理盐水冲洗腹腔，检查无出血后，于脾窝放置双套管引流，经腹壁戳孔引出，逐层缝合腹壁。

【注意事项】

1. 术后禁食、胃肠减压、输液，必要时输血，通常第2天可拔除胃减压管，进食流食。

2. 应用抗生素，预防感染。

3. 有肝功能损害者给予护肝治疗。

4. 患者清醒、血压正常后，可取半卧位，并应早期活动。

5. 如出现反应性胸腔积液，量少者可自行吸收，量多时可做胸腔穿刺抽出液体。

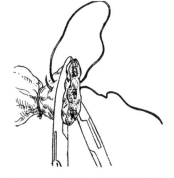
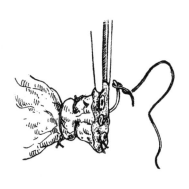

图10-126 结扎后贯穿缝扎脾蒂   图10-127 分别缝扎脾动脉、静脉断端

6. 放腹腔引流管者，如无出血、胰漏，于术后2~3天拔除引流管。

7. 脾静脉直径宽、迂曲的患者术后容易发生门静脉血栓，术后1周检查彩超，如有血栓，可在严密检测下使用抗血栓药，如低分子右旋糖酐、丹参注射液，严重时可于术后10天使用尿激酶溶栓。

第十六节　大隐静脉曲张高位结扎、抽剥术

【适应证】

大隐静脉瓣功能不全导致下肢浅静脉严重曲张，经常感染或形成下肢慢性溃疡，而深静脉回流通畅者。

【术前准备】

1. 术前必须做深静脉通畅试验和彩超检查，证实回流良好。

2. 合并静脉炎时，应先控制炎症，待炎症消退后再行手术治疗。

3. 小腿皮肤有溃疡者，应局部湿敷、换药，待创面干净，溃疡周围皮肤肿胀明显消退，颜色接近正常后手术。

4. 术前1天清洗下肢，备皮。

5. 患者取站立位，用甲紫描绘出曲张静脉走向，便于手术时选择切口，寻找曲张的静脉。

6. 一般可用局部浸润麻醉。

【操作方法】

1. 患者取仰卧位，患肢抬高15°，并稍外展、外旋。用安尔碘消毒患侧下肢、外阴及下腹部皮

肤，足踝以下用无菌单包扎，然后铺无菌巾及手术单。

2. 于腹股沟韧带下3cm股动脉搏动处做斜切口3～4cm，切开皮肤、皮下组织，拉钩牵开切口，止血钳在浅筋膜层分离出大隐静脉主干，仔细分离出各属支。其汇合支主要有5支，分别为阴部外浅静脉、旋髂浅静脉、腹壁浅静脉、股内侧静脉和股外侧静脉。

3. 将已分离出的各汇合支分别予以结扎、切断，距股静脉0.5cm处结扎大隐静脉，此时注意勿损伤股静脉。然后于结扎远端用2把止血钳钳夹大隐静脉，在其间切断，将其近端再次予以结扎。其远端用丝线打一单结，暂不收紧，用2把小止血钳夹住远端静脉壁，将静脉剥离器插入静脉腔内（图10-128），再将静脉剥离器慢慢向远端送入（图10-129），至有阻力不能插入为止，于该处皮肤切一小口，游离大隐静脉并切断，将远端暂时钳夹，近端结扎于剥离器头部（图10-130）。

4. 将静脉剥离器慢慢向后抽出，大隐静脉主干便会随静脉剥离器一同剥脱出来，边剥脱助手边压紧剥脱静脉后的隧道以止血（图10-131）。压迫隧道2～3min，缝合切口，沿抽脱静脉后的隧道衬以纱垫，暂时压迫，等完成手术后自下而上缠绕绷带加压包扎。

5. 继续上述方法利用静脉剥离器抽剥小腿曲张静脉，直至不能插入静脉剥离器。再于小腿各曲张的静脉处，沿标记线分别切开皮肤、皮下组织，用止血钳分离出曲张的静脉，一一结扎、切断、切除，最后缝合切口。衬以纱垫，由足部从下至上用弹力绷带加压包扎，注意露出足趾（图10-132）。

【注意事项】

1. 抬高患肢以利于静脉回流，观察是否绑扎过紧。

2. 术后3天开始活动患肢，促进血液循环，预防深静脉血栓形成。

3. 全身应用抗生素，预防感染。

4. 术后根据情况，分别拆除缝线，一般大腿部切口术后7～8天拆线，小腿部缝线应术后10～12天拆除，拆线后继续用弹力绷带加压包扎2周。

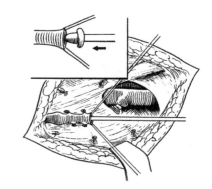

图10-128　大隐静脉远端插入静脉剥离器

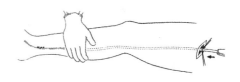

图10-129　将静脉剥离器送往大隐静脉远端

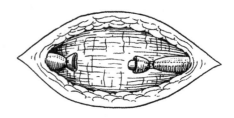

图10-130　将静脉近端结扎于剥离器头部

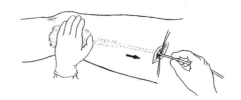

图10-131　向近心端抽剥静脉

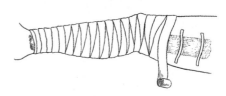

图10-132　下肢加压包扎

第十七节　腹部损伤的剖腹探查

【适应证】

1. 腹腔内脏破裂或有严重内出血，诊断明确者。

2. 未明确诊断，但经非手术治疗观察，仍不能排除腹腔内脏器破裂或内出血者。

3. 腹部开放性损伤，清创时证实伤口和腹腔相通者。

【术前准备】

1. 积极防治休克，情况紧急时，抢救休克的同时行剖腹探查术。

2. 腹腔脏器破裂者，应行持续胃肠减压，疑有下腹部损伤者，应放置导尿管。

3. 清洗腹部皮肤，开放性损伤时也应酌情清洗。

4. 选择适当麻醉方法，通常应用全身麻醉或硬膜外阻滞麻醉。

【操作方法】

1. 患者取仰卧位，用安尔碘消毒皮肤，铺无菌巾及手术单。

2. 选择切口。常用的切口有正中切口、正中旁切口及腹直肌切口。如疑有脾破裂可做左上腹腹直肌切口，疑肝及胆管损伤做右上腹腹直肌切口，疑下腹部脏器损伤取下腹正中切口等。

3. 腹腔探查。按一定顺序结合具体伤情逐步探查。首先找到并解决危及患者生命的主要损伤，如严重的内出血应先立即止血，再对其他损伤分别进行妥善处理，切勿遗漏。同时应注意尽量避免多次反复探查而增加患者痛苦，加重创伤。

（1）内出血原因的探查。腹腔内脏破裂出血时在切开腹膜之前，即可看到腹膜呈紫色，切开腹膜后有血外溢，应尽快吸除腹腔内积血。一般说来，最常见的腹腔内脏出血的器官为肝、脾、肾、胃及肠系膜血管的损伤，因此对这些部位必须重点探查。出血部位多数有凝血块附着，清除凝血块后，可清楚显露出血部位、裂口等情况。左上腹损伤，首先应探查脾脏，右上腹损伤首先应探查肝脏。找到出血部位后，用手指或纱布压迫止血，不可盲目钳夹，以免加重损伤。如脾破裂仍在继续猛烈出血，先用手指捏住脾蒂，将脾脏移到腹壁切口外而暂时止血（图10-133）；肝破裂仍在猛烈出血时，应先用手指捏住肝十二指肠韧带内的血管暂时止血（图10-134），完全

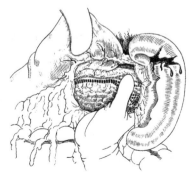

图10-133　捏住脾蒂暂时止血

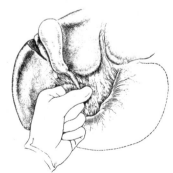

图10-134　捏住肝十二指肠韧带内的血管暂时止血

清除积血后再进行彻底止血处理。

（2）空腔脏器损伤破裂的探查。腹壁切口切开腹膜时，如有气体冲出或胃肠液溢出，表明有空腔脏器破裂。首先应吸除腹腔内积液，根据积液性质判断损伤部位，进行重点探查。如有食物残渣，说明胃或十二指肠破裂可能性大；如有粪便，说明消化道下段破裂可能性大；如有胆汁，表明胆管损伤或小肠上段破裂等。在探查胃时，可切开胃结肠韧带，显露小网膜腔，检查胃后壁，同时探查整个胰腺，对疑有十二指肠损伤时需探查全部十二指肠，切开十二指肠外侧的腹膜，向内侧牵拉，显露十二指肠后面。空肠、回肠探查应从上端十二指肠空肠曲（或回盲部）开始，逐渐到另一端，同时检查肠管所对应的肠系膜。探查结肠一般从回盲部开始，向远端检查至直肠。如升结肠或降结肠前壁有伤口时，则需切开其外侧缘的腹膜，将结肠向内方翻转，检查结肠后壁有无伤口。

在进行腹腔探查时，应力求全面仔细，不要满足于一处损伤的诊断，要注意有无其他损伤或其他复合伤。探查时，注意手法轻柔，避免加重损伤，尽量减少牵拉反应。

4. 脏器损伤的处理原则。由于腹腔内损伤器官的部位及程度不同，所采取的措施和处理方法也不相同，各脏器损伤处理原则如下。

（1）肝脏损伤。边缘整齐、表浅的裂伤可行缝合修补术（图10-135）。肝组织损伤严重，不能缝合修补者，应行部分肝组织切除，然后再进行缝合。如患者不能耐受肝组织切除术，同时出血又不能控制，处于十分危急的情况下，可考虑应用吸收性明胶海绵、大网膜或纱布填塞压迫止血（图10-136）。

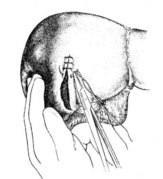 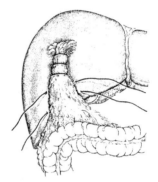

图10-135　肝脏表浅裂伤缝合修补　　图10-136　大网膜填塞修补肝脏裂伤

（2）胆管损伤。胆囊损伤时，若仅有一较小伤口，可修补缝合。严重胆囊损伤，应切除胆囊。胆总管损伤，应尽量行缝合修补术，胆总管内同时放置"T"形管引流；胆总管已破损短缺而不能修补时，可行胆管空肠吻合术。

（3）脾脏损伤。脾脏破裂出血，伤口小者可行缝合修补术，或用止血纱布填塞止血。裂口大者应行脾切除术。

（4）胰腺损伤。胰腺较轻的挫伤，可单纯放置引流管。浅小、边缘较整齐的伤口（如刺刀伤）可行缝合修补术，并放置腹腔引流管引流。严重的胰尾或胰体损伤，组织已断裂或破碎，胰液外渗，宜行胰腺部分切除术。

（5）胃损伤。胃损伤的破裂口无论大小均应予以缝合修补，胃体完全断裂，可行断端吻合术；胃壁缺损严重，无法缝合修补或断端吻合者，可行胃大部分切除胃空肠吻合术。

（6）十二指肠损伤。十二指肠较小的裂口，可行缝合修补术，缝合处用大网膜遮盖。如损伤在胆总管和胰管开口以上，范围大或完全断裂，无法缝合修补时，可缝合关闭十二指肠残端，然后切除近端十二指肠和远端的胃，并进行胃空肠吻合术。十二指肠缝合修补术后，应放置十二指肠减压管。

（7）小肠损伤。肠壁小的裂口，以缝合修补为主，但需注意缝合后不应引起肠腔狭窄。如遇以下情况可考虑行小肠部分切除吻合术。①一段肠壁上有多个伤口，距离很近者。②因严重挫伤而引起小肠坏死者。③肠管完全断裂者。

（8）结肠损伤。肠壁小的裂口，可行缝合修补术。如穿孔大，应将此部分肠管外置。如结肠肠管完全断裂，宜另做一腹壁切口，将断裂的两断端外置，行造瘘术。如果一段结肠坏死，应切除坏死肠管做结肠造瘘术。术后2个月，一般情况改善，做好术前充分准备后再行肠吻合术。

（9）肾损伤。单纯的肾上极或肾下极裂伤，应用肠线做褥式缝合修补，不能缝合者可行肾部分切除术。肾脏广泛严重损伤或肾蒂大血管破裂无法缝合修补时，在对侧肾脏正常的情况下，可考虑一侧肾切除术。

（10）膀胱损伤。腹膜内或腹膜外膀胱壁破裂损伤，均应用肠线缝合修补，并同时行耻骨上膀胱造瘘术。

（11）腹膜后血肿。如发现腹膜后、胃结肠韧带或肝胃韧带内较小的血肿，在手术中观察无增大趋势者可不进行处理，待其自行吸收。较大血肿经观察仍有增大趋势者，应切开腹膜，清除血块，结扎出血点。肠系膜血管破裂出血引起的血肿，应贯穿结扎止血。遇大血管（如主动脉或腔静脉等）破裂出血，应行缝合修补或血管吻合术。

5. 冲洗腹腔和引流。将所发现的损伤根据轻重缓急分别处理后，用无菌生理盐水冲洗腹腔，特别应注意彻底冲洗双侧膈下及盆腔。如估计术后缝合修补处有液体外渗时（如肝、胆管、胰腺、十二指肠、肾等破裂缝合修补术后），应于该部位放置引流管，重新做适当的腹壁小切口穿出引流管。

清点纱布和器械，以防遗留在腹腔内，然后逐层缝合腹壁切口。

【注意事项】

1. 继续防治休克。

2. 应用抗菌药物，防治感染。

3. 禁食，静脉输液，持续胃肠减压，肠蠕动恢复正常后拔除胃管，进流质饮食，然后逐步恢复饮食。

4. 术后如患者已清醒，休克已纠正，则由平卧位改为半卧位，并多变动体位。

5. 放腹腔引流管者，术后24～72h如确认无活动性出血或无肠液、胆汁渗漏，则拔除引流管。

（汤照峰　胡昆鹏）

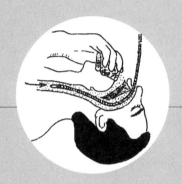

第十一章
Part 11
常用护理、
诊疗操作

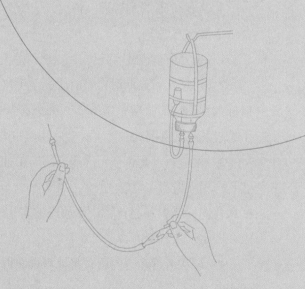

第一节　插胃管

【适应证】

1. 胃扩张、幽门梗阻及食物中毒。

2. 钡剂检查或手术治疗前的准备。

3. 昏迷、极度厌食者进行营养治疗。

4. 口腔及咽喉手术需保持手术部位清洁者。

【准备工作】

1. 训练患者插管时的配合动作，以保证插管顺利进行。

2. 准备消毒胃管、弯盘、钳子（或镊子）、10mL注射器、纱布、治疗巾、液状石蜡、棉签、胶布、夹子和听诊器。

3. 检查胃管是否通畅，长度标记是否清晰。

4. 插管前检查鼻腔通气情况，选择通气顺利一侧鼻孔插管。

【操作方法】

1. 患者取坐位或半卧位。

2. 用液状石蜡润滑胃管前段，左手持纱布托住胃管，右手持镊子夹住胃管前段，沿一侧鼻孔缓慢插入到咽喉部（14～16cm），嘱患者做吞咽动作，同时将胃管送下，插入深度为45～55cm（相当于患者发际到剑突的长度），然后用胶布固定胃管于鼻翼。

3. 检查胃管是否在胃内的方法。①抽：胃管接注射器抽吸，如有胃液抽出，表示已插入胃内；②听：用注射器从胃管内注入少量空气，同时将听诊器放在剑突下听诊，如有气过水音，表示胃管已插入胃内；③看：将胃管末端放进盛有水的碗内应无气体逸出，如有气泡连续逸出且与呼吸节律一致，表示误入气管内。

4. 证实胃管在胃内后，将胃管末端折叠用纱布包好，用夹子夹住，放在枕旁备用，或直接连接负压瓶。

【注意事项】

1. 插管动作要轻柔，把握最佳送管时机。

2. 未确认胃管插入胃内前，禁忌注入液体，以防误入气管引起窒息。

（胡昆鹏　袁圆）

第二节　插三腔二囊管

【适应证】

食管、胃底静脉曲张破裂大出血者。

【准备工作】

1. 认真检查三腔二囊管气囊有无漏气，充气后是否膨胀均匀，通向胃内的管道是否通畅。辨别三腔通道的外口。

2. 器械准备。备三腔二囊管、50mL注射器、血管钳、弯盘、无菌巾、液状石蜡、血压计、胶布。

【操作方法】

1. 抽尽2个气囊内气体，三腔二囊管前段及气囊表面涂抹液状石蜡。将三腔二囊管从患者一侧鼻孔插入，达咽部时嘱患者吞咽，使三腔二囊管顺利送入65cm，如能从胃管腔抽出胃内容物，表示位置正确。

2. 用注射器向胃囊内注入空气150～200mL（囊内压40～50mmHg），然后钳夹入气口，将三腔二囊管向外牵拉，感觉有阻力时表示已经压迫胃底，用胶布固定于鼻翼。

3. 经观察仍未能压迫止血者，再向食管囊内注入空气100～150mL（囊内压30～40mmHg），夹闭入气口，以压迫食管下段的曲张静脉（图11-1）。

4. 定时抽吸胃内容物，观察是否继续出血。

【注意事项】

1. 每2～3h检查气囊压力1次，压力不足应及时注气增压。

2. 每8～12h食管囊放气并放松胶布1次，同时将三腔二囊管往里送以使胃囊与胃底黏膜分离。30min后重新充气加压。

3. 出血停止24h后可以先解除胶布固定，再放食管囊，最后放胃囊，继续留在胃内观察24h。如无再出血，嘱患者口服液状石蜡20mL，然后抽尽囊内气体，缓慢抽出。

4. 停留三腔二囊管期间应及时清理口腔分泌物，避免误吸。

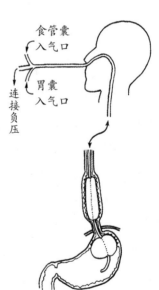

图11-1　三腔二囊管用法

（胡昆鹏　周慧）

第三节　插尿管

【适应证】

1. 各种原因引起的急性尿潴留，如前列腺肥大、手术后尿潴留等。

2. 用于观察尿量。

3. 盆腔手术前保留尿管，以免术中误伤膀胱，并利于手术操作。

4. 无菌法取尿标本做检查或做尿细菌学检查。

5. 测定膀胱残余尿量。

6. 进行膀胱注水实验鉴别膀胱破裂。

7. 膀胱造影。

【准备工作】

准备好导尿包、持物钳、无菌引流袋、安尔碘等手术器械和药剂。

【操作方法】

1. 患者取仰卧位或坡位，男性患者两腿稍外展；女性患者应屈髋屈膝，两腿尽量外展或取截石位，以利于显露尿道外口。术者戴口罩、帽子和无菌手套，用安尔碘局部消毒，男性患者从尿道外口开始消毒，而后周围皮肤，消毒时应翻起包皮；女性患者按前庭、小阴唇、大阴唇、阴阜顺序消毒。接着，按大腿内侧、臀部、肛周及肛门的顺序消毒，然后铺无菌孔巾。

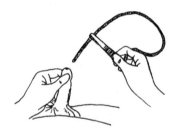

图11-2　插尿管

2. 选用适当规格的导尿管，涂以润滑剂或先将5mL润滑剂注入尿道（一般用无菌液状石蜡）。左手扶持阴茎（对女性患者则以左手拇指和示指分开小阴唇），露出尿道外口，右手持消毒导尿管，将导尿管自尿道外口缓慢插入（图11-2），直至有尿液自导尿管流出，再向内插入3～4cm即可（图11-3）。

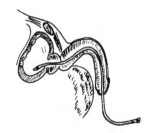

图11-3　插尿管深度

3. 如需留置导尿管，应将导尿管妥善固定，固定前必须先将导尿管调整至合适的深度，插入过深或过浅均影响尿液引流，同时引起患者不适。合适深度为导尿管有尿液导出，表示已达尿道内口，再向内插入3～4cm，或者在膀胱排空后，用注射器经导尿管注入生理盐水10～20mL于膀胱内，如能立即全部抽出，亦表示导尿管深浅合适。目前留置导尿管时多采用水囊尿管，插入膀胱后水囊内注入生理盐水

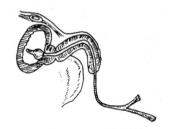

图11-4　水囊尿管

15～30mL，可不用任何固定（图11-4）。

　　男性患者如需插入金属导尿管，开始时金属导尿管大致与躯干平行，然后沿尿道腹侧壁徐徐推进（图11-5）。当插到尿道球部和膜部时，金属导尿管渐成垂直位（图11-6），注意此时应贴尿道背侧壁推进。插进膀胱后，方向较平（图11-7），此时如金属导尿管可左右旋转，即证明已插进膀胱（图11-8）。操作时，动作必须轻巧，切忌暴力。

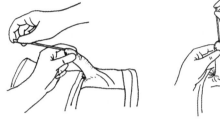

图11-5　开始插入金属导尿管　图11-6　通过球部和膜部

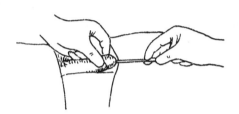

图11-7　水平进入膀胱

【注意事项】

　　1. 严格无菌技术操作，导尿管插入尿道的部分，不得接触未消毒物品。

　　2. 急性大量尿潴留时，应缓慢排出或分次放出尿液，勿快速引流，以免膀胱突然减压，发生膀胱黏膜或黏膜下弥漫性出血，或因腹压下降过快引起虚脱。

　　3. 男性患者因尿道外括约肌痉挛，导尿管于膜部尿道受阻，可向尿道内注入2%利多卡因5mL及3mL液状石蜡，稍待片刻后再插导尿管。

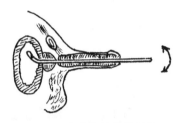

图11-8　左右旋转金属尿管

　　4. 导尿管不宜过粗或过硬，采用硅胶导尿管更好。

　　5. 留置导尿管期间，应每天清洁尿道口分泌物，并以1：5 000呋喃西林液或其他抗菌药溶液冲洗导尿管2～3次，保持引流通畅。导尿管接无菌闭式引流袋，以防尿路逆行感染。

　　6. 长期留置导尿管时，应每2周更换一次导尿管。如患者有明显尿道疼痛，分泌物增多，应及时拔去导尿管，并给予抗生素治疗。必要时改行耻骨上膀胱造瘘术，以免发生炎症性尿道狭窄或尿道瘘。

第四节　静脉采血

【适应证】

用于各种血液化验、配血、细菌培养。

【准备工作】

准备好皮肤消毒剂、止血带、注射器、试管、棉签等器械和药剂。

【操作方法】

1. 一般选择上臂浅表静脉采血，轻轻拍打局部以显露静脉，确定穿刺点，在其上方5～10cm处绑扎橡皮管止血带，嘱患者握拳。

2. 用安尔碘棉签以穿刺点为中心做圆形消毒，直径范围约为5cm，共消毒2遍。

3. 术者左手固定在穿刺点旁外2～3cm，以紧张皮肤，右手持注射器或头皮针与皮肤呈15°～30°角刺入。进针时保持负压，见到回血后继续顺血管方向前进约1cm，保持原姿势，抽取所需血量。将近抽到足够血量时松开止血带，嘱患者松开拳头。退出针头后迅速用棉签压迫穿刺点1～2min，凝血功能障碍者适当延长压迫时间。

【注意事项】

1. 需要多份血样时尽可能集中一次完成采血，减少患者痛苦。

2. 休克患者外周静脉浅静脉塌陷采血困难时可选择股静脉穿刺采血。

第五节 动脉采血

【适应证】

1. 动脉血气分析。

2. 静脉采血困难而又急需获得血标本时。

【准备工作】

准备好皮肤消毒剂、注射器、试管、棉签、软胶塞等器械和药剂。

【操作方法】

1. 一般可以选择桡动脉或股动脉为穿刺点，先仔细触摸确定穿刺位置。

2. 用安尔碘棉签以穿刺点为中心做圆形消毒，直径范围约为5cm，共消毒2遍。用安尔碘消毒术者左手拇指、示指和中指。

3. 术者左手示指和中指按于动脉搏动处，引导进针。右手持注射器垂直或与皮肤呈15°～30°角刺入，到达动脉后无须回抽就能见到鲜红色血液进入注射器，此时保持原方向，迅速抽取需要的血量。退出针头的同时迅速以棉签压迫穿刺点5min，凝血功能障碍者适当延长压迫时间或加压包扎。

4. 用于血气分析的血标本需要与空气隔绝，抽血后应立即将针头插入一软胶塞后送检。

【注意事项】

1. 垂直进针时容易穿透动脉对侧壁，进针时应小心。

2. 血气分析送血样时需要同时提供血色素、体温、吸氧浓度。

第六节 静脉输液

【适应证】

各种需要通过静脉途径进入体内的药物治疗或营养支持。

【准备工作】

准备好皮肤消毒剂、头皮针、棉签、胶布、输液管、输液架等器械和药剂。

【操作方法】

1. 用安尔碘消毒输液瓶（袋）的封口，稍晾干后插入输液管及排气管（瓶装液体时需要），利用网袋或输液袋自带的耳环倒挂于输液架，高度一般离病床70～100cm。

2. 将输液管调速器完全关闭，再慢慢打开，使输液瓶中液体缓慢流下（图11-9）。当中段的墨菲滴管充满1/3～1/2后短暂关闭调速器，上提远段输液管，同时打开调速器，使液体逐渐充满输液管，然后缓慢放下（图11-10）。连接头皮针并排出少量液体，关闭调速器。

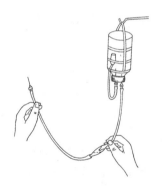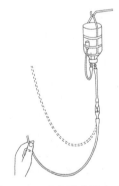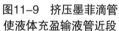

图11-9 挤压墨菲滴管使液体充盈输液管近段 图11-10 改变输液管中液面高度使液体充盈输液管远段

3. 参照静脉采血步骤，以头皮针穿刺浅表静脉，见到回血后继续平行血管前进少许，慢慢开大调速器，胶布固定头皮针及输液管前端，根据需要调整滴速。

4. 更换补液瓶时可能有气体进入输液管，少量气泡可以通过轻弹管壁向上驱赶，或将输液管缠绕手指将气体挤进墨菲滴管；气体较多时应先将输液管与头皮针连接管分离，一手将墨菲滴管提高倒转，另一手调整调速器，使输液管远段液体连同气泡排出，再缓慢充盈液体。

【注意事项】

1. 输液前应认真核对患者。

2. 根据病情和用药需要调节滴速，一般成人40～60滴/min，儿童20～40滴/min，老年体弱、心肺功能衰竭、婴幼儿滴速酌减。

  3. 输液过程应定时巡查，避免输液管走空发生意外。

  4. 个别药物需要避光，可用专用遮光布袋包裹输液瓶和输液管。

第七节 吸痰

【适应证】

1. 外科昏迷患者应随时吸出呼吸道内分泌物，以保持呼吸道通畅，防止呼吸道梗阻。

2. 气管切开或气管插管者，需及时吸出呼吸道分泌物。

3. 全身情况衰竭，无力排痰者。

【准备工作】

备吸痰机、吸痰管、镊子、生理盐水和液状石蜡。

【操作方法】

1. 将患者头转向一侧，并略后仰。首先于吸痰管上涂液状石蜡，由鼻腔或气管导管将吸痰管插入喉部；气管内有痰液大量积聚时，需趁患者深吸气时，将吸痰管迅速插入气管（图11-11）。

2. 上下移动吸痰管，吸出咽喉及气管内痰液。

3. 将吸痰管取出，再经口腔两侧颊后部插入，吸净口腔内分泌物。

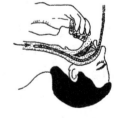

图11-11 吸痰

【注意事项】

1. 吸痰时，插管方向为沿咽腔弧线方向缓缓插入气管，然后慢慢上移，并左右旋转，将痰吸出。吸痰管停留时间不可以超过15s，每次吸痰时间不应超过3min，以免影响通气功能。

2. 一般情况下，插入深度以刺激患者引起轻咳嗽为宜，咳嗽反射有利于深部痰液排出。

3. 每次插吸痰管之前，先用水试吸并冲洗吸痰管，既起到滑润作用，也可防止痰液黏稠将导管堵塞。

4. 气管切开或气管插管抢救者，应直接将吸痰管插入气管套管内或气管插管内吸痰。

第八节 中心静脉压监测

【适应证】

1. 低血压时用于鉴别循环血容量不足与心功能不全。

2. 大量补液时，避免引起循环负荷过重的危险。

3. 在危重患者进行大手术时，可帮助维持患者的血容量在适当水平，以便能更好地耐受手术。

4. 临床上出现血压正常而有少尿或无尿时，可鉴别少尿的原因，从而避免过多补液。

【准备工作】

准备好中心静脉导管、中心静脉压测定装置、生理盐水。

【操作方法】

1. 中心静脉插管，同颈静脉插管或大隐静脉切开。

2. 中心静脉压装置的使用。测压管的水管通过三通管与中心静脉导管连接，测压计的零点应与右心房同一水平。把图11-12的①处夹子夹紧，②、③处放松，使输液瓶内的液体充满测压管，到高于预计的静脉压之上，再把②处夹子夹紧，①处夹子放松，使测压管与静脉导管相通，测压管内的液体迅速下降，到一定水平不再下降时，液面在测量尺上的刻度数即为中心静脉压。

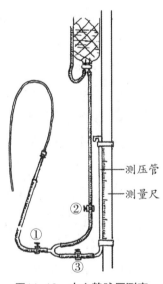

测压管
测量尺
②
①
③

图11-12 中心静脉压测定

3. 不测中心静脉压时，夹紧图11-12的③处，放松①、②处，输液瓶与静脉导管相通，进行补液并保持静脉导管的通畅。

【注意事项】

1. 插管测压过程中如静脉压力突然出现显著升高，可能是导管尖端进入右心室，应立即退出一小段后再测压。

2. 如导管无血液流出，则不能反映压力的变化。应用输液瓶中的液体冲洗导管或变动其位置，使其通畅。

3. 测压导管留置一般不超过5天，时间过长易发生静脉炎或血栓性静脉炎。

4. 中心静脉压正常值为5~12cmH$_2$O，当休克患者中心静脉压低于5cmH$_2$O，表示有效血容量不足，可快速补充血容量。

5. 在补足血容量后，患者仍处于休克状态，而中心静脉压却高于12cmH$_2$O，则表示有心功能不全的可能，应严格控制输液速度及采取强心措施。

6. 若中心静脉压高于15cmH$_2$O，表示患者有明显心功能不全，且有肺水肿的危险，应暂停或严格控制输液速度，并应采用强心、利尿等措施。

7. 有明显腹胀、肠梗阻、腹内巨大肿瘤或腹部大手术时，用大隐静脉插管的中心静脉压常在 25 cmH$_2$O 以上，但不能代表真正的中心静脉压。

8. 肺部疾病时，中心静脉压也大多偏高。

第九节　"T"形管造影

【适应证】

胆总管探查术后放置"T"形管引流的患者。

【准备工作】

1. 准备造影剂（如76%泛影葡胺）、生理盐水、50mL注射器、止血钳。

2. 做碘过敏试验。

【操作方法】

1. 患者平卧于X线检查床，先摄腹部X线平片，消毒"T"形管接头备用。

2. 操作者穿防护服，用50mL注射器抽取生理盐水将泛影葡胺稀释1倍，连接"T"形管接头，将注射器倒转后回抽胆汁和胆管内气体。透视下缓慢推注造影剂，观察造影剂在胆管中的分布情况，摄片。

3. 嘱患者分别向左侧和右侧倾斜15°～30°，摄片。

4. 回抽注射器吸出造影剂，"T"形管接头消毒，重新连接引流袋。

【注意事项】

1. 左肝管解剖位置向头端、额面行走，有时需要借助左侧倾斜头低位或俯卧位便于显影。

2. 注入造影剂前应先将胆管内气体抽出，以免发生误诊。

第十节　肠套叠空气复位

【适应证】

发生套叠12h以内的小儿肠套叠。

【准备工作】

1. 准备好肠套叠空气复位机、气囊导尿管、30mL注射器、手套、液状石蜡等器械和药剂。

2. 患儿适当肌内注射地西泮或苯巴比妥。

【操作方法】

1. 患儿平卧于X线检查床，解开裤子，将水囊尿管插入肛门，尿管尾端连接复位机，并使水囊充盈防止脱出。

2. 设定复位机气压上限为9~12kPa，操作者边观察腹部透视边用遥控器开启充气开关，当压力接近上限时继续保持充气状态，压力并不继续上升，术者用手以逆时针方向按摩腹部协助复位。

3. 透视观察套叠头移动情况，如停滞不动，可以停止充气5min后再次充气，反复2~3遍，直至气体突破梗阻部位进入小肠。

【注意事项】

1. 复位时可以先用较低压力，观察肠管无高度扩张后调大压力。

2. 对于反复多次充气仍未能复位者应终止操作，改为手术复位，避免造成肠破裂。

3. 复位后应嘱家属密切观察患儿大便情况，如有腹胀突然加剧、继续便血时注意发生肠破裂的可能。

（胡昆鹏）

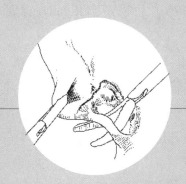

第十二章
Part 12
普通外科
腹腔镜手术

第一节 腹腔镜的历史和现状

1901年，俄罗斯彼得堡的妇科医师Ott在腹前壁做一小切口，插入窥阴器到腹腔内，用头镜将光线反射进入腹腔，对腹腔进行检查，并称这种检查为腹腔镜检查。同年德国的外科医师Kelling在狗的腹腔内插入一根膀胱镜进行检查，并称这种检查为腹腔镜的内镜检查。

1910年瑞典斯德哥尔摩的Jacobaeus首次使用腹腔镜检查这一名词，他用一种套管针制造气腹。1911年美国Johns Hopkins医院的外科医师Bernhein经腹壁的切口把直肠镜插入腹腔，用发射光做光源。

1924年美国堪萨斯的内科医师Stone用鼻咽镜插入狗的腹腔，并推荐用一种橡胶垫圈帮助封闭穿刺套管避免操作中漏气。1938年匈牙利的外科医师Veress介绍了一种注气针，可以安全地做成气腹，在做气腹时，可以防止针尖损伤针下的内脏。用这种安全穿刺针制作气腹的主张被普遍接受，并沿用至今。真正针对性腹腔检查术的发明者是德国的胃肠病学家Kalk，他发明了一种直前斜视135°的透镜系统。他被认为是德国的诊断肝脏和胆囊疾病的腹腔镜检查术的奠基人。他于1929年首先提倡用双套管穿刺针技术。

1972年美国妇科腹腔镜医师协会计划在以后几年中要完成近50万例的腹腔检查，这种检查法已被妇科医师广泛接受。洛杉矶的Cedars-Sniai医学中心有近1/3的妇科手术使用了诊断或治疗的腹腔镜技术。

1986年Cuschieri开始做腹腔镜胆囊切除术的动物实验，1988年首届世界外科内镜代表会议上他报告了一例实验动物用腹腔镜施行胆囊切除术获得成功，并于1989年2月应用于临床。在人身上首次用腹腔镜做胆囊切除获得成功的法国外科医师Philipe Mouret，1987年他在用腹腔镜治疗妇科疾病的同时给同一位患者做了病变胆囊切除手术获得成功，但未报告。1988年5月，巴黎的Dubois在开展猪的腹腔镜胆囊切除术实验基础上也应用于临床，其结果在法国首先发表并在1989年4月美国消化内镜医师协会的年会上放映了手术录像，一举轰动了世界。它首先震动了美国的外科界，在美国兴起了腹腔镜胆囊切除术的热潮，使腹腔镜胆囊切除术从动物实验、临床探索阶段进行到临床发展阶段。

1991年2月，荀祖武完成中国第一例腹腔镜胆囊切除术，这也是中国第一例腹腔镜外科手术。

近年来，腹腔镜手术逐渐成为外科治疗的一种常规治疗手段，在不少疾病的治疗中成为金标准手术方式，甚至连半肝切除或者胰十二指肠等高难度手术在不少外科中心也已经熟练开展。

第二节 腹腔镜胆囊切除术

【适应证】

1. 有症状的胆囊结石、慢性胆囊炎。

2. 直径>3cm的胆囊结石。

3. 充满型胆囊结石。

4. 伴有镰形细胞病的胆囊结石。

5. 有症状的良性胆囊息肉样病变。

6. 急性胆囊炎经过治疗后症状缓解有手术指征者。

7. 糖尿病患者的无症状胆囊结石。

8. 合并胆囊息肉的胆囊结石。

9. 无症状胆囊结石，已经有胆石性胰腺炎史者。

【术前准备】

1. 术前检查。

（1）病史、体检。重点了解胆石症发作史，注意发作中有无黄疸，有无胆石性胰腺炎；既往腹部手术史，特别是上腹部手术史。

（2）血生化及其他常规检查。

（3）腹部B超检查，重点了解胆囊大小、壁的光滑度与组织脏器的关系，是否结石充满胆囊，估计手术的难度。

（4）上腹部CT或核磁胆总管（MRCP）检查，了解有无胆总管结石，有无Mirrizi综合征。

2. 术前谈话。介绍这一手术的特点和局限性，有中转开腹手术的可能。

3. 皮肤准备。特别注意脐部最脏的部位。

4. 估计手术时间长者应放置导尿管，一般术前排空膀胱即可。

5. 术前2天应禁食豆类、牛奶等易产气食物。

6. 根据术中情况决定是否放置胃管。

7. 抗生素的应用。术前30min开始给予预防性抗生素。对急性胆囊炎则早期、联合应用抗生素。

【体位】

常规采用仰卧位。将患者头侧抬高10°～20°，患者身体右侧抬高15°。

【麻醉】

气管插管全身麻醉。

【操作手法】

1. 建立气腹。腹部常规消毒，铺无菌手术巾。在脐部下缘做长约10mm的弧形切口，切开皮肤。术者与第一助手各持布巾钳提起脐窝两侧腹壁。术者右手挟持气腹针，腕部用力，垂直或略斜向盆腔刺入腹腔（图12-1）。若有下腹部手术史者，可在脐上缘切开，以避开原手术瘢痕。在穿刺过程中针头突破筋膜或腹膜时有两次突破感。判别针尖是否已进入腹腔，可接上抽有生理盐水的注射器，如不用加压自然流入腹腔，说明穿刺无误。或者穿刺针接上气腹机开始慢慢充气，如压力显示随充气量增加而逐渐增高，说明穿刺针位置正确，如一开始压力就很高，说明穿刺针头不在腹腔，应予调整。注入部分CO_2气体后，腹部逐渐均匀膨隆，肝浊音界消失，也说明穿刺针位置正确，可以正常注气。开始充气应低流量注气，即1~2L/min，手术时可调至高流量注气，即5~9L/min，以便使手术操作时溢出的气体能及时补充，保护腹内压力的恒定。手术时气腹压力维持在1.6~2.0kPa（12~15mmHg）范围比较安全。

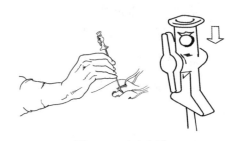

图12-1　建立气腹

2. 腹部穿刺点及置入鞘管。

A点位于脐下缘或脐上缘。用10mm套管穿刺。此点为盲穿刺，应十分小心。要缓慢地转动套管针，用力均匀地进针，在进入腹腔时有一个突然阻力消失的感觉（图12-2）。打开封闭的气阀时有气体逸出，说明穿刺成功。连接上充气导管，保持气腹压。然后将腹腔镜放入腹腔内探查，并且在监视下进行各点的穿刺。

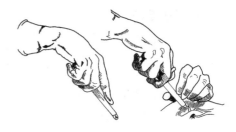

图12-2　置入鞘管

B点位于剑突下2cm。放置10mm套管鞘。此鞘为手术操作的主要通道。

C、D两点分别位于锁骨中线右肋缘下2cm、腋前线右肋缘下2cm。各放置5mm套管鞘。两点分别置入抓钳、牵拉钳、吸引管等。

3. 解剖胆囊三角（Calot三角）区。术者用无损伤抓钳抓住胆囊颈部或Hartmann囊，向右上方牵引（图12-3）。

第一助手用吸引器将十二指肠向左下方牵开。此时，可见胆总管在肝十二指肠韧带浆膜下的走行。术者用电凝钩或分离钳将胆囊管前的浆膜切开，钝性分离其下组织，显露出胆囊管、胆总管、肝总管（图12-4）。

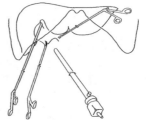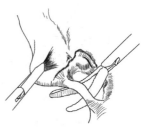

图12-3　解剖胆囊三角区　　图12-4　游离胆囊管

如果胆囊三角肥厚或粘连，胆管结构不清，应紧靠胆囊壶腹部解剖，分离出胆囊管及胆囊动脉。充分游离胆囊管后，在胆囊管的远近端各夹一钛夹，钳闭胆囊管。在两夹之间剪断胆囊管。两夹之间应有足够的距离，钛夹距离胆总管应有0.5cm。如果胆总管不是十分清楚，应紧靠胆囊颈部处理胆囊管，之后用同样的方法处理后内方的胆囊动脉（图12-5）。

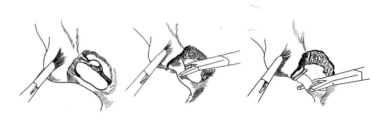

图12-5　结扎、离断胆囊管

解剖分离时，不要过分牵拉已切断胆囊的胆囊颈部，以免造成胆囊动脉撕裂出血。

4. 分离胆囊床，切除胆囊。处理完胆囊管与胆囊动脉，夹住胆囊的颈部向上牵引，使胆囊与胆囊床有一定张力，用电凝钩切开两侧胆囊浆膜，逐渐剥离，将胆囊切除，放在肝上方。胆囊床用电凝喷洒模式止血，用生理盐水反复冲洗，检查有无出血，并在创面放置一块干净纱布，取出后检查有无胆汁淡色，以便发现有无胆漏（图12-6）。

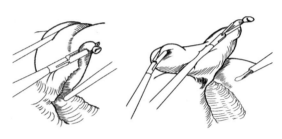

图12-6　分离胆囊床

5. 取出胆囊。从脐部的套管或剑突下套管用有齿爪钳抓住胆囊颈部，将胆囊颈提入鞘内。把胆囊连同套管鞘自腹腔内拉出。如果拉出胆囊有困难，可取出胆囊内结石或适当扩大切口取出胆囊。

手术完毕后退出腹腔镜，拔出套管，利用套管的阀门排出气体。A、B两点的切口需用丝线做筋膜层缝合，C、D两点不需缝合，各切口用皮肤钉或皮肤胶水闭合。必要时在胆囊床或小网膜孔处放置腹腔引流管，自右腋前线穿刺口引出。

【术后处理】

1. 胃管、尿管。术毕患者清醒后即可拔出。若术中有胃肠道损伤或者急性胆囊炎手术中胆囊破裂污染了腹腔者，术后需保留胃管。

2. 腹腔引流管。一般腹腔镜胆囊切除术后不放置腹腔引流。但手术经过不顺利，术后可能会发生出血、胆漏或感染者，需放置腹腔引流管。

3. 镇痛药。绝大多数患者术后口服止痛药即可，有些根本不需要用药。

4. 饮食。患者多在术后24h内恢复肠蠕动、排气、进食。

5. 抗生素：预防性使用，48h内停药，有感染存在的患者术后使用5天左右。

（胡昆鹏）

第三节　腹腔镜阑尾切除术

【适应证】

1. 诊断明确的急性阑尾炎或慢性阑尾炎，无腹部包块。

2. 诊断虽不明确，但不能排除急性阑尾炎。腹腔镜可做探查，并可判断是否要手术。因此，对怀疑阑尾炎而身体状况良好的患者使用腹腔镜是一种很好的选择。

3. 附带手术。其他腹腔镜手术时，附带阑尾切除时手术指征可适当放宽。

（1）患者曾有阑尾炎发作史，患者要求在行其他腹腔镜手术时同时切除阑尾。

（2）诊断明确的慢性阑尾炎。

（3）行其他腹腔镜手术时，探查发现阑尾有明显的异常，如粪石梗阻、扭曲、粘连等。

【术前准备】

1. 详细的术前检查，以明确诊断。

2. 术前静脉滴注抗生素。

3. 胃肠减压及用导尿管。

【麻醉】

气管内插管麻醉。

【体位】

仰卧位、截石位、足高头低位、轻度左侧卧位。

【操作手法】

1. 建立气腹，放置套管。脐部穿刺，建立气腹。于脐部放入第一个套管A（10mm），直视下于耻骨联合上双侧各放置B套管（5mm）、C套管（10mm）（图12-7）。

2. 手术探查。充分利用腹腔镜的优势，做腹腔内的广泛探查，进一步明确诊断，对于盲肠肿块、阑尾根部坏死、不可控制的大出血等情况，中转开腹是必要的。

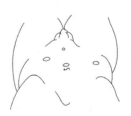

图12-7　放置套管

3. 寻找阑尾。顺结肠带向下找到阑尾根部，分离粘连，用无创组织钳提起阑尾做牵引，有时阑尾的位置变异较多（图12-8）。

4. 处理阑尾系膜。用分离钳分离系膜，用钛夹夹闭系膜及阑尾动脉，也可用丝线结扎系膜，远端用电凝钩切断，直至阑尾系膜根部（图12-9）。

5. 处理阑尾根部。用分离钳轻夹阑尾根部，以挤压开该部可能存在的粪

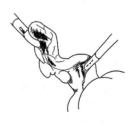

图12-8　寻找阑尾

石等，应用圈套器或丝线双重结扎阑尾根部（图12-10）。

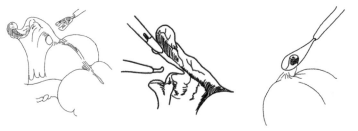

图12-9　处理阑尾系膜　　　　图12-10　结扎阑尾根部

6. 切断阑尾。阑尾根部结扎或夹闭后，提起阑尾，在结扎线之间切断阑尾，电凝钩破坏残留的阑尾残端黏膜。残端行不行荷包包埋均可。

7. 取出阑尾。将切下的阑尾放入标本袋中，吸尽右下腹及盆腔的渗液，必要时冲洗术野，取出阑尾。用皮肤钉或皮肤胶水黏合皮肤。

【注意事项】

1. 6h全身麻醉清醒后，拔除胃管和导尿管。

2. 静脉滴注抗生素。

3. 无腹膜炎出现，手术后6h可进流质饮食。

4. 术后2天出院。

（胡昆鹏　李文超）

第四节　腹腔镜消化道溃疡穿孔修补术

【适应证】

1. 急性穿孔，时间在12h以内。

2. 患者较年轻，穿孔及周围瘢痕较少者。

3. 无消化性溃疡的其他并发症。

【术前准备】

1. 胃管持续吸引，以减少胃内容物流入腹腔。

2. 建立静脉通道，纠正水、电解质平衡失调，术前做常规检查。

3. 常规给予抗生素。

【麻醉】

气管内插管全身麻醉。

【体位】

仰卧位或截石位，头高脚低位。

【操作手法】

1. 建立气腹，放置套管。经脐缘插入气腹针后，做生理盐水滴水试验确定在腹腔内后，建立气腹。气腹压控制在13mmHg左右。

2. 放置A套管，放入10mm腹腔镜；直视下于右锁骨中线肋缘下5cm放置B套管（5mm）；于左锁骨中线肋缘下5cm放置C套管（10mm）。

3. 探查腹腔。手术开始前常规探查腹腔，以明确诊断，并判断穿孔的位置、大小，用分离钳感触瘢痕的软硬度及腹腔内的其他异常情况，以决定是否行腹腔镜下穿孔修补，还是中转行开腹手术。

4. 消化道溃疡穿孔修补术。

（1）溃疡穿孔的单纯缝合修补术。术中探查发现，如穿孔比较小、水肿轻、穿孔处的胃或十二指肠壁柔韧性好时，可行穿孔的单纯缝合修补术。助手用无创抓钳牵开胃体，显露出穿孔的部位，术者右手持针持将带针的缝线在距穿孔边缘1cm处的正常组织处进针，穿透全层，左手用钳子将针从穿孔中拔出；再用右手的针持将针在溃疡穿孔边缘1cm的对侧拔出，器械打结固定（图12-11）。如是十二指肠溃疡穿孔，注意缝合后不要造成狭窄。为了防止线结松脱，可在线结上夹闭一个钛夹固定。穿孔的修补，一般全层缝合3针左右即可。

（2）溃疡穿孔缝合加网膜覆盖术。在溃疡的瘢痕较大，水肿较重。胃壁或十二指肠壁因炎症而变得韧性不好时，单纯缝合就显得不够了。一般先在溃疡穿孔的上、中、下用同前法一样全层缝合3针，先不打结，缝线分放在穿孔的两边，

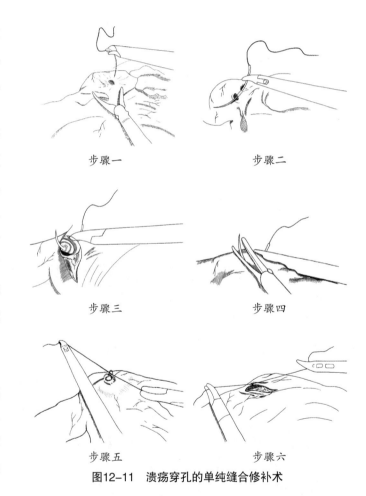

步骤一　　　　步骤二

步骤三　　　　步骤四

步骤五　　　　步骤六

图12-11　溃疡穿孔的单纯缝合修补术

用无创钳提起一片游离好的网膜覆盖在穿孔的上面后，逐个缝线结固定，将网膜固定在穿孔之上。

5. 腹腔冲洗。首先用吸引器吸尽腹腔内的胃肠内容物。用大量的生理盐水冲洗腹腔，直至流出液清亮为止。冲洗时尤其要注意膈下、双侧髂窝与盆腔。

6. 放置引流管。于穿孔修补下方，放置一腹腔引流管，经右侧套管处引出体外。

7. 关闭腹腔。冲洗干净后，检查腹腔无出血、胃肠道无漏后，直视下拔出套管，检查切口无出

血后缝合切口。

【注意事项】

1. 术后全身麻醉清醒后，取半卧位。

2. 术后持续胃肠减压，直至胃肠道功能恢复。

3. 补充液体，维持营养及水、电解质平衡。

4. 继续行抗酸治疗，出院后继续行溃疡病治疗，内镜复查，以防止复发。

（胡昆鹏　徐建华）

第五节　腹腔镜下完全腹膜外补片植入术（TEP）

Mckernan等1993年首次报道，是在无张力疝修补的基础上，应用腹腔镜微创技术从完全腹膜前间隙用补片修补肌耻骨孔，具有疼痛轻、费用低且减少CO_2气腹对腹腔的影响及肠粘连的发生，优点十分突出，是目前疝修补术中较理想的方法。

【适应证】

各类腹股沟斜疝、直疝及股疝。双侧疝及开放式修补术后的复发疝，优点更为突出。双侧疝可在同一切口一次完成，既缩短了手术时间，又避免了二次手术。开放式修补术后的复发疝，原有的腹股沟区正常结构已经紊乱，层次不清，再次手术困难，易产生更广泛的组织损伤，而腹腔镜下TEP手术可以避免开原切口，减少并发症的发生。

【禁忌证】

不能耐受全身麻醉，绞窄疝属禁忌证。有下腹部开腹手术病史，嵌顿疝、巨大完全性阴囊疝、难复性疝应进行个体化分析，谨慎选择该术式。

【术前准备】

常规检查评估，备皮，脐部清洗，禁食水4h，麻醉后置导尿管。

【麻醉及体位】

一般选用气管内全身麻醉，特别是初学者，患者取平卧位。

【操作手法】

1. 腹膜前间隙的建立及放置穿刺器。做脐下0.5～1cm弧形切口，至皮下后转为纵行切开腹白线达腹膜前脂肪组织，用示指对准耻骨联合方向进入耻骨后间隙（Retzius间隙），钝性分离一个椎管状间隙，在食管引导下于切口下3cm处正中或偏健侧置入5mm Trocar，第一切口置入10mm Trocar并用7号线缝合固定，接气腹肌，注入CO_2气体，压力在12～14mmHg，置入30°腹腔镜，直视下用圆头钳继续向下分离达到耻骨联合平面，常可初步暴露亮白色的Cooper韧带，于耻骨上约5mm置入第2个5mm Trocar，然后用两把圆头钳扩大分离Retzius间隙，彻底暴露耻骨联合及患侧耻骨结节、Cooper韧带和腹壁下血管。直疝患者此时已可见于腹壁下血管内侧和Cooper韧带上方，有大块软组织纵行跨过，进入Hesselbach三角区，应先剥离疝囊以扩大手术空间。斜疝患者此时隐约可见突入内环口的疝囊内侧壁，于腹壁下血管后方，紧贴斜疝疝囊或腹膜内外分离，逐渐进入腹股沟后间隙（Bogros间隙）。注意要动作轻柔，分离层面应在腹膜与腹横筋膜之间，避免刺破腹膜，谨慎控制分离范围，不宜深入耻骨联合后外侧5cm以上，防止损伤耻骨联合后静脉、Corona Mortis血管、髂外血管或腹壁下血管。

2. 分离疝囊。腹股沟直疝的疝囊剥离较容易，用两把钳交替向头侧牵拉疝囊，将松弛的腹横筋膜与疝囊完全分离开，即可轻松剥离疝囊，清楚显露腹壁直疝缺损处。斜疝疝囊紧贴精索剥离较难，先用钳稍加分离疝囊表面腹横筋膜显露出白色疝囊，一般外侧缘界线较清楚，抓住疝囊壁翻向内侧，紧贴疝囊壁外侧入路，将输精管、生殖血管与疝囊完全分离后，向头侧牵拉疝囊。另一把钳虚抓疝囊的远端，与前一把钳对拉，似滑行一样使疝囊组织完全游离。如疝囊较大、粘连较重者，无须完整剥离疝囊，在内环口疝囊与输精管、生殖血管完全分离后，结扎切断疝囊，远端旷置。

3. 精索腹壁化。向头侧牵拉疝囊底或离断的疝囊近端，彻底游离疝囊及腹膜反折，腹壁化睾丸血管和输精管。游离的疝囊及腹膜反折距内环口应超过5cm，保证植入的补片夹于腹膜与腹壁之间，以防复发。腹股沟直疝患者也同样需要游离腹膜反折达足够范围，然后沿腹膜反折继续向外侧彻底游离Bogros间隙达髂前上棘平面。注意游离时紧贴腹膜，避免损伤生殖股神经和股外侧皮神经。

4. 植入、铺放和固定补片。选择合适补片，从10mm Trocar送入，展开充分覆盖腹股沟肌耻骨孔（外界近髂前上棘平面，内界近耻骨联合，上界达疝环最上点3cm以上，下界达股环最下点约2cm以上，补片充分嵌入腹膜与腹壁之间）。一般补片铺放后很快与组织产生粘连，再用腔内钉盒固定补片，疝环较小，使用3D补片也可以不固定。放置补片后，在直视下消除气腹，结束手术。

【注意事项】

用沙袋压迫术区6h。

（胡昆鹏　徐建华）

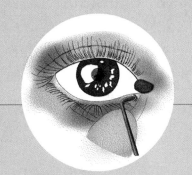

第十三章
Part 13
其他门诊小手术

第一节 泪道冲洗术

【适应证】

先天性泪囊炎，慢性泪囊炎，泪道阻塞、泪道狭窄、怀疑阻塞或狭窄者，内眼手术前。

【操作方法】

患者头向后仰，用表面麻醉药（盐酸奥布卡因）滴眼，取平卧位，头部固定，向上注视。操作者左手持无菌棉签拉开下眼睑，暴露下泪小点，右手持泪道冲洗针将针头垂直插入下泪小点1～2mm（图13-1），然后转为水平方向向鼻侧进入泪小管3～5mm（如需由上泪小点进针则以无菌棉签拉开上眼睑，暴露上泪小点后进针，进针方法相同），检查是否可达鼻骨，并将冲洗液注入泪道（图13-2），同时询问患者有无液体流入鼻腔或咽部，如有液体流入咽部可咽下。观察上、下泪小点处有无液体或分泌物反流及其量和性质，推注时有无阻力，从而判断泪道是否通畅。

【注意事项】

泪点狭窄者，应先用泪点扩张器扩大后再冲洗。

操作轻柔、准确，切忌损伤角膜、结膜、泪

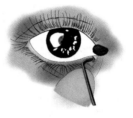 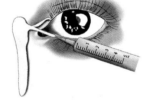

图13-1　找到下泪小点 　　　图13-2　冲洗泪道

小点和泪小管。进针遇到阻力时不可暴力推进，以防损伤泪道或形成假道。

如出现假道，不应隐瞒，与患者及家属做好沟通解释工作，给予抗生素眼药水，留观病情。

急性泪囊炎和泪囊有大量分泌物时不宜进行泪道冲洗。

第二节 泪道探通术

【适应证】

溢泪、泪道冲洗不通者。

【操作方法】

患者取平卧位，用表面麻醉药滴眼后，头部固定，向上注视。用手指或无菌棉签将下睑内眦部皮肤向外下方牵拉，使下泪点外翻，把泪点扩张器垂直插入泪点，再将泪点扩张器向外眦部回转90°，水平方向向鼻侧泪小管旋进，以扩张泪小点和下泪小管。然后用6号泪道探针垂直插入泪点内2mm，再将探针向颞侧转动100°，在泪小管内向鼻侧旋转推进，同时将下睑皮肤向颞侧拉紧，以免泪小管弯曲形成假道。推进约12mm，探针遇到眶壁抵抗时即可达到泪囊，再以探针顶端为支点，将探针柄回转90°并紧贴额部，垂直向下插入鼻泪管（图13-3），进入约25mm即可达到下鼻道。留针30min后，拔出探针，冲洗泪道。

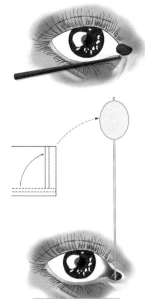

【注意事项】

泪道探通术绝对禁忌证：急性泪囊炎伴有严重结膜炎的慢性泪囊炎患者。相对禁忌证：泪道冲洗时有大量脓性分泌物者、怀疑泪道肿瘤者。

探针进入泪道后，遇到阻力时，不可猛力强行推进，以防形成假道。

图13-3　泪道探通术

第三节　睑板腺囊肿刮除术

【适应证】

睑板腺囊肿增大，突出于皮肤，甚至皮肤破溃者；多发性睑板腺囊肿者；睑板腺囊肿向结膜或破溃，形成肉芽肿者。

【操作方法】

患者取仰卧位，点表面麻醉药物。皮肤消毒铺巾，1%利多卡因局部浸润麻醉。用睑板腺囊肿夹夹住囊肿，使囊肿夹的环面位于囊肿的结膜面，翻转眼睑使囊肿的结膜面向上。若囊肿穿破睑皮肤，则囊肿夹环面放在皮肤面。在结膜面的切口，尖刀片垂直睑缘切开结膜（图13-4）。

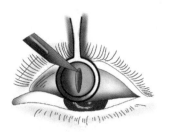

图13-4　切开结膜

在皮肤面切开平行于睑缘。用刮匙刮除肉芽及囊内分泌物，剪除部分囊壁（图13-5）。如皮肤创面过大，可用6-0可吸收线缝合。移去囊肿夹，压迫止血后，结膜囊及皮肤创面涂抗生素眼膏，纱布遮封。

【注意事项】

结膜面切口垂直睑缘，保护睑板腺导管。皮肤面切开平行睑缘，顺皮纹方向，减少瘢痕。

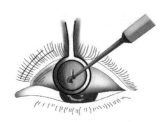

图13-5　剪除囊壁

第四节 睑腺炎切开术

【适应证】

睑腺炎（麦粒肿）患者，炎症已经局限、形成黄白色脓点。

【操作方法】

患者取平卧位，皮肤消毒，铺巾。外麦粒肿局部浸润麻醉，常无须麻醉。内麦粒肿表面麻醉药滴眼。

1. 外麦粒肿，在脓点中央切开，切开与睑缘平行，让脓液自行排出。

2. 内麦粒肿，翻转眼睑，垂直睑缘，在从脓点中央刺切，刀尖向上挑，让脓液自行流出。

用抗生素眼膏涂眼，纱布包封。

【注意事项】

切口反向，外麦粒肿平行睑缘，内麦粒肿垂直睑缘。禁忌挤压。

第五节 眼睑脓肿切开术

【适应证】

眼睑皮肤化脓性感染已局限，触之有波动感。

【操作方法】

患者取平卧位，皮肤消毒，铺巾，常无须麻醉，皮肤尚完整者可用1%利多卡因局部浸润麻醉。在眼睑皮肤脓肿最高处与睑缘平行切口，切口足够大，使脓液易于流出。若为多房性脓肿，可用眼科镊子开放各脓腔，待脓液排出后，切口处放置橡皮条引流。切口处及结膜囊涂抗生素眼膏，纱布包封。

【注意事项】

切口方向应顺应皮纹方向。切勿挤压。

第六节　倒睫电解术

【适应证】

少数睫毛倒置、乱生者，睑内翻术后少许睫毛倒置者。

【操作方法】

患者取平卧位，用75%酒精消毒睑缘及皮肤，将电解器的正极片包以盐水纱布，紧贴皮肤倒睫同侧面颊部皮肤，术者一手轻翻睑缘暴露倒睫，另一手持电极针，沿着倒睫生长的方向刺向毛囊，深约2mm。

接通电源，通电持续10～20s，见睫毛根部有白色泡沫冒出，取出电解质，用睫毛镊子轻易即可将睫毛拔出（图13-6）。

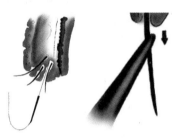

图13-6　倒睫电解术

【注意事项】

操作轻柔，避免损伤睑缘及灰线。

第七节　双重睑形成术

【适应证】

单眼皮患者要求美容者。

【操作方法】

患者取仰卧位，结膜囊表面麻醉。设计测量好双重睑的高度，按内、中、外分别距睑缘5mm、7mm、6mm，用甲紫标记。皮肤消毒，铺巾，上睑局部浸润麻醉。上睑缘用3-0丝线缝牵引线，结膜囊内放垫睑板，沿标记线切开眼睑皮肤及眼轮匝肌，切口内侧端与内眦部皮肤皱襞相延续，剪除切口下的一束眼轮匝肌，暴露睑板，睑板表面有脂肪组织可剪除，做5针间距相等的皮肤睑板固定缝合，其间只做皮肤间断缝合（图13-7）。

【注意事项】

双重睑的高度需严格设计好，防止过高。缝合结扎时不能太紧，避免术后眼睑闭合不全，引起暴露性角膜炎。

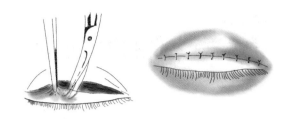

图13-7　剪除眼轮匝肌，缝合睑板

第八节　翼状胬肉切除术

【适应证】

翼状胬肉达瞳孔或遮挡瞳孔，影响视力者；翼状胬肉反复充血，进行性加重者；翼状胬肉影响美容，要求手术者。

【操作方法】

患者取仰卧位，皮肤消毒，铺巾，用生理盐水加庆大霉素冲洗结膜囊，结膜囊及结膜下局部浸润麻醉。于手术显微镜下，用有齿镊抓住并轻提翼状胬肉头颈部，从头部到角膜缘用刀片从角膜浅层切除，再将翼状胬肉体部

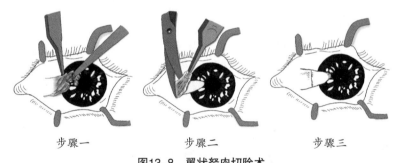

步骤一　　　　　步骤二　　　　　步骤三

图13-8　翼状胬肉切除术

两侧球结膜剪开，钝性分离角巩缘及巩膜上组织，从胬肉分离球结膜至半月皱襞，游离所有胬肉组织并剪除。清除巩膜表面残留的结膜下组织，将切除后的结膜边缘直接间断缝合于距角膜缘3mm的浅层巩膜上，裸露部分巩膜，结膜囊涂抗生素眼膏，包封（图13-8）。

【注意事项】

操作轻柔，避免损伤正常角膜。

第九节　角膜异物剔除术

【适应证】

角膜浅层或深层异物，角膜刺激征明显者；植物性异物或金属性异物；位于瞳孔区异物。

【操作方法】

患者取仰卧位，皮肤消毒，铺巾，结膜囊表面麻醉。开睑器撑开上、下睑，用生理盐水加庆大霉素冲洗结膜囊，显微镜下明确异物位置。表浅异物可用消毒棉签蘸生理盐水从异物位置朝角膜缘方向轻轻拂去；如为深层异物，嘱患者固视不动，用1mL注射器针头或角膜异物针在异物边缘轻轻插入异物下将异物剔除（图13-9）。

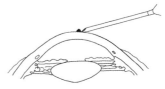

图13-9　针头剔除异物

用大量生理盐水冲洗，检查结膜囊无异物残留后涂抗生素眼膏，包封。

【注意事项】

如为铁质异物，铁锈应细心刮除干净。操作轻柔、精细，避免角膜上皮大片剥脱或角膜穿孔。

第十节　外耳道冲洗术

【适应证】

耳道耵聍或外耳道异物。

【操作方法】

患者取侧坐位，头偏向健侧，接水弯盘放在患侧耳垂下方，紧贴皮肤。操作者左手将患者耳郭轻轻向后上（小儿向后下）牵拉，右手取吸满温热生理盐水的冲洗器（或诊疗台冲洗器喷头）置于外耳道口，向外耳道后上壁方向冲洗，冲洗液进入外耳道深部借回流力量将耵聍或异物冲出反复冲洗，直至耵聍或异物冲出为止。最后用干棉签拭干外耳道。

【注意事项】

1. 有急、慢性化脓性中耳炎等骨膜穿孔者忌用。

2. 冲洗液的温度宜接近体温，以免过冷或过热引起迷路刺激症状。

3. 冲洗方向必须斜向外耳道后上壁，直对鼓膜可引起鼓膜损伤；直对耵聍或异物，可将其冲向外耳道深部，反倒不利于取出。

第十一节　鼓膜穿刺术

【适应证】

1. 分泌性中耳炎，鼓室内有积液。

2. 梅尼埃病，鼓室内注射庆大霉素治疗。

3. 突发性聋，鼓室内注射糖皮质激素。

【术前准备】

1. 向患者或家属做好解释工作，讲明鼓膜穿刺的目的和可能发生的问题，征得他们的同意和配合。

2. 备好无菌消毒的耳镜和穿刺针头，针头斜面部分要短，约1mm，坡度要小。接2mL注射器。

3. 外耳道和鼓膜表面用75%酒精消毒。

【体位和麻醉】

1. 成人取正坐位，儿童最好采用卧位。

2. 在鼓膜表面用浸有2%丁卡因的棉片或用Bonain液麻醉10～15min。

【操作方法】

1. 用蘸75%酒精的卷棉子消毒外耳道和鼓膜。

2. 选用适当大小的耳镜显露鼓膜，并用一手的拇指和示指固定耳镜。另一手持穿刺针从鼓膜的后下或前下刺入鼓膜，进入鼓室，固定好，抽吸积液。

3. 取出穿刺针，用玻氏球行咽鼓管吹张，以将鼓室内残留的液体吹出，用卷棉子将流入外耳道内的液体拭净。

【术后处理】

1. 嘱患者鼻腔滴用减充血剂，行咽鼓管吹张，保持咽鼓管通畅，将新生成的液体吹出，并防止鼓膜粘连。

2. 保持外耳道清洁，预防感染。

【注意事项】

1. 急性卡他性中耳炎鼓室内也可有渗液，但经正确治疗后多可经咽鼓管引流或吸收。急性期不必穿刺，如经治疗，仍不能吸收或引流者，可行鼓膜穿刺术。

2. 记录液体总量和性状，必要时送实验室检测。

3. 术中严格遵循无菌操作原则。

4. 穿刺点不能超过后上象限和后下象限的交界处；针头要与鼓膜垂直，不能向后上倾斜，以防损伤听小骨、前庭窗或圆窗。

5. 穿刺前一定要固定好患者头部，防止进针时躲闪；针进入鼓室后一定要固定好针头，防止抽吸过程中将针头拉出。

6. 进针后如无液体抽出，可能液体太稠，这时可取出针头，用吸引器抽吸，将液体洗出。也可能进针位置不当，或针尖太长，斜面一部分在鼓膜外。

第十二节　鼓膜切开术

【适应证】

1. 急性化脓性中耳炎鼓膜充血，向外膨隆，或有乳头状突出者，提示鼓室内脓液积聚，尚未穿破鼓膜。

2. 急性化脓性中耳炎，虽已穿孔，但穿孔很小，引流不畅，发热和局部疼痛等症状不缓解。

3. 可疑有并发症，但尚无需立即行乳突切除术者。

4. 急性卡他性中耳炎、航空性中耳炎和分泌性中耳炎，鼓膜穿刺治疗无效者。

【禁忌证】

1. 分泌性中耳炎，还未经过鼓膜穿刺治疗者。

2. 颈静脉球体瘤。

3. 严重心脏病和血液病患者。

【术前准备】

1. 向患者或家属做好解释工作，讲明鼓膜切开的目的和可能发生的问题，征得他们的同意和配合。

2. 备好无菌消毒的手术器械，包括耳镜、鼓膜切开刀、卷棉子和吸引管。

3. 外耳道和鼓膜表面用75%酒精消毒。

【麻醉和体位】

1. 成人取正坐位或卧位，儿童采用卧位，全身麻醉患者取卧位，患耳向上。

2. 成人在鼓膜表面用浸有2%丁卡因液的棉片或用Bonain液麻醉10～15min，儿童用全身麻醉。

【操作方法】

1. 用75%酒精消毒外耳道和鼓膜。

2. 选用适当大小的耳镜显露鼓膜，并用一手的拇指和示指固定耳镜。

3. 另一手持鼓膜切开刀从鼓膜的后下象限向前下象限或从前下象限向后下象限距鼓膜缘2mm做弧形切口，或可在前下象限或后下象限做放射状切口。注意仅切开鼓膜，不可过深，以免损伤鼓室黏膜和听小骨等重要结构。切口不可过小，应为鼓膜周长的1/3～1/2，以保证引流通畅。

4. 切开后急性化脓性中耳炎有脓血性液体流出，要做细菌培养和药物敏感实验，然后用吸引器吸尽脓液，滴入抗生素或抗生素激素滴耳液。

【术后处理】

1. 及时清除流入外耳道内的分泌物或脓液，保持引流通畅。

2. 局部滴用抗生素或抗生素激素滴耳液，注意不要用含耳毒性抗生素的滴耳液。

3. 中耳炎炎症消散后，切口将自行愈合，且多较平整。

第十三节　鼻窦负压置换术

【适应证】

鼻窦炎，尤其是儿童慢性鼻窦炎。

【操作方法】

1. 先用1%麻黄碱（儿童用0.5%麻黄碱）收缩鼻黏膜，使窦口开放，擤尽鼻涕。

2. 患者取仰卧位，垫肩、伸颈，使颏部和外耳道口连线与水平面垂直。

3. 用滴管自前鼻孔徐徐注入2～3mL含抗生素及糖皮质激素的麻黄碱液于鼻腔。

4. 操作者将与吸引器（负压不超过24kPa）相连的橄榄头塞于患侧的前鼻孔，对侧前鼻孔用另一手指压鼻翼封闭，嘱患者均匀发出"开—开—开"的声音，使上腭断续上提，间断关闭鼻咽腔，同步开动吸引器负压吸引1～2s，使鼻腔形成短暂负压，利于鼻窦脓液排出和药液进入。上述操作重复6～8次，达到充分置换的目的。若儿童年幼不能合作时，可让其尽量张大口，则软腭亦可将鼻咽封闭。

5. 同法治疗对侧。操作完毕后让患者坐骑，吐出口内、鼻内药液和分泌物，部分药液将仍留于鼻腔内，15min内勿擤鼻及弯腰。

6. 此法隔天1次，4～5次不见效者，建议改用其他疗法。

第十四节　鼻腔冲洗术

【适应证】

萎缩性鼻炎、干酪性鼻炎、鼻腔真菌感染、鼻和鼻窦术后、鼻和鼻咽肿瘤放疗后鼻腔清洗。

【操作方法】

1. 将盛有灭菌温灌洗液（如生理盐水或其他消毒剂）的容器悬挂使其底部与患者头顶等高。

2. 患者直坐，头稍向前俯，一手捧弯盘，张口自然呼吸。另一手持接有橄榄头的橡皮管，将橄榄头塞于一侧鼻孔中。

3. 打开流水阀，使药液缓缓流入一侧鼻腔，继而流入鼻咽部，再由对侧鼻腔流出或经口流出（图13-10）。也可使用专用清洗器。

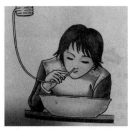

图13-10　鼻腔冲洗术

第十五节　上颌穿刺术

【适应证】

急性、急性复发性上颌窦炎、上颌窦病变。

【操作方法】

1. 患者取坐位，用1%麻黄碱收缩下鼻甲和中鼻道黏膜，用浸湿1%丁卡因液棉签植入下鼻道鼻腔外侧壁，表面麻醉。

2. 在前鼻镜窥视下，将带有针芯的上颌窦穿刺针尖端引入距下鼻甲前端1～1.5cm的下鼻甲附着处的鼻腔外侧壁。固定患者头部，另一手拇指、示指和中指持针，掌心顶住针之后端，使针尖朝向同侧外眦外侧方向，稍用力钻动即可穿通骨壁进入窦内，"落空感"明显。

3. 拔出针芯，接上注射器回抽无血而有空气或脓液回流，证实针尖确在窦内；撤下注射器，用一橡皮管连接于穿刺针和注射器之间，让患者手持弯盘并放于颏下，张口自然呼吸，徐徐注入温生理盐水冲洗，将脓液冲出，直至洗净。冲洗时可让患者改变头部位置，冲洗完毕后如有必要可注入抗生素及糖皮质激素。

4. 旋转退出穿刺针，穿刺部位用棉片压迫止血。

5. 必要时每周冲洗1次。

第十六节 气管插管术

【适应证】

1. 需紧急解除喉阻塞者，如新生儿呼吸困难、婴幼儿呼吸窘迫综合征、急性感染性喉阻塞、急性喉水肿、颈部肿块或感染肿胀压迫喉气管引起的呼吸困难。

2. 下呼吸道分泌物潴留，需及时抽吸。

3. 各种病因引起呼吸功能衰竭，需进行人工呼吸。

4. 小儿支气管造影和小儿气管切开术，需先行气管插管。

【操作方法】

1. 用1%丁卡因喷咽部及喉部做表面麻醉。

2. 患者多取仰卧位，头部略抬高及后仰。

3. 经口插管。用纱布垫于患者上门齿处。术者左手持麻醉喉镜或直接喉镜伸至咽喉处，见到会厌，将会厌抬起，暴露声门（图13-11），右手持内有金属导芯的插管前端置于声门上，当吸气声张开时，立即将插管插入，管后端有气体呼出即表示管已插入气管。调整插管至适当深度后，拔出金属导芯。将阻咬器与插管一并固定于颊部。

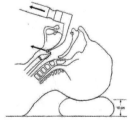

图13-11 气管插管术

4. 经鼻插管。选用适当型号的鼻插管，管外涂润滑油，管经鼻腔进入，经鼻咽部和口咽部，调整头部位置后，将管经喉插入气管。插管有困难时，可用麻醉喉镜将插管如上述方法经声门插入。

5. 纤维内镜引导下的气管插管。因张口困难、下颌畸形等原因麻醉喉镜下暴露声门困难，或经口、经鼻插管失败，可用此法。口咽、喉、鼻腔黏膜表面麻醉后，选用纤维喉镜或纤维气管镜穿过插管，经口或鼻将纤维内镜插入喉或气管，再顺势将麻醉插管在纤维内镜的引导下推入气管内。

【注意事项】

1. 选用的插管应刺激性小，大小合适并固定好。

2. 无菌操作，避免感染。

3. 操作轻巧准确。

4. 不要插入过浅或过深，儿童以进入声门下2.5～3cm，成人以4～5cm为宜。

5. 插管时间不宜超过72h。经给氧和人工呼吸血氧不见好转者，应行气管切开术。

6. 小儿不宜用带套囊插管。成人套囊不宜充气过多和每小时放气5～10min，以防引起局部压迫性坏死。

第十七节　气管切开术

【适应证】

喉阻塞、下呼吸道分泌物潴留、预防性气管切开、长时间辅助呼吸。

【操作方法】

1. 一般采用局部麻醉。以1%普鲁卡因或1%利多卡因于颈前中线做皮下及筋膜下浸润麻醉。

2. 患者取仰卧位，肩下垫枕，头后仰，使气管上提并与皮肤接近，便于手术时暴露气管。

3. 外科方法消毒颈部皮肤。

4. 切口。自甲状软骨下缘至接近胸骨上窝处，沿颈前正中线行纵切开口切开皮肤及皮下组织至胸骨上窝处。或于环状软骨下缘3cm处取横切口。

5. 分离颈前肌层。用止血钳沿颈中线做钝性分离，以拉钩将胸骨舌骨肌、胸骨甲状肌用相等力量向两侧牵拉。以保持气管的正中位置，并常以手指触摸环状软骨及气管，以便手术始终沿气管前中线进行。

6. 暴露气管。甲状腺峡部覆盖于第2～4环的气管前壁，暴露气管。

7. 确认气管。分离甲状腺后，可透过气管前筋膜隐约看到气管环，并可用手指摸到环形的软骨结构。可用带液体注射器穿刺，视有气体抽出，以免在紧急时把颈侧大血管误认为气管。必要时也可先找到环状软骨，然后向下解剖，寻找并确认气管。

8. 切开气管。确认气管后，气管内注射2mL0.5%丁卡因或1%利多卡因，于第2～4环处，用刀片自下而上挑开2个气管环。或拱形切开气管前壁，形成一个舌形气管前壁瓣。将该瓣与皮下组织缝合固定一针，以防以后气管套管脱出后，或换管时不易找到气管切开的位置，从而造成窒息。

9. 插入气管套管。用气管扩张器或弯止血钳撑开气管切口，插入已选好的带管芯的套管，立即去除管芯，放入内管。若有分泌物自管口咳出，证实套管确已插入气管。

10. 固定套管。套管板的两外缘，以布带将其牢固地缚于颈部，以防脱出。

11. 缝合。若颈部软组织切口过长，可在切口上端缝合1~2针；但不宜缝合过密，以免加剧术后皮下气肿。

【术后护理】

1. 保持套管通畅，内管应定时清洗、消毒。

2. 维持下呼吸道通畅，保持室内适当的温度、湿度，必要时蒸气吸入。

3. 防止伤口感染，应每天换药1次，酌情使用抗生素，控制感染。

4. 防止套管脱出，防止套管过短或带子过松。

5．拔管。若喉阻塞及下呼吸道分泌物阻塞症状消除，可考虑拔管。拔管前先连续堵管24~48h。拔管后1~2天应严密观察。

第十八节　扁桃体切除术

【适应证】

1. 慢性扁桃体炎反复急性发作，或有并发扁桃体周脓肿病史。

2. 扁桃体过度肥大，影响呼吸，妨碍吞咽及语言含糊不清者。

3. 慢性扁桃体炎诱发其他脏器病变者。

4. 慢性扁桃体炎与邻近组织器官病变关联者。

5. 扁桃体角化症及白喉带菌者，经保守治疗无效时。

6. 扁桃体良性肿瘤。

【术前准备】

1. 详细了解病史，有无出血性疾病、传染病、风湿病及肾炎等病史，并做体格检查。

2. 应做血液常规化验及出凝血时间的检查。对于有风湿病史的患者要检查抗"O"、血沉及黏蛋白等，有肾炎病史的患者要检查尿常规，以选择在稳定的时期进行手术。

3. 手术前应注意清洁口腔，用1∶5 000呋喃西林溶液或盐水漱口。

4. 因病灶而切除扁桃体者，如风湿病、肾炎等，术前使用抗生素，以防止术后引起病灶活动，一般术前注射青霉素3天。

5. 手术前2h服用苯巴比妥0.1g，术前半h皮下注射阿托品0.5mg，以减少手术时口腔分泌物过多的现象，儿童用量按年龄酌减。

6. 术前要进行宣教，以减少患者不必要的顾虑，使手术顺利进行。

【麻醉】

1. 儿童的较大扁桃体可在表面麻醉或全身麻醉下用挤切法施行。有时扁桃体很小，埋藏于扁桃体窝内，难以采取挤切法时，可于全身麻醉下用剥离法进行扁桃体摘除术。

2. 一般均可采取局部麻醉。

【操作方法】

1. 局部麻醉扁桃体剥离法。

（1）患者一般取坐位。

（2）注射麻醉药。取1%普鲁卡因20mL，加4～6滴1∶1 000的肾上腺素液混合以后，在舌腭弓的上、中、下3处分别注入麻醉药3～4mL；并可使扁桃体与扁桃体窝分离。在咽腭弓的上方与扁桃体上极之间，亦需注入少许麻醉药，对侧亦依此法麻醉。

（3）切口。用扁桃体刀沿舌腭弓，距离游离缘外1～2mm处，自扁桃体上极向下切至舌腭弓根部，再绕过上极，将切口延长，切开咽腭弓。

（4）剥离扁桃体。用扁桃体剥离器自舌腭弓切口处，先将舌腭弓与扁桃体前面剥离，后将扁桃体上极向下压出，用扁桃体抓钳挟住扁桃体上部，同时用剥离器向下压扁桃体使之与扁桃体窝分开，直至下极留一小蒂。剥离时，剥离器不可向窝内深挖，以免损伤咽上缩肌或血管，造成出血。

（5）圈套摘除。将扁桃体圈套器处扁桃体抓钳套入，以扁桃体抓钳夹住扁桃体向内、向上牵引，而将圈套器向外、向下套住蒂部，收紧圈套器，将扁桃体摘出。用扁桃体止血钳夹住棉花球，放入扁桃体窝内压迫止血，同时检查扁桃体是否完整，有无组织损伤。

（6）检查伤口。用扁桃体拉钩将舌腭弓拉开，检查扁桃体窝内有无出血，有无扁桃体组织残留，尤其是扁桃体下极三角皱襞处，淋巴组织较多，如未去掉，术后仍可增生肥大，甚至产生炎症。此外，下极的残留常可引起术后出血。如有活动性出血一定要妥善止住。

2. 全身麻醉扁桃体剥离法。

（1）患者取仰卧位，以张口器将口张开，使咽部暴露清楚。并在舌腭弓和咽腭弓黏膜下注射1%普鲁卡因加1∶1 000肾上腺素少许，以达止血目的。手术的具体操作同局部麻醉扁桃体剥离法。但患者头位倒置，因此手术的方向与局部麻醉时相反。

（2）手术过程中随时要注意保持呼吸道畅通，防止窒息。止血要彻底，防止术后出血。

（3）扁桃体摘除后，宜同时以增殖体切除器、增殖体剖匙做增殖体刮除术，并以纱球压迫止血。

【注意事项】

1. 扁桃体摘除术后最常见并发症为出血，往往由于切除过少（有残留）或切除过多（损伤周围组织）而造成，故操作需细致，剥离沿包膜外进行。

2. 在圈套器收紧前，要避免抓钳滑脱，防止扁桃体落入气管。

【术后处理】

1. 术后体位，全身麻醉者未清醒应采用半俯卧位。局部麻醉者，儿童取平侧卧，成人平卧位或半坐位均可。

2. 术后6h冷流质饮食，次日创面白膜生长良好者改用半流质饮食。

3. 注意出血，嘱患者随时将唾液吐出，不要咽下。全身麻醉患儿如出现连续吞咽动作，有伤口出血可能，应立即检查，及时止血。

4. 伤口护理，次日起用复方硼砂溶液漱口。

（胡昆鹏　熊娟）

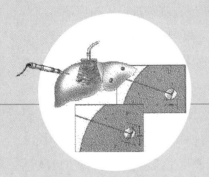

第十四章
Part 14
超声介入手术

　　超声介入（interventional ultrasound）技术是现代超声医学的一个分支，它在超声显像基础上为进一步满足临床诊断和治疗的需要而发展起来的一门新技术。1972年Holm和Goldberg首次分别使用中心有孔的穿刺探头进行活检，开始了介入超声在临床的应用。1983年在哥本哈根召开的世界介入性超声学术会议上，正式确定介入性超声技术成为超声医学中一门新的学科。

　　诊断性超声介入包括超声引导下经皮穿刺活检（FNAB）和超声内镜引导下穿刺活检（EUS-FNA）。早在100多年前，医学家们就萌生了在活体直接摄取病变获得病理学诊断的愿望。1853年Paged准确地描述了乳腺癌的针吸细胞学形态；1880年Ehrich首次进行了经皮肝穿刺活检。但是，在超声成像问世以前，由于穿刺带有很大的盲目性，其风险使这一技术难以在临床推广。超声诊断技术刚问世，人们就自然想到使用超声定位进行穿刺活检。1961年Berlyne最早用A型超声探伤仪和普通单声束探头导向对尸体肾脏进行定位穿刺，预示了超声定位穿刺潜在的临床应用价值。20世纪70年代B型超声导向技术迅速发展。1972年Goldberg和Holm几乎同期研制出带有中心孔的穿刺探头，成功地在声像图上同时显示病灶和针尖，实现了预先选择安全的穿刺途径并监视和引导穿刺针准确到达"靶目标"的夙愿，从根本上改变传统穿刺方法的盲目性，提高穿刺的安全性和准确性。20世纪80年代以后，实时超声导向穿刺等技术被广泛应用于医疗实践，并对临床医学产生了重要影响。EUS-FNA是近年来超声内镜临床应用的重大进展，显著提高了对消化系统疾病的诊断水平，并逐渐开始应用于肺部、纵隔疾病的诊断和治疗。

　　治疗性超声介入技术包括超声引导下经皮穿刺置管引流术和肿瘤的消融治疗。超声引导下经皮穿刺置管引流术是对体内含液性病变所采取的治疗手段之一，包括超声引导下囊肿置管引流乙醇硬化治疗，脓肿的穿刺引流注药治疗，胆管、体腔积液穿刺引流以及胆囊、肾盂造瘘等。

　　目前，对肝癌、乳腺癌、肾癌等恶性肿瘤的传统治疗方法主要有手术、放疗、化疗等，其中根治性切除术仍是恶性肿瘤治疗的标准方案。但患者年龄、身体状况、肿瘤大小和分期等很多因素限制了外科切除的广泛应用。随着微创技术的进步及微创观念的更新，近年来消融技术被越来越多的学者应用于恶性肿瘤的治疗，尤其是在小肝癌治疗上取得了与手术切除相媲美的疗效。消融技术主要包括化学消融和物理消融：①化学消融，原理是化学物质能渗透入肿瘤组织并产生细胞毒性，使细胞质脱水、细胞蛋白的变性以及血小板聚集，从而引起肿瘤细胞坏死。1983年杉浦信之等首次报道了超声引导下瘤内注射无水乙醇治疗，其后化学消融因操作简便、花费较小、毒副作用小等优点而被广泛应用于临床。②物理消融又包括热消融及冷冻消融。热消融是针对某一脏器中特定的一个或多个肿瘤病灶，利用热产生的生物效应直接导致病灶组织中的肿瘤细胞发生不可逆损伤或凝固性坏死的治疗技术，可分为射频消融（RFA）、微波消融（MWA）、高强度聚焦超声（HIFU）、激光消融。射频消融（RFA）其原理是将射频电极插入肿瘤组织内，通过微电极发出的射频波使周围组织中的离子高速振荡撞击后产生热量，组织温度升高并发生凝固性坏死和变性。1908年，Beer等首先将RFA应用于肿瘤治疗。微波消融（MWA），1994年日本学者Seki等首先报道了超声引导下经皮治疗直径≤2cm的小肝癌并获得成功。与RFA等其他热消融技术相比，MWA具有受组织碳化的影响较小，较少受血流灌注的影响，消融时间更快、更彻底，消融范围更广等优点，因此，更有利于提高肿瘤的治疗效果。高强度聚焦超声（HIFU）是将超声波束聚焦于靶组织，利用其热效应、机械效应和空化效应等机制，原位灭活肿瘤而又不损伤周围健康结构的一种无创伤的非介入性疗法。将其作为占位性病变微创甚至无创治疗手段的探索于20世纪80年代末开始于法国。英国和美国自20世纪90年代初开始研究HIFU。我国的第一台HIFU治疗系统由重庆医科大学医学超声研究所于1997年正式生产并应用于肿瘤的临床研究。因其无痛、无创及非侵入性治疗肿瘤的特性，被广泛应用于前列腺癌、肝癌、乳腺癌、胰腺癌、骨肿瘤、子宫肌瘤、软组织肉瘤等实质性脏器占位性肿瘤的临床治疗。激光消融，即激光凝固治疗（ILP），是在超声引导下经皮穿刺将光导纤维插入肿瘤组织内，激光通过光导纤维被传递至病变组织后，光能转变为热能被组织吸收，产生局部热效应，肿瘤组织热凝固性坏死，达到消除肿瘤的目的。冷冻消融是在超声引导下通过液态制冷剂产生低温，促使组织蛋白质变性，细胞内外渗透压改变和"结冰"效应造成细胞裂解，微血管栓塞，导致靶器官组织缺血坏死，易并发肝内出血、冰冻休克现象及治疗后的肾功能衰竭、败血症等，与热消融治疗相比其疗效也无太大优势，因此现在已逐步被淘汰。

为使消融更精确、更完全，近年来国内外学者借鉴外科手术导航系统、医用机器人等技术，开展了导航及机器人技术，在影像引导下行肿瘤热消融治疗应用的研究。导航技术可在肿瘤消融过程中为术者提供三维空间信息，减少定位误差，并能指导术中穿刺位置的调整，使消融更完全。而机器人技术能使穿刺更为稳定、精确。

我国超声介入技术有着辉煌的发展历史。早在20世纪70年代，王新房等率先开展超声引导穿刺治疗肝脓肿的临床研究当属国际领先水平，受到国内外学者的普遍关注。尽管采用实时超声引导起步较晚，但是发展迅速，成绩斐然。20世纪80年代，董宝玮等开展了细针穿刺活检。20世纪90年代初张武等进行超声引导自动活检技术的广泛临床应用研究和国产化研究，为这一技术在全国范围内推广应用做出了贡献。在微波凝固和射频消融治疗肝肿瘤等方面，我国学者如董宝玮、陈敏华等取得了不少举世瞩目的成绩，得到国际学术界的赞誉。此外，我国对肝癌（量化）酒精硬化治疗、棘球蚴病包虫囊肿—超声引导硬化治疗的基础和临床研究以及高强度聚焦超声（HIFU）的临床研究也均达到了世界先进水平。近年来，腔内超声、血管（包括冠状脉）内超声、术中超声尤其超声造影等技术在我国发展迅速，与世界先进水平的差距越来越小。

综上所述，从20世纪60—70年代的组织活检，到20世纪80年代的肝癌乙醇注射治疗，再到20世纪90年代的热消融及21世纪的三维精确适行消融、导航及机器人技术等的应用，超声介入技术日臻完善并逐渐成为现代临床治疗中不可替代的组成部分。21世纪是微创的时代，超声介入技术必然会在临床各领域占有重要席位，并有非常广阔的发展前景。

第一节　超声引导下甲状腺穿刺活检术

【适应证】

1. 最大径≥1cm的结节，具有可疑恶性的超声征象。

2. 最大径≥1.5cm的等回声/高回声实性结节，或实性部分呈偏心分布的囊实性结节。

3. 最大径≥2cm的海绵状囊实性结节。

4. 最大径＜1cm的结节，具有可疑恶性超声征象，患者具有甲状腺癌的高危因素或要求进一步诊断和治疗。

5. 甲状腺弥漫散在分布的钙化灶。

6. 高度怀疑甲状腺癌转移的颈部淋巴结。

7. 甲状腺癌外科手术后可疑复发病灶。

【术前准备】

1. 完善血常规、凝血功能、传染病4项等检查。

2. 了解超声结果，明确病灶的位置、大小、数量、与周围组织关系，确定安全穿刺路径。

3. 穿刺前可行超声造影检查。

4. 超声仪器、穿刺用品、麻醉药品及急救药品。

5. 患者及家属签署"介入超声穿刺知情同意书"。

【操作方法】

1. 超声引导下组织学检查（CNB）。

（1）患者取仰卧位，肩部垫高，颈部呈过伸位，充分暴露颈前区。操作者坐于患者右侧，调整超声仪器显示屏使操作者可以同时方便地看到手术区域和超声图像。

（2）常规消毒、铺巾，超声探查甲状腺结节和周围组织。

（3）在超声引导下，避开大血管、气管及神经等重要组织结构。操作者一只手固定超声探头，另一只手持穿刺针沿着扫描平面斜行插入，实时观察。

（4）穿刺针到达结节前缘，继发活检枪，取材后迅速拔针，用纱布压迫穿刺针道。

（5）推动穿刺针芯，将组织条置于干净的滤纸片，置于甲醛固定液中。

（6）当穿刺取样不满意时，可重复穿刺2~3次。

（7）穿刺结束后，压迫止血，敷料包扎。

2. 细针穿刺抽吸细胞学检查（FNAB）。

（1）患者取仰卧位，肩部垫高，颈部呈过伸位，充分暴露颈前区。操作者坐于患者头侧，调整超声仪器显示屏，使操作者可以同时方便地看到手术区域和超声图像。

（2）常规消毒、铺巾，超声探查甲状腺结节和周围组织。

（3）在超声引导下，避开大血管、器官及神经等重要组织结构。操作者一只手固定探头，另一只手持穿刺针沿着扫描平面斜行插入，实时观察进针过程。

（4）穿刺针到达结节中心，拔出针芯，在结节内沿不同针道来回提插10次左右，如果细胞量不够可以适当负压抽吸，迅速退针，纱布压迫进针点。

（5）回抽预备的注射器，使注射器充满空气，尽快将取材后的穿刺针连接于注射器上，使针尖斜面向下对准载玻片，快速推动注射器活塞，将吸取推射到载玻片的一段，并用另一块载玻片将标本均匀涂抹开，之后立即置于固定液中。

（6）如为含较多囊性成分的囊实性病变，则先用穿刺针吸尽囊液，然后再对实性部分进行活检，囊液和实性穿刺液均送病理检查。如需要做穿刺洗脱液基因检测，可将穿刺针在试剂瓶内用针筒反复冲洗数次，然后低温保存并送检。

（7）穿刺结束，压迫止血，敷料包扎。

【注意事项】

1. 行FNAB检查时应注意多方向穿刺，对结节进行多点取材，尤其对超声提示的可疑部分进行重点取材。

2. 对于位于被膜下的甲状腺结节，穿刺针应经过少许正常甲状腺组织再对结节进行穿刺。

3. FNAB穿刺前指导患者进行呼吸练习，若在穿刺中患者出现吞咽或咳嗽应立即将穿刺针拔出。

4. 首次FNAB无法确诊的结节，可对结节进行再次FNAB检查、组织活检或甲状腺癌分子标记物检测。

5. 对可疑淋巴结行FNAB检查时，联合FNAB-Tg冲洗检查有助于减少假阴性结果。

6. 对于缺乏安全穿刺路径的甲状腺结节，可改用小微凸探头或者取与声束垂直的平面进针。

7. 彩色多普勒超声检查时，需注意探头不能加压，以免影响血流。另外，需注意微钙化和浓缩胶质的鉴别。

第二节　超声引导下乳腺穿刺活检术

【适应证】

1. 超声发现不可触及的可疑乳腺占位性病变。

2. 可触及的较大实质性肿块，临床怀疑恶性需明确诊断者。

3. 对成分混杂的病变（可能含有坏死组织）或含钙化等质地硬韧的病变。

4. 超声提示乳腺BI-RADS4类及以上或部分3类病变，需要明确诊断者。

5. 核磁或钼靶提示可疑乳腺恶性病变者。

6. 超声提示乳腺良性肿瘤，旋切或消融治疗前需明确诊断者。

7. 不适宜接触X线的患者。

【术前准备】

1. 术前检查凝血功能、血常规、传染病4项、测量血压。

2. 停用抗凝血药物1周。

3. 术前向患者及家属交代病情，详细告知术中、术后可能出现的并发症及处理方法，获其理解、同意，并签署"介入超声穿刺知情同意书"。

4. 备齐急救药品及物品。

5. 备齐穿刺用品。无菌穿刺包、无菌手套、2%利多卡因、标本固定液、穿刺针（14G、16G、18G或真空辅助旋切针）等。

【操作方法】

1. 根据乳腺肿块显示的最佳切面，调整患者体位，充分暴露患侧乳腺。

2. 使用超声浅表探头仔细扫查肿块及周围组织，测量病灶大小，明确距皮肤及胸腔距离，检查病灶及周围组织血流信号及血管分布情况，选择穿刺路径（注意避开较大血管及重要脏器组织，避免刺破胸壁损伤肺部）。

3. 常规消毒、铺巾，无菌隔离套包裹探头后再次扫查，再次确认穿刺入路。

4. 用2%利多卡因局部浸润麻醉，病灶显示清楚后固定探头，穿刺针沿声束平面进针至病灶前缘，确定避开血管及重要组织后，激发穿刺针、迅速退针，纱布加压止血。

5. 推出针槽内所取组织，放置滤纸条，浸入甲醛固定液，一般取1~3条完整组织，送病理检查。

6. 穿刺结束后，穿刺点消毒、按压止血，观察患者有无不适；如为真空辅助旋切术后，需将旋切区积血挤出，加压包扎。

【注意事项】

1. 严格无菌操作，穿刺部位遵循就近及美观原则。

2. 穿刺进针尽量与胸壁平行，尽量同一针道进行多方位穿刺，避免针道播散。

3. 病灶靠近皮下、胸壁或血管时，可在病灶周围注射肾上腺与生理盐水混合液（1∶10 000），以分离肿块与周围组织，收缩血管，减少出血。

4. 真空旋切术后，可在病灶术区植入钛夹进行定位标记，以备后续随访或手术定位。

第三节　肝肿瘤超声引导穿刺活检

【适应证】

1. 临床或影像检查发现占位病变，但性质不明者。

2. 肝恶性肿瘤，需明确原发或继发者。

3. 为治疗需确诊肿瘤的组织学分型及分化程度者。

4. 拟诊肝良性病变，但恶性肿瘤待排除者。

5. 介入治疗前明确诊断，治疗后疗效评价。

6. 肝内不同性质占位需分别定性诊断。

7. 黄疸、肝大、原因不明的肝弥漫性病变。

【术前准备】

1. 患者准备。

（1）检查血常规、凝血功能及血型，必要时查心电图。

（2）对有明显出血倾向及凝血功能障碍的患者应予术前对症或预防性处理。

（3）禁食6h。

（4）询问有无抗凝血药物使用史和药物过敏史，服用抗凝药物的患者，穿刺前停用抗凝药物（华法林停用5天以上，肝素停用24h以上，抗血小板药物停用1周以上）。

（5）症状较重的咳喘患者应在症状缓解后再行穿刺。

（6）向患者说明穿刺目的、过程和围术期注意事项，取得患者配合。

（7）术前常规签署知情同意书。

2. 器械准备。

（1）选用可供导向穿刺的探头或导向器，穿刺经验丰富者也可以不用导向器。

（2）无菌活检装置，包括活检枪及活检针等，肝活检通常采用18G自动活检针或21G手动抽吸活检针。

（3）承载标本的滤纸纸片和标本盒。

（4）无菌穿刺包和探头无菌隔离套。

3. 药品准备。常规抢救药品、麻醉药品、抗过敏药品、止血药物等。

【操作方法】

1. 根据病灶位置，患者一般取仰卧位或左侧卧位，常规扫查整个肝区，超声观察病灶的数量、大小、位置、形态、边界、内部回声、肿块内部及周边血流等情况。对于少数病例超声图像未显示或显示不清楚，可以利用术前CT或MRI影像资料，采用融合影像技术引导穿刺。

2. 选择穿刺病灶，避开较大的血管、肠管、胆管、膈肌等重要器官，选择进针点及穿刺路径。选择最短途径，穿刺针尽可能经过正常肝组织穿刺病灶。

3. 患者取最佳体位，充分暴露肝区。常规消毒、铺巾，用无菌塑料套包住探头后再次确定进针点及穿刺路径，用2%利多卡因局部麻醉至肝被膜。

4. 进针时嘱患者屏气配合，针尖刺入至少1cm（肝硬化至少1.5cm）肝组织后，当观察到穿刺针到达病灶边缘时，触发扳机，实时观察穿刺针所在位置后迅速退针，可选取肿块不同区域进行2～3次穿刺取材，避免在同一点反复穿刺。观察针槽内组织的颜色、质地和长度，大致判断所取组织是否满意，根据检验项目要求来确定标本是否需要固定。

5. 穿刺后根据获取的标本量、色泽、质地等肉眼外观特点，决定穿刺次数，通常取材次数不超过3次。每次取材，应对活检针进行清洁处理，降低针道种植风险。

6. 穿刺结束后加压包扎，制动观察2h。

7. 超声造影引导穿刺活检。对于较大、容易发生出血、坏死的病灶或常规超声显示不清的病灶，有条件者可采用超声造影引导穿刺，以降低肝脏局灶性病变活检的假阴性率。

（1）穿刺前超声造影。应详细记录病灶的大小、位置和形态，确认病灶内的增强区和无增强区及毗邻关系，灌注时相变化及消退时间，周边血管分布情况等，以供确定穿刺方案参考。

（2）超声造影引导穿刺方法。超声造影组患者选择肿物及正常肝组织显示清晰全面切面为造影区。造影区及周围皮肤常规强力碘消毒，套无菌探头套，进入造影模式，经肘静脉团注超声造影剂SonoVue 1.8mL，观察肿物造影剂充盈廓清状态，指导活检；依据造影结果选择穿刺目标点，选取途经正常肝组织的最短穿刺路径，注意避让Glisson系统及相邻脏器，铺无菌巾单，局部麻醉生效后经皮经肝穿刺，沿预定针道进至目标活检点，扣动扳机，活检3次，记录穿刺深度，复查，包扎，制动观察2h。

8. 标本均固定于10%甲醛溶液中，送病理科行病理学检查。

【注意事项】

1. 严格掌握适应证与禁忌证。

2. 穿刺前检查活检装置和引导器的配套情况。

3. 注意穿刺进针方向与引导线有无误差。

4. 术前训练患者屏气，以便配合。

5. 进针前全面了解穿刺部位及周围血管、胆管的走行、选择合适的穿刺路径和通道，以防止出血等并发症的发生。

6. 嘱患者放松，使身体呈舒适状态。由于患者呼吸易造成病灶移动，甚至划伤肝包膜或其他脏器，故确定患者完全屏气后方可进针。

7. 调整穿刺针角度时不能在肝表面进行，以避免划破肝被膜而引起出血。

8. 术后嘱患者卧床休息4h以上，并监测生命体征，避免因过早活动而造成穿刺点出血。

9. 选择合适的穿刺针，通常情况下，穿刺针内径较粗者，所取标本满意。同一穿刺点不宜超过3针，否则容易出现针道闭合不良而引起的并发症。

第四节　脾脏穿刺活检

【适应证】

1. 各种影像学检查发现的脾脏局灶性病变且不能明确诊断者。

2. 淋巴瘤或血液病患者需要了解脾脏浸润情况。

3. 脾脏外恶性肿瘤患者怀疑脾脏转移。

4. 免疫缺陷患者发现脾脏局灶性病变。

5. 怀疑疟疾或黑热病而血液、骨髓病原学检查未能证实者，可做脾脏细针活检。

6. 不明原因发热，脾脏发现异常病灶。

7. 囊性病变，怀疑脓肿或恶性肿瘤坏死液化。

【术前准备】

1. 完善血常规、凝血功能。

2. 禁食8h。

3. 术前常规签署知情同意书。

5. 器械准备。超声仪器、穿刺引导针、活检枪、活检针、标本盒。

6. 抢救药物、麻醉药物、抗过敏药物等。

【操作方法】

1. 患者一般采用平卧位或右侧卧位，抬高左臂，也可依据病灶位置采用其他体位。

2. 可采用肋缘下进针或肋间隙进针，如病灶位置较高需要肋间隙进针，要注意避开肺及胸膜腔。

3. 常规消毒铺巾，局部麻醉，探头扫查确定穿刺路径。

4. 通过引导器将引导针穿刺至腹膜壁层。

5. 患者适度呼吸后屏气，迅速将穿刺针送达靶部位，针尖显示清楚后进行穿刺活检。

6. 将穿刺活检去除的组织置于滤纸片上，放入10%甲醛溶液中固定后送病理检查。需做电镜标本的用戊二醛固定。要求新鲜标本送检者特殊处理。

7. 细针穿刺抽吸物推注于载玻片上，涂片2张以上放入95%乙醇中固定，送细胞学检查。如果怀疑感染病灶，抽出物应按无菌操作，放入无菌容器内送检。

8. 消毒穿刺局部皮肤，腹带加压包扎。

【注意事项】

1. 经肋间隙进针时探头应与肋骨走向平行，沿肋骨上缘进针。

2. 脾脏上级活检时，进针处应在肋膈角以下2～3cm，避免损伤肺组织。

3. 穿刺应避免在脾脏边缘较薄处进行，防止引起脾脏穿通伤。

4. 穿刺时患者必须屏住呼吸，避免针尖划破脾脏。

5. 脾脏张力过大时穿刺，可引起脾脏破裂。

第五节　超声引导下胰腺穿刺活检

【适应证】

1. 胰腺局灶性病变良恶性鉴别、病理分型等。

2. 胰腺弥漫性肿大，需明确病因（如慢性胰腺炎、自身免疫性胰腺炎和弥漫性胰腺癌）。

3. 胰腺移植后不明原因的胰腺功能损害和排斥反应。

【术前准备】

1. 完善血常规、凝血常规、心电图等检查。

2. 停用抗凝血药物3～5天。

3. 禁食8h。

4. 术前常规签署知情同意书。

5. 器械准备。如超声仪器、穿刺引导针、活检枪、活检针、标本盒等。

6. 抢救药物、麻醉药物、抗过敏药物等。

【操作方法】

1. 患者取仰卧位，超声观察病灶的数量、大小、位置、形态、边界、内部回声、肿块内部及周边血流等情况。

2. 消毒和麻醉。暴露上腹部，常规消毒、铺巾，用无菌隔离套包住探头后再次确定进针点与方向，以2%利多卡因局部麻醉至腹膜。

3. 穿刺路径选择。常选剑突下为穿刺点。选择穿刺病灶和路径，避开血管、肠管、胆管、胰管等重要器官和组织，可以经过胃壁。

4. 进针和取材。将引导针穿刺至腹膜壁层，进针时嘱患者屏气配合，迅速将穿刺针进至病灶边缘，触发扳机，快速退针，观察穿刺后的针道在肿块内的位置，可选取肿块不同区域进行2～3次穿刺取材，标本经甲醛固定后送病理检查。取材次数一般不超过3次。每次取材后均应对活检针做清洁处理，以防针道种植。

5. 穿刺结束后，压迫止血。若穿刺经过胃，需禁饮食6h以上且无胃肠道梗阻症状。

【注意事项】

1. 严格掌握适应证及禁忌证。

2. 术前训练患者屏气，以便配合。

3. 进针前全面了解病灶内部及周围血管、胆管的走形，选择合适的穿刺通道，以防出血等并发症的发生。穿刺尽量避开胰管。

4. 对于较大肿瘤应行多方向、多部位、周边取材，取材要有足够的代表性，以免取材组织为坏死组织而影响针道。

5. 确定病灶内坏死、囊变区至关重要，超声造影能帮助病灶内存在血管的区域，提高穿刺活检阳性率。

6. 穿刺前建议先进行必要的多学科讨论，确定肿瘤的分期，如果为可手术切除的肿瘤，建议穿刺针道要选择在手术切除的区域，可预防针道种植的可能。

7. 对于一些质地较硬的肿块，用全自动弹射枪活检往往会导致穿刺过程中针道的偏移，可选用半自动活检枪，先把穿刺针推进到病灶内，触发穿刺按钮，把套针自动弹射到病灶内，完成一次取材过程。

第六节 腹膜后穿刺活检

【适应证】

1. 腹膜后实性或囊实性肿瘤，需明确良恶性、原发或继发及病理类型者。

2. 腹膜后淋巴结肿大，需要明确良恶性、原发或继发及病理类型。

3. 腹膜后纤维化。

4. 晚期腹膜后间隙肿瘤患者失去手术机会，为确诊或为指导放疗、化疗提供病理依据者。

【术前准备】

1. 禁食8h。

2. 术前检查。如影像检查（超声、CT或MRI）、血常规、凝血功能、心电图检查等。

3. 签署知情同意书。

4. 超声仪器、穿刺针、标本袋、麻醉药品、抢救药品等。

【操作方法】

1. 扫查病变与周边邻近脏器及大血管的关系，确定患者体位及进针路径，并做好体表标记。可根据情况采用仰卧位、侧卧位或俯卧位。

2. 消毒，铺巾。

3. 穿刺部位局部麻醉。

4. 根据穿刺路径、穿刺目标等选用21G或18G穿刺针，在超声显示穿刺针已达病变部位后取材，一般取材2～3次。

5. 穿刺完成后行超声检查，评价有无局部出血征象。穿刺伤口覆盖无菌敷料并局部按压，检测生命体征后方可离开，嘱患者静卧4h并监测生命体征。

【注意事项】

1. 在确定穿刺路径时应避开重要器官及大血管。

2. 自动活检枪继发后会弹射出一定的距离（1.5～2.2cm），在进针时需要考虑射程，避免损伤深部结构或取材不满意。

3. 穿刺取材点应尽量选择肿块周边质地较均匀处，避开肿瘤中心液化坏死及出血区域，并尽可能对肿块内行多点取材活检。

4. 穿刺路径如无血管、胃肠道、腹水，可用18G穿刺针穿刺；如有胃肠道，在胃肠道无梗阻、空的前提下，可用18G或21G穿刺针经过胃肠道对腹膜后肿块进行穿刺活检，活检后需禁食12～24h。

5. 应避免经过十二指肠、结肠穿刺活检。

第七节　腹腔、胃肠道肿块穿刺活检

【适应证】

1. 胃肠道壁增厚性改变，病变性质难以明确。

2. 胃肠道黏膜下肿瘤或外生型肿瘤。

3. 位于腹腔的不明来源肿瘤、不明原因淋巴结肿大需明确性质。

4. 中晚期胃肠道、腹腔肿瘤需明确病理以指导治疗者，尤其适合有胃肠镜检查禁忌者、肿瘤表面坏死严重经内镜取检困难者。

【术前准备】

1. 完善血常规、凝血功能、传染病4项等检查。

2. 术前禁食8h以上，禁水4h。

3. 结直肠病变穿刺前行清洁灌肠准备。

4. 患者签署穿刺活检知情同意书。

5. 器械准备。超声仪器、穿刺引导针、活检枪、活检针、标本盒。

6. 抢救药物、麻醉药物、抗过敏药物等。

【操作方法】

1. 术前超声检查。术前应对病变区域做常规超声检查，确定肿物位置、毗邻关系，在尽量避开大血管及重要脏器的原则下确定穿刺路径，评估穿刺风险。选择适当的体位，大多数患者可采用平卧位，部分升结肠及降结肠病变拟于侧腹部进针穿刺者，可适当垫高患侧或采用侧卧位，以便于操作。

2. 穿刺前操作。充分暴露穿刺区域后，穿刺区域皮肤常规消毒、铺巾。换无菌探头穿刺再次确认肿块、决定皮肤进针点。穿刺点皮肤及皮下组织直至腹膜腔注射局部麻醉药后，再次手持穿刺探头扫查穿刺肿物，当穿刺引导线通过肿物活检区域时，固定探头，将穿刺引导针沿穿刺架针槽刺入皮肤抵达腹膜但不必浸入腹腔，之后可行穿刺取材。

3. 穿刺取材。实时超声引导下，再次确定穿刺引导针及穿刺线的位置，将组织学活检针套入穿刺引导针针槽内，沿穿刺引导针及穿刺引导线路径刺入腹腔直至欲穿刺取材的腹腔肿物中，确认穿刺针射程及针尖深度有足够安全的距离，打开保险，激发枪栓，同时实时超声观察穿刺针前进路线及针尖到达的位置，确保安全、准确有效地取材。出针后将针槽内组织条小心置于消毒滤纸片上，放入10%甲醛溶液中固定标本。必要时重复上述动作，达到组织取材满意、符合病理诊断要求。

4. 穿刺后处置。穿刺后应即刻对穿刺路线及穿刺肿物区域进行实时朝上扫查，明确有无出血、气胸等并发症。穿刺结束后压迫止血，敷料包扎。

【注意事项】

1. 腹腔内胃肠道占位超声图像表现较为复杂，术前应当准确辨别胃肠道增厚的各个征象，尤其注意与正常肠襻的鉴别。

2. 穿刺取材点应选取肿块最厚处，并尽可能选择肠道前壁或侧壁处穿刺，应使穿刺针尽量避免穿透胃肠壁达到内腔。

3. 肠系膜或腹腔淋巴结应仔细观察周围血管结构，避免损伤大血管，同时应注意切勿过分加压，避免因加压造成小血管暂时压闭，超声无法探查而误穿血管。

4. 对较大的回声不均肿物或囊实性肿物，应选择近肿物周边的低回声区域或实性部分穿刺取材，尽量避免坏死部分，必要时可于穿刺前行超声造影检查寻找增强区域穿刺。

5. 原则上应避免经过脾脏行肿物穿刺活检。

6. 每例穿刺次数应以1~2针为宜，必要时在确保安全情况下可增加至3~4针。

第八节　甲状腺结节消融术

【适应证】

1. 良性结节。满足以下任1项：

（1）存在典型的临床症状，如颈部痛、发声受累、有异物感、咳嗽等。

（2）显著影响外观，或患者较为在意外观改变。

（3）结节为引起甲状腺毒症的自主功能性腺瘤。

（4）甲状腺结节的最大直径>2 cm，且持续增大者。

2. 微小癌。同时满足以下3项：

（1）超声提示单发结节，直径<1cm，没有贴近包膜（与包膜距离>2mm），FNA证实为乳头状癌，颈侧区没有可疑淋巴结转移。

（2）经评估，患者自身条件不能耐受外科手术治疗或患者主观拒绝外科手术治疗的。

（3）患者要求微创介入治疗的。

【术前准备】

行RFA治疗前，应评估结节的大小、形状、边缘、囊性与实性部分比例、钙化、内部血流和囊外侵犯情况。另外，须完善相关的实验室检查，包括全血细胞计数、凝血功能、甲状腺功能、甲状腺相关抗体和降钙素。如果上述检查存在明显的异常，通常应纠正后再行RFA治疗。患者签署知情同意书，告知手术过程、风险及预后可能，充分知情同意。

【操作方法】

1. 术前对病灶行多角度、多切面超声检查，明确病灶的位置及与周围组织的解剖关系，常规进行超声造影检查，记录动态影像。根据病灶大小、位置制定治疗方案、消融模式及功率大小。

2. 患者取仰卧位，颈部后屈过伸，常规消毒、铺巾，超声引导下局部麻醉皮肤穿刺点及甲状腺前缘外围包膜。

3. 根据病灶的位置，相应地在超声引导下在甲状腺前包膜与颈前肌群间隙进行局部浸润麻醉。

4. 以生理盐水或10%葡萄糖30~40mL（或加入0.5mg肾上腺素混合液）在甲状腺外包膜与颈动脉间隙、甲状腺后包膜与食管间隙、甲状腺与甲状旁腺间隙及甲状腺后包膜与喉返神经穿行区域、转移性淋巴结与周围组织间隙分离，形成安全隔离区域，以保护颈动脉、食管、甲状旁腺及喉返神经等相邻脏器及组织免受损伤。

5. 选取安全、较近的路径，在超声引导下避开颈部血管、气管、神经等重要结构。

6. 大体积病灶推荐使用"移动消融技术"，将病灶分成多个小的单元，通过移动热源，逐层将各个单元进行消融处理。对于小体积病灶，使用"固定消融技术"，将热源固定病灶中持续将其热消融。

7. 消融功率通常由小到大逐步调节。

8. 消融产生的汽化强回声覆盖区，并不等同于消融范围。待汽化消散，再次行超声造影检查评估消融区无灌注区情况，确保消融完全。

9. 消融结束后拔出消融针，局部包扎、冰敷、卧床休息，注意观察生命体征及腹部情况等，必要时行超声检查颈部水肿、血肿情况。需要再次治疗者，可在1周左右进行。

【注意事项】

1. 有效治疗应包括肿瘤及其周围正常组织0.2cm。

2. 较大病灶或多发病灶建议采取多次治疗提高疗效。

3. 病灶位置特殊，如靠近下部、前后包膜、大血管、气管等重要结构者，消融治疗应慎重。

4. 病灶内合并囊液较多者，可先行抽吸，再消融。

第九节　乳腺肿瘤消融术

【适应证】

1. 良性肿瘤。

（1）结节位于腺体内部，病理活检证实为良性结节。

（2）乳腺触及包块、疼痛、担心恶变者，影响日常生活者。

（3）肿块与皮肤及胸膜的距离＞5mm者，≤5mm需注射液体隔离带。

（4）肿瘤最大直径≤30mm者。

（5）患者拒绝手术或不能耐受手术者。

2. 早期乳腺癌。

（1）浸润性乳腺癌长径≤2cm。

（2）超声可清晰确定肿瘤。

（3）肿瘤未直接累及表面皮肤。

（4）肿瘤距皮肤和胸壁的距离≥1cm。

【术前准备】

1. 了解结节情况。

2. 穿刺活检，明确病理学诊断。

3. 完善常规检查。血压、血糖、心肺功能、凝血4项等。

4. 签署手术知情同意书。手术治疗前每位患者都需签署知情同意书，告知手术过程、风险及预后可能，充分知情同意。

【操作方法】

1. 良性肿瘤。

（1）患者取仰卧位，充分暴露乳腺，常规超声扫查，了解结节位置、大小、毗邻情况。

（2）常规消毒，铺巾，用利多卡因局部浸润麻醉，必要时注射液体隔离带。

（3）微波消融功率设定为30～40W，根据患者具体情况制定个性化消融方案，包括进针部位、路径、深度、消融次数、时间。

（4）超声引导下将消融针精确穿入结节内，启动消融，实时、连续观察结节消融的程度、范围及皮肤温度、颜色的变化。

（5）消融结束后，常规超声及超声造影检查，测量结节的大小，确定消融区域有无造影剂充填及范围，评判消融治疗的效果。

（6）穿刺部位局部敷料覆盖，加压包扎。

2. 早期乳腺癌。

（1）患者仰卧位，暴露术野，铺巾，消毒，麻醉同良性肿瘤。术前在超声的引导下将细穿刺针从肿瘤的中心进入，从不同的方向取组织进行活检，大体确认乳腺癌的分期及分级，并判断是否有前哨淋巴结转移。

（2）用1%利多卡因局部麻醉，超声引导下将1个电极插入肿瘤中央，并确认电极针刺入肿瘤中心，另一板状电极置于身体其他部位。

（3）刺入之后，在皮肤注入5%的葡萄糖，使伸展状态下全部空间直径达2.5～3.0cm。

（4）施以460～500kHz的射频电流，产生高频率电磁波，电极加热逐渐至100℃后，停留2min，使肿瘤组织凝固坏死。

（5）用冰的0.9%氯化钠溶液作为循环水冷却1min，拔出电极针。

（6）消融结束后，常规超声及超声造影检查，评判消融治疗的效果。穿刺部位局部敷料覆盖，加压包扎。

【注意事项】

1. 消融过程需要实时观察消融范围的变化及电极针的位置，避免电极针偏离靶目标而导致的消融不全及周边组织的损伤，尤其对于距离皮肤、胸膜、乳头较近的结节。

2. 穿刺点通常选择在距离肿物1～2cm处，优先选择远离乳头方向的外侧进针，穿刺方向尽量与皮肤走行方向平行。较小结节直接穿刺肿瘤中央，采用固定式消融；结节较大者采取多点式、移动消融，由深到浅逐层消融。

3. 多结节消融时，尽量减少皮肤切开数量，活检、隔离液注射、消融穿刺点尽量选择同一穿刺路径。

4. 对于距离皮肤或胸膜较近的结节，除注射隔离液外，也可采用皮肤悬吊、下压、上挑等操作及局部放置冰袋，预防皮肤烫伤。

5. 周边血管丰富的结节，术后需局部加压包扎，避免血肿形成。

第十节　肝癌的射频消融术

【适应证】

1. 单发肿瘤，最大直径≤5cm；或者肿瘤数目≤3个，最大直径≤3cm。

2. 没有脉管癌栓、邻近器官侵犯。

3. 肝功能分级Child-Pugh A或B，或经内科治疗达到该标准。

4. 不能手术切除的直径＞5cm的单发肿瘤或最大直径＞3cm的多发肿瘤，射频消融可作为姑息性治疗或联合治疗的一部分。

【术前准备】

1. 治疗前完善检查。如血常规、生化常规、凝血功能、肿瘤标志物、心电图、胸片、超声检查，必要时进行心肺功能检查。

2. 超声（有条件者尽量选择超声造影检查）、肝三期CT或MRI等评价肿瘤情况，选择合理的引导方式和消融治疗仪器。

3. 明确诊断，必要时行穿刺活检（诊断标准参照中国抗癌协会肝癌专业委员会2001年制定的诊断标准）。

4. 手术区和穿刺部位备皮。

5. 射频消融仪器的准备。治疗前先检查射频消融治疗仪器是否处于工作状态、能否正常工作、电极或线路是否准备好等。

6. 签署手术知情同意书。手术治疗前每位患者都需签署知情同意书，告知手术过程、风险及预后可能，充分知情同意。

【操作方法】

1. 经皮肝癌射频消融治疗。

（1）术前禁食8h，详细超声检查（或阅读CT片），明确肝脏病灶情况，制定合理的进针路径和布针方案。

（2）麻醉方案应视情况选择穿刺点局部麻醉、静脉镇痛、静脉麻醉、硬膜外麻醉和气管麻醉等镇痛麻醉方式。

（3）手术区域常规消毒、铺巾。

（4）再次全面超声扫描，确定进针点、进针角度和布针方案。尽量选择先经过部分正常肝脏，再进入肿瘤。

（5）尽量选择肋间进针，超声引导下，尽量选择先经过部分正常肝脏，再进入肿瘤。穿刺应准确定位，避免反复穿刺，导致肿瘤种植、损伤邻近组织或肿瘤破裂出血等；如果进针过深，不应直接将电极针退回，而是应该在原位消融后，再退针重新定位，避免肿瘤种植；一般情况下，应先消融较深部位肿瘤，再消融较浅部位肿瘤。

（6）参照各消融治疗仪的说明，进行消融治疗，逐点进行。为确保消融治疗的效果，消融范围应力求达到0.5cm的安全边界，一针多点的重叠消融方式可以保证消融范围和减少漏空的发生；消融完成后，争取在拔针时进行针道消融，防止术后出血和肿瘤沿针道种植。

（7）治疗结束前再次超声全面扫描肝脏，确定消融范围已经完全覆盖肿瘤，力求有0.5~1.0cm的安全消融边界，排除肿瘤破裂、出血、（血）气胸等并发症可能。

2. 经腹腔镜射频消融治疗。适用于肿瘤位于肝包膜下，或者邻近胆囊、胃肠等，或者超声显示不清或难于经皮穿刺者。

常规腹腔镜操作，必要时游离肝周韧带及组织，暴露肝脏及肿瘤；必要时，应用腹腔镜超声扫描确定肿瘤数目及部位，分离并隔离保护周围正常组织器官，将射频针经皮穿刺入腹，并在腹腔镜直视下或者腹腔镜超声引导下将电极针插入肿瘤内，按预定方案布针，消融治疗。消融过程中可应用止血钳等器械间断、多次阻断入肝脏血流，以提高消融效率，增加消融范围。消融完成后仔细检查，确定无活动性出血及邻近器官损伤。

3. 开腹射频消融治疗。

适用于上述2种方法难于实行，或者手术探查发现肿瘤无法切除者。

常规开腹，游离肝周韧带，暴露肿瘤，保护周围正常组织器官。术中超声引导下将电极针插入肿瘤内，按预定方案布针，消融治疗。消融过程中可间断、多次阻断入肝脏血流，以提高消融效率，增加消融范围。消融完成后仔细检查，确定无活动性出血及邻近器官损伤，关腹。

【术后处理】

常规禁食，监测生命体征4h，卧床6h以上，注意监测血常规、肝肾功能等。并给予护肝、预防感染、镇痛、止血等治疗，预防并发症的发生；如发生并发症应积极处理。

第十一节 脾脏肿瘤及脾功能亢进的消融治疗

【适应证】

所有可行全脾切除术的脾大、脾功能亢进者和<3cm的脾脏肿瘤。

【术前检查】

1. 完善血常规、凝血功能、肝肾功能、心电图、胸片、腹部增强CT或MRI。

2. 有凝血功能障碍、低蛋白血症者，术前应给予纠正。

3. 超声仪器、穿刺引导架、微波消融仪、射频消融针等；麻醉药品、急救药品等。

4. 患者签署手术知情同意书。

【操作方法】

1. 术前禁食8～12h，禁水4h。消融治疗前给予患者适当的镇静剂，对有出血倾向者，术前应用维生素K和凝血酶等予以纠正，建立静脉通道。

2. 一般采用局部麻醉，可静脉附加镇静镇痛剂，必要时静脉全身麻醉。

3. 患者取右侧卧位，超声显示脾脏定位，进针选择脾脏中上极。常规消毒，铺巾，用利多卡因局部麻醉或静脉全身麻醉。

4. 微波消融治疗。嘱患者屏气配合，通常以脾中下部背侧为常用消融部位，避开血流丰富区域穿刺，启动微波治疗仪，功率50～70W，时长10～25min。再退针2～4cm，微波继续作用，直至脾薄膜下，消融完毕，出针凝固针道，防止出血。超声探查腹腔有无液性暗区。

5. 消融结束，局部加压包扎，嘱患者卧床休息。

【注意事项】

1. 穿刺时平静呼吸，屏气，减少移动。

2. 脾组织脆性较大，反复穿刺容易导致大出血，穿刺应尽可能一步到位，操作要求更精细。

3. 微波天线尖端裸露≥2.7cm。

4. 穿刺点和消融灶尽量离开脾门一定距离，保护脾门结构，防止损伤胰腺、肠道、肾脏、大血管。

5. 治疗时根据患者情况和脾脏大小选择不同功率、时间和治疗次数，合理设计多点组合、正确布针，有利于提高疗效。

6. 适当提高功率凝固较大血管，可达到迅速止血的目的。

第十二节 肺肿瘤射频消融术

【适应证】

1. 肺肿瘤全身状态差不能耐受或拒绝手术切除者、手术切除后复发者，其他器官肿瘤转移至肺者。

2. 超声能显示的周围型肺肿瘤及合并肺不张的中央型肺肿瘤。

3. 一般用于肿瘤直径≤5.0cm的单发结节，或多发结节<3个。

【术前准备】

1. 常规检查。患者需在2周内接受血、尿、大便常规，肝肾功能，凝血功能，肿瘤标志物，血型检查和感染筛查，心电图、肺功能等检查。

2. 患者及家属（被委托人）签署知情同意书。

3. 术前4h禁食。

4. 必要时备皮，建立静脉通道，术前口服镇咳剂。

5. 术前教育。

【操作方法】

1. 治疗前给予患者适当的镇静剂，对有出血倾向者，术前用维生素K和血凝酶（立止血）等，建立静脉通道。患者取仰卧位、侧卧位或俯卧位，术前确定肿瘤的大小、部位，并选择穿刺点和进针路径。

2. 多采用局部浸润麻醉加静脉镇静镇痛剂，必要时静脉全身麻醉。

3. 射频消融治疗根据CT及超声扫查结果，确定治疗体位、穿刺点及穿刺路径，制定立体布针方案。经超声实时引导下，将射频电极插至肿瘤组织内，一次开启冷循环泵及射频发生器。功率50~150W，温度60~100℃，一针的消融时间为12~30min，热凝固范围要超过瘤体边缘0.5~1.0cm，治疗结束局部组织温度升至60℃以上，以保证杀灭肿瘤细胞，超声显示整个瘤体被强回声覆盖。射频治疗结束退针前停止冷循环，调节输出功率使针尖温度保持在90~100℃，持续5~10s，凝固针道以止血及预防肿瘤转移。

【注意事项】

1. 病灶位置特殊，如靠近心脏、大血管者热消融应慎重，对这些区域可联合化学消融。

2. 合并肺不张的中央型肺肿瘤消融时要使用CDFI引导，以避开肺组织内丰富的血管。

3. 邻近病灶部位直径>1.0mm的血管可产生"热能衰减效应"，使消融范围减少，可用药物减少血流量，以获得满意的消融范围。

4. 热消融过程中，声像图显示的高回声能量辐射区常用于术中粗略评估凝固范围，但不够准确，增强CT或超声造影检查可以准确评估凝固范围，超声造影更可在术后即刻进行，对有残留者可及时补充治疗。

5. 热消融治疗疗效主要与肿瘤位置、大小有关，而与组织学类型无关，凝固性坏死灶越大越有助于肿瘤组织彻底灭火，在不损伤重要组织器官的前提下，消融范围力争超过肿瘤边缘0.5~1.0cm，以杀死肿瘤生长活跃的周边部分。

6. 准确显示肿瘤及相邻组织器官的立体结构与关系，采用适形消融，将会获得更为满意的疗效。超声二维图像引导不利于准确定位及立体布针，对较大的肿瘤，最好在多影像融合技术引导下治疗。

7. 单极针在活体组织内产生直径大约3cm的球形坏死灶，对于直径＞3.5cm的肿瘤，亦可使用双极针或多极针。单极针操作方便，无须像多极针一样打开子针，故损伤心脏大血管、支气管、膈肌等的风险较低，因而对位于肺内特殊部位的肿瘤，特别是当肿瘤直径在3cm以下时，建议尽量选用单极针。而对于体积较大的肿瘤，多极射频针消融范围更适合，对于消融电极不能一次覆盖的肿瘤，可采用多点球形叠加方法消融，但要确保距离重要组织器官有0.5~1cm的安全距离。

第十三节　肾及肾上腺肿瘤射频消融术

【适应证】

1. 有手术禁忌证或不愿接受手术的小肾癌以及局限于肾上腺的转移癌。

2. 双侧多发肾肿瘤。

3. 需最大限度地保留肾单位的孤立肾、对侧肾切除或肾功能不全者。

4. 部分肾切除术后残留或复发肿瘤。

5. 肾肿瘤合并难治性血尿者。

6. Von-Hippel-Lindau病、Birt-Hogg-Dube综合征以及遗传性乳头状肾癌透析或肾切除术前的延期治疗。

7. 肾切除联合微波或射频等消融治疗。

8. 生长较快的肾脏良性肿瘤。

9. 无功能性肾上腺肿瘤。

【术前准备】

1. 完善血尿常规、血生化、凝血功能、心肺肝肾功能、肌酐清除率等实验室检查，超声造影、增强CT或MRI等影像学检查。

2. 肾上腺肿瘤术前需检测相关内分泌指标，必要时给予药物治疗。

3. 停用抗凝药物7天。

4. 术前禁食8~12h，禁水4h。

5. 患者及家属签署治疗知情同意书。

【操作方法】

1. 根据病变部位，患者取仰卧位或侧卧位，超声扫查确定拟消融肿瘤的相关信息，选择最佳的穿刺点和进针路径。

2. 常规消毒，铺巾，用1%~2%利多卡因局部浸润麻醉，辅以静脉麻醉。

3. 尖刀片做2~3mm皮肤切口，超声引导下将消融针按照设计方案刺达预定部位，确认针具放置准确后启动消融系统，对肿瘤实行消融。测温针根据需要放置于集合系统、肠管或大血管周围。

4. 消融过程中通过超声实时观察回声改变的范围和强度，确保凝固性坏死区域完全覆盖肿瘤。

5. 治疗结束，退出消融针时对穿刺针道进行烧灼，预防针道出血和肿瘤种植。

6. 根据肿瘤的大小、部位或周围温度决定选择单点消融或多点消融，以及消融电磁、功率及时间。

7. 治疗完毕，待消融区域微气泡散尽后常规超声扫查，再次确认消融疗效是否满意并观察腹腔内有无积液、积血以便及时发现并处理并发症。

【经皮穿刺肾肿瘤射频消融术】

全身麻醉或者硬膜外麻醉，采取俯卧位，使用带穿刺引导架的消毒超声探头。首先探查肿瘤与肾脏以及毗邻脏器、大血管和输尿管的关系，选择显示肿瘤最佳最大切面，避开周围重要脏器、血管和输尿管，经过正常肾实质最少，肿瘤离体表最近的声像图作为引导路径；然后打开超声穿刺引导虚线，使引导虚线通过肿瘤中心。实时监视下射频针沿着引导虚线插入肿瘤组织预定位置。依次开启冷循环泵及射频发生器。冷循环泵持续地将冰水泵入电极的内置管中，使针尖温度保持在16~20℃。行射频消融1个周期（12min），治疗时组织温度升至60℃以上，可保证杀死肿瘤细胞，射频时间12~30min。单针电极的凝固灶可达3cm，集束电极可产生约6cm的球形凝固灶。必要时可以多点、多次消融。射频结束后调节输出功率使针尖温度保持90~100℃，持续10s，从而使针道碳化止血，亦可防止针道转移。常规采用Tru-Core 18G活检穿刺针，在超声引导下对肿瘤行2~3针活检，送病理检查。

【腹腔镜下肾肿瘤射频消融术】

患者采用全身麻醉。先取截石位，患侧输尿管内置入5F输尿管导管1根，妥善固定。改健侧卧位，采用后腹腔途径。腹腔镜下充分暴露患侧肾脏，采用腹腔镜超声探头明确肿瘤病灶范围，采用22G穿刺活检针，在超声引导下穿刺活检2针，送病理检查。根据肿瘤最大直径选择合适射频针。术中超声引导射频针穿刺路径并控制进针深度，使针尖位于肿瘤中央，肿瘤边缘放置温度探针。采用美国Tyco公司冷循环超能射频肿瘤治疗系统（Cool-tip RF system）进行射频消融。依次开启冷循环泵及射频发生器，使射频电极针的针尖温度保持在16~20℃，输出功率150W。治疗时间每针设定为6~12min。术中超声造影显示肿瘤有无血供，若肿瘤仍有强化需要多点重叠射频，射频中出现温度探针报警需及时停止射频。一次射频消融结束前，调节输出功率使针尖温度90~100℃，持续10s，针道碳化，防止出血及肿瘤种植。射频过程中由输尿管导管持续向肾盂内注入4℃冷生理盐水，防止热力损伤肾盂，并向肾脏及周围脏器持续滴注4℃冷生理盐水，防止射频过程中产生的热力造成周围组织脏器损伤。

【注意事项】

1. 肾及肾上腺邻近胃肠道、大血管、肾盂及输尿管等重要组织脏器，因此肾及肾上腺肿瘤热消融治疗易造成上述部位的热损伤。可通过改变患者体位、建立人工腹水、放置测温针、腹腔镜辅助或开腹的方式降低上述部位热损伤的风险。

2. 对于体积较大或有滋养血管的肿瘤，消融前先行TACE治疗或将滋养血管凝固以降低术后出血的风险，同时可减少热沉降效应。

3. 文献报道，直径＜3cm的肾脏约有25%为良性病变，因此推荐消融前进行穿刺活检以明确病变性质并指导后续治疗和随访。条件允许时可在取得病理结果后再行治疗。

4. 对于肾上腺肿瘤的消融，必要时可经肋间穿刺消融或经肝、肾及脾等实质器官进行穿刺消融，避免对胃肠道进行穿刺。

5. 对肾脏多发肿瘤（如Von-Hippel-Lindau）进行消融时，应尽量多地保留肾单位和肾功能，无需对肿瘤进行扩大消融。

6. 肥胖、肠道气体干扰以及肿瘤过小导致超声图像上肿瘤显示不清时可结合断层影像进行融合成像导航。

7. 肾上腺肿瘤（尤其是嗜铬细胞瘤）治疗时应密切观察患者的血压变化，必要时暂停消融并予以降压药治疗。

（胡昆鹏　熊娟）

参 考 文 献

[1]陈孝平，汪建平，等. 外科学[M]. 8版. 北京：人民卫生出版社，2018.

[2]汤照峰. 图解外科手术入门[M]. 广州：广东科技出版社，2007.

[3]徐围成，韩秋生，王新文. 普通外科手术图谱[M]. 沈阳：辽宁科学技术出版社，2003.

[4]GARY G. WIND. 腹腔镜手术图谱解剖与进路[M]. 曹华，李桂心，黄雄飞，译. 福州：福建科学技术出版社，2004.

[5]高志清. 普通外科手术技巧和并发症处理[M]. 北京：人民军医出版社，2003.

[6]李衍杭，李衍杭，徐智. 实用普通外科手术彩色图谱[M]. 上海：第二军医大学出版社，2002.

[7]裘华德，王彦峰. 负压封闭引流技术介绍[J]. 中国实用外科杂志，1998: 41-42.

[8]MOUES CM, VOS MC, VAN DEN BEMD GJ, et al. Bacterial load in relation to vacuum-assisted closure wound therapy: A prospective randomized trial[J]. WOUND REPAIR REGEN, 2004, 12: 11-17.

[9]涂倩，姜丽萍，张静伟. 伤口敷料选择及其应用现状[J]. 护理学杂志，2010，25（4）：87-90.

[10]KANNON GA, GARRETT AB. Moist wound healing with occlusive dressings: A clinical review[J]. DERMATOL SURG, 1995, 21: 583-590.

[11]李彦青，崔小雪，贾赤宇. 伤口敷料的选择[J]. 中华损伤与修复杂志，2013（4）：78-80.

[12]COURTENAY M. Choosing wound dressings[J]. Nurs Times, 1998, 94: 46-48.

[13]CUZZELL JZ. The new RYB color code[J]. AM J NURS, 1988, 88: 1342-1346.

[14]柯泽豪，蔡宪民，等. 伤口辅料材料的现状与发展[J]. 新材料产业，2016（8）：34-38.

[15]葛坚. 眼科学（八年制）[M]. 北京：人民卫生出版社，2005.

[16]李凤鸣. 中华眼科学[M]. 2版. 北京：人民卫生出版社，2005.

[17]孔维佳，周梁. 耳鼻咽喉头颈外科学[M]. 3版. 北京：人民卫生出版社，2015.

[18]中国医师协会超声医师分会. 中国介入超声临床应用指南[M]. 北京：人民卫生出版社，2017.

[19]周永昌. 超声医学[M]. 6版. 北京：人民军医出版社，2011.